CURSO COMPLETO DE

Terapia Holística

& Complementar

NEI NAIFF

CURSO COMPLETO DE
Terapia Holística
& COMPLEMENTAR

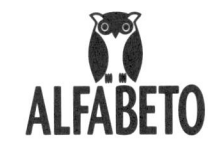

ALFABETO

© Publicado em 2018 pela Editora Alfabeto

Supervisão geral: Edmilson Duran
Revisão: Luciana Papale, Lindsay Viola e Giovana Portela
Capa e diagramação: Décio Lopes

DADOS INTERNACIONAIS DE CATALOGAÇÃO NA PUBLICAÇÃO

Naiff, Nei

Curso Completo de Terapia Holística e Complementar / Nei Naiff | Editora Alfabeto | 3ª Edição, revista e atualizada | São Paulo | 2019.

ISBN: 978-85-98307-64-0

1. Terapia Holística   2. Esotérismo   I. Título

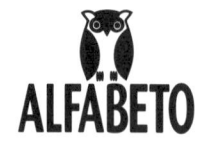

EDITORA ALFABETO
Rua Protocolo, 394 | CEP 04254-030 | São Paulo/SP
Tel.: (11) 2351-4720 | E-mail: editorial@editoraalfabeto.com.br
Loja virtual: www.editoraalfabeto.com.br

Dedico esta obra a todos os meus alunos, clientes, amigos e terapeutas que buscam o autoconhecimento e a autocura.

Radical de várias palavras, o antepositivo *hol(o)* denota o que é *inteiro, completo e totalizado.* Segundo os principais dicionários encontramos:

Holístico:

Adjetivo. Relativo a holismo; que busca um entendimento integral dos fenômenos; holista.

Holismo:

1. *Substantivo masculino.* Abordagem, no campo das ciências humanas e naturais, que prioriza o entendimento integral dos fenômenos, em oposição ao procedimento analítico em que seus componentes são tomados isoladamente.

2. *Rubrica: medicina, psicologia.* Doutrina médica e escola psicológica que considera os fenômenos biológicos e psicológicos como totalidades irredutíveis à simples soma de suas partes.

3. *Rubrica: filosofia, linguística.* Na filosofia da linguagem, teoria que considera o significado de um termo ou sentença unicamente compreensível, se for considerado em sua relação com uma totalidade linguística maior, por meio da qual adquire sentido.

SUMÁRIO

PREFÁCIO

Quando fui convidada a elaborar o prefácio deste livro, aceitei de imediato, sabendo que não teria dificuldade em analisar a obra e as ideias do autor, que, de forma generosa, compartilha seus conhecimentos e experiência com os leitores. Ao mesmo tempo, seria incoerente não acolher tal agraciação, pois, muito antes de me tornar uma empresária e professora universitária sobre o tema, já utilizava o assunto em longa data. Além disso, acompanho o trabalho do escritor Nei Naiff e admiro sua metodologia. Como docente ligada à área holística, tive certeza de que estaria diante de uma obra extremamente útil para os desejosos de conhecerem ou de se aprofundarem nas diversas modalidades holísticas.

Nei Naiff conseguiu, de maneira muito organizada e didática, conduzir algumas práticas e sugestões que proporcionam uma visão abrangente das terapias energéticas e sutis, fornecendo ferramentas valiosas na escolha de uma terapia em particular.

O autor soube aproveitar muito bem o crescimento da popularidade da medicina complementar, explorando, neste contexto, as informações mais analíticas, estabelecendo assim, de forma comparativa, os efeitos e as semelhanças das terapias holísticas. Paralelamente, ele pontua as pequenas diferenças entre as diversas formas de aplicação e o melhor aproveitamento entre elas, e ainda transmite informações de forma a gerar compreensão e, desse modo, estimular o interesse em busca do aprofundamento em uma temática específica. Assim, à medida que lia o livro, observava uma estrutura didática bem traçada e muito clara para as informações que eram apresentadas. No decorrer das lições, o autor também contribui para a escolha de um método simples e que melhor se adaptará a cada indivíduo.

Ao reunir mais de uma opção terapêutica, o livro se torna uma grande compilação de informações, com uma abordagem multidisciplinar no cuidar, fornecendo opções na busca do caminho do meio, do equilíbrio, sem agressões. Um verdadeiro complemento ao suporte para a saúde, a vitalidade e o bem-estar!

Essa visão panorâmica e macrocósmica da terapia holística, em forma de estudo dirigido, com referências para aprofundamento e complementação, com sugestões e indicações de diversos autores, fornece extensão e profundidade aos tópicos estudados.

Portanto, o leitor poderá ser um profissional autodidata ou usar o conteúdo para o autoconhecimento e a autocura, pois um ser integral, uno e equilibrado busca em si e por si uma centração que somente uma visão sistêmica de cuidar pode proporcionar. Este livro oferece uma ótima contribuição nesse caminho!

Prof.ª Julia Nunes

Aromaterapeuta, esteticista. Especialista em psicossomática contemporânea. Docente de curso superior na área holística e estética. Mentora intelectual do Grupo Bellarome (www.bellarome.com.br), que promove o desenvolvimento e a pesquisa do uso de óleos essenciais em diversos segmentos acadêmicos, terapêuticos e cosmetológicos.

COMO ESTUDAR
AS LIÇÕES DESTE CURSO?

Os capítulos desta obra foram desenvolvidos em uma linguagem dinâmica e contemporânea. Diferentemente de todos os livros do gênero, este trabalho possui um conteúdo pedagógico, razão pela qual se torna necessário seguir exatamente o plano de aula exposto, *evitando* estudá-los de forma aleatória. Somente dessa forma, o aluno-terapeuta absorverá completamente o conteúdo e se encontrará apto a desenvolver com maestria todas as técnicas propostas. Durante as lições de prática e autocura seria importante que pudesse exercitar, à medida do possível, algo que fosse mais conveniente para o estado da saúde física, emocional ou espiritual do estudante. Haverá exercícios tanto para a desarmonia quanto para a manutenção da saúde ou a ampliação do vigor físico e espiritual.

Passos:

1. Estudar e praticar a lição;
2. Ler a aula eletiva, se for requisitado;
3. Pesquisar as palavras no dicionário, se for solicitado;
4. Responder ao questionário (autoavaliação);
5. Somente siga para a próxima lição se todos os passos forem executados.

Conselhos:

a. Não absorva o saber de uma lição sem antes haver estudado as anteriores;
b. Somente leia as aulas eletivas quando for requerido;
c. Pesquise as palavras solicitadas em bons dicionários ou na internet;
d. Após ler algum livro sugerido, retome a referida aula.

Sucesso e muita luz.
Nei Naiff

O QUE É TERAPIA HOLÍSTICA?

Terapia holística. Terapia alternativa. Terapia energética. Terapia sinergética. Terapia vibracional. Terapia tradicional. Terapia complementar. Terapia naturista. Terapia natural. Há no mercado diversas denominações, não se assuste e nem pense que são diferentes: trata-se de uma mesma terapia. Nesta obra, empregaremos o termo *holístico* – a integração de todas as partes –, que se consagrou entre os terapeutas; no entanto, ainda podemos encontrar muitos profissionais e livros com as outras titulações, bem como a Organização Mundial da Saúde tem preferido utilizar o termo *medicina complementar ou medicina alternativa* para abordar o mesmo assunto. Não nos compete discutir a melhor designação, mas entender que estamos estudando a mesma estrutura terapêutica.

De início, é necessário saber que no decorrer de minha trajetória profissional sempre almejei a fusão do que estudava; pois penso que, se tudo é análogo entre o universo físico e o espiritual, então a correta combinação de várias terapias dinamiza o processo curativo. No âmbito dessa premissa holística e sinergética, fui fortemente influenciado pelas obras de Richard Gerber, John Davidson, Barbara Ann Brenan, Rita J. McNamara, Patricia Kaminski e Márcio Bontempo. O trabalho desses pesquisadores, médicos e terapeutas abordam diversos conceitos que dedilham o universo holográfico, quântico e curativo. Sabemos que a teoria é importante, mas somente a prática poderá revelar a eficácia ou conduzir a novas descobertas e, por tal razão, este curso tangenciará o mínimo possível as bases conceituais para ceder espaço à aplicabilidade terapêutica. Igualmente, as questões de ordem histórica ou filosófica serão abordadas de forma ínfima pela razão de serem encontradas repetidamente na maioria dos livros sobre o assunto. No entanto, alguns fatos se fazem importantes replicar:

1. Até 400 a.C., para o mundo ocidental, toda doença era um castigo divino ou uma possessão demoníaca; representava um desagrado de um determinado Deus para com o seu devoto. Para cada tipo de doença, havia um ritual mágico ou religioso a ser consagrado; os médicos eram sacerdotes e pregavam toda sorte de culpas e medos no indivíduo. O primeiro a romper com tais ideias foi o filósofo e médico grego Hipócrates de Kos (460-370 a.C. [Figura 1]) ao postular sobre o poder de cura da própria natureza no corpo do indivíduo. Ele dizia que o homem sofria influências climáticas, alimentares, sociais e afetivas em maior ou menor grau dependendo da sua idade e do meio em que vivia. Foi o primeiro médico a sugerir uma relação entre a personalidade humana e a contração de doenças. A teoria hipocrática conceituava que o organismo tinha poderes de se curar, e que a doença somente poderia se manifestar quando o corpo estivesse em desarmonia com ele mesmo (corpo físico) ou com o meio ambiente (plano psicoemocional). Hipócrates possuía uma visão holística, pois tratava o espírito, a mente e o corpo em conjunto para que esse todo recuperasse as partes afetadas, doentes.

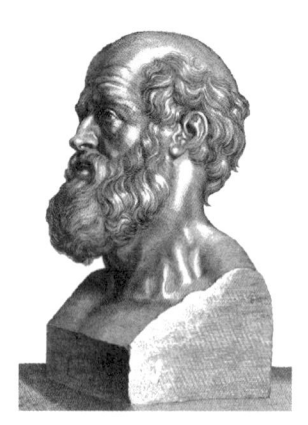

Figura 1 - Hipócrates de Kos

2. Com o passar dos séculos, os médicos observaram que o sistema hipocrático não era tão eficiente para os casos urgentes de um processo agudo ou de alguma doença crônica; assim, tal ineficácia fez surgir uma nova corrente de pensamento para uma medicina mais rápida em seus resultados. Esse raciocínio culminou com as técnicas

medicinais de Clarissimus Galeno (131-200 d.C.), filósofo e médico romano, que preconizou a utilização de remédios e procedimentos que eliminassem rapidamente o problema, independentemente da causa ou origem (o que fora sempre a grande preocupação de Hipócrates). Em termos práticos, se havia febre, aplicava-se um antitérmico; para dor, um analgésico. Os processos cirúrgicos foram aprimorados e realizados regularmente, porque Galeno acreditava que o mais importante era retirar o mais rápido possível a doença do corpo, libertando o paciente de sua mazela.

3. Hipócrates, por sua vez, conceituava que não adiantaria combater a doença sem antes observar a causa primeira. Contudo, as duas correntes – galênica e hipocrática – conviveram lado a lado por muitos séculos, evoluindo cada uma a seu modo ou contribuindo com grandes avanços para a saúde da humanidade. Galeno é considerado o precursor da medicina alopática (ortodoxa, oficial) e Hipócrates, embora seja o patrono oficial da medicina ortodoxa, postulou sobre as bases da terapia holística. Em termos atuais podemos considerar que:

   ✧ A ALOPATIA tenta descobrir onde se encontra o problema físico para eliminá-lo ou controlar o presumido distúrbio orgânico; em momento algum possui o princípio da observação do estado ou do histórico psicoemocional. O médico também não executa anamnese alguma além de sua especialidade ou do que o paciente chegou se queixando. Por exemplo, se uma pessoa foi acometida de uma gastrite, o médico indica o tratamento necessário para aliviar o problema, seja por intermédio de um antiácido ou de uma dieta alimentar.

   ✧ O HOLISMO busca entender o todo do indivíduo, a relação entre os diversos planos, do físico ao espiritual. O órgão afetado não é considerado a causa do problema, mas uma possível somatização. O conceito inicial é o inverso da alopatia. No entanto, o terapeuta sempre orienta na busca de um alopata quando o problema assim o exigir, e explica ao paciente a causa. Seguindo o exemplo anterior, poderíamos deduzir que a gastrite – localizada no estômago e que por sua vez é regido pelos campos energéticos do corpo mental, do chacra do plexo solar e do meridiano do estômago

– talvez pudesse ser originada de ansiedade, estresse, medo do futuro, obsessão, utopia, insatisfação profissional ou afetiva. Caberá ao terapeuta descobrir quais dessas causas estariam ocasionando a gastrite e, neste caso, ele a trataria em várias sessões com óleos essenciais, luz colorida, cristais, meditação, autossugestão, etc.

A busca de um tratamento adequado é sempre uma decisão muito pessoal, no entanto, vale sempre o bom senso. Se a pessoa possui algum órgão comprometido, uma inflamação, por exemplo, deve procurar a alopatia e complementar com a terapia holística. Se ela busca autoajuda e autoconhecimento, então, o melhor campo é o holístico. Em todo caso, é bom saber que a cura holística difere da abordagem da medicina ortodoxa, e que ambas possuem suas vantagens e desvantagens. Observe:

Alopatia

- Vantagem: a consulta dura em média 15 minutos, e a medicação age rapidamente em todos os casos.
- Desvantagem: dependendo do comportamento e da atitude do paciente, o distúrbio pode voltar ou se agravar; além disso, o remédio provoca efeitos colaterais.

Holismo

- Vantagem: auxilia a dinamização da cura e a superação dos problemas psicoemocionais que cessam em médio prazo, uma vez que o paciente desenvolve novos valores, hábitos e paradigmas.
- Desvantagem: a consulta dura em média uma hora; o terapeuta não pode aviar remédios alopáticos para eliminar imediatamente algum desconforto. Tão pouco poderia avaliar a gravidade ou a extensão de uma doença.

A cura holística possui maior dificuldade em interagir com o corpo físico do que a alopática e, por tal razão, muitas vezes é mais fácil tomar um remédio do que recorrer a várias sessões de aromaterapia, cromoterapia e meditação. No entanto, muitos medicamentos sintéticos não fazem efeito em determinados indivíduos, e a garantia eficaz de uma cura dependerá exclusivamente do paciente e de até onde ele deixou a doença progredir. Um terapeuta holístico sabe que existem razões transcendentais pelas quais uma pessoa não responde prontamente a um tratamento convencional ou alternativo para o resgaste da saúde. Pode ser que ela não tenha atingido a maturação emocional, mental ou, até, espiritual; igualmente, poderia estar encerrada em conteúdos materialistas, daquilo que só ela considera importante ou não aceitando um novo modelo comportamental.

A terapia holística compreende que toda doença se encontra, inicialmente, instalada na aura ou nos chacras. Isso resulta na busca em compreender o complexo energético do corpo humano para curar *o todo* e não a parte afetada. As pessoas necessitam entender que um médico e um terapeuta não são deuses e não praticam milagres – eles apenas indicam o caminho da cura; todavia, é necessária a participação ativa do paciente com mudança de hábitos, sejam alimentares, de higiene ou de paradigma, para que haja um bom resultado. Outra questão importante a ser observada na dinâmica *alopatia versus holismo* é que nem sempre a cura pode representar o regresso à saúde; porém, a saúde plena sempre será sinônima de autocura imediata e, nesse caso, o emprego da terapia holística preencherá uma lacuna essencial no tratamento de qualquer doença ou distúrbio.

Apesar de toda discussão que possa existir, não poderemos negar a importância da medicina alopática em nossa sociedade. Ela tem erradicado inúmeras doenças que eram consideradas incuráveis, como a pneumonia, por exemplo, cujo vírus já levou milhares de pessoas à morte. A expectativa de vida subiu graças ao avanço científico, com a descoberta de inúmeras vacinas, a melhoria dos alimentos e o saneamento básico. Entretanto, o avanço vertiginoso da ciência nos dois últimos séculos contribuiu para o rápido empobrecimento espiritual ao observar o ser humano apenas como uma fantástica máquina biológica.

A medicina ortodoxa estuda exclusivamente o físico, e a terapia holística, a energia sutil. A primeira se encontra abalizada na anatomia orgânica, nas reações físico-químicas e seus circuitos bioelétricos, a outra, no complexo da aura, chacras, meridianos, no universo espiritual. Com absoluta certeza, a medicina alopática é eficaz no tratamento de um câncer, de um transplante e de milhares de doenças físicas que possuímos. Mas, e depois? Como cuidar daquele ser humano? De que forma se pode resgatar a dignidade e a autoestima? Ou melhor, qual a fórmula para evitar ou prevenir tais distúrbios? Os profissionais ortodoxos exortam que é só deixar o cigarro, fazer exercícios e se alimentar de forma equilibrada. A medicina ortodoxa alude somente ao organismo. Se não incluirmos uma terapia que suporte o complexo energético e espiritual do homem, a doença pode se tornar recorrente ou, talvez, na pior das hipóteses, ela nem se findará.

Para elucidar melhor, fornecerei um exemplo prático. Viúva havia pouco tempo, minha mãe foi acometida de um câncer ginecológico[1] em 1983 e, em menos de um ano, perdeu a metade de seu peso, ficando com 38 quilos. Fez inúmeros tratamentos e teve dores lacerantes. O médico não teve opção, executou uma histerectomia total. Uma semana após a cirurgia ela retornou ao lar; somente teriam a certeza da cura no decorrer de um ano. Sim, isso está correto, porque cumpriram o que prometeram: estenderam uma vida humana, retiraram o tumor. Mas, e a vida emocional e a espiritual, quem as salvaria? Sozinha e depressiva, minha mãe estava no fundo do poço. É óbvio que isso compete aos psicólogos, terapeutas, sacerdotes ou, até mesmo, aos mais íntimos; porém, quantas famílias possuem uma pessoa com a visão holística? Infelizmente, poucas. Então, não seria lógico o próprio médico indicar outros tratamentos complementares, uma psicoterapia, por exemplo? Por que só extirpar o órgão, aviar remédios e ministrar a alta hospitalar?

Os médicos de minha mãe podem achar que fizeram 100% do procedimento; contudo, acredito que represente somente 50% do ideal. Ela não é uma máquina na qual se trocam peças para uso imediato, pois outros fatores serão responsáveis pela resposta final ao tratamento. Hoje, a medicina sabe que o complexo mental-emocional é fundamental para o restabelecimento de uma pessoa, mas quem pode oferecer tal apoio se não a própria família ou um terapeuta holístico? Bem, quais foram as outras áreas que minha mãe procurou? Tratamento de acupuntura, fitoterapia, passe espiritual e orações, e ainda sugerimos que ela realizasse seu maior sonho: morar em uma chácara para plantar verduras e criar galinhas. À época, os tratamentos com cristais, florais e óleos essenciais não estavam difundidos no Brasil, mas se estivessem, também os teria utilizado.

Tudo isso ocorreu há mais de 25 anos. Ela nunca mais sentiu nada, e ainda se casou novamente! Sei que conseguiu mudar o paradigma de vida,

---

1. CID–C54. Neoplasia maligna no útero.

catalisar novas esperanças, acreditar no futuro e resgatar a autoestima. Sua alma respondeu aos outros 50% necessários para a autocura. A alopatia fez a parte dela e nós aplicamos a nossa; uma não poderá substituir a outra – elas se complementam. Não desejo eternizar minha amada mãe, pois sei que um dia ela terá de partir; mas enquanto for possível resgatarmos a saúde integral, devemos tentar de tudo o que Deus nos oferta.

Recentemente, os próprios cientistas têm argumentado sobre a medicina espiritual e de que forma a fé pode prevenir, ajudar ou até curar o indivíduo; também pesquisam incessantemente as alterações cerebrais e os estímulos bioquímicos que ocorrem nesse misterioso mundo da religiosidade. Talvez, daqui a algumas décadas, as pessoas esqueçam que a homeopatia, o floral, a acupuntura, a ioga, a meditação e a fitoterapia tenham sido ridicularizadas por muitos profissionais materialistas. De qualquer forma, acredito que os homens da ciência não são máquinas, eles possuem alma e coração, devem amar e sofrer como qualquer mortal – desejam muito carinho, afeto e beijo na boca. Então, ainda acredito na transcendência deles.

Para finalizar nossa primeira lição, guarde o seguinte conceito: a intolerância, o egoísmo, a falta de amor-próprio, a hesitação, a desorganização mental, a sobrecarga profissional, os relacionamentos difíceis ou os hábitos alimentares inadequados são alguns dos fatores que podem colocar o sistema orgânico em desequilíbrio, gerando doenças psicossomáticas ou, inclusive, desenvolvendo algum distúrbio preexistente geneticamente. Basicamente, podemos resumir que a doença é um desequilíbrio que atinge o corpo físico; o pensamento e o sentimento; a aura e os chacras; a energia vital e o mundo espiritual.

O foco principal deste curso será a fusão das terapias holísticas de modo que sua aplicação acelere o retorno à saúde integral. No decorrer das lições, observaremos que a aplicabilidade da terapia holística se encontra na *lei da correspondência,* e com esta podemos adaptar qualquer sistema, um ao outro, bastando depreender a relação. Por exemplo: a cor azul acalma, o cristal rosa fornece a paz, o óleo essencial de cedro eleva o espírito, o incenso de jasmim harmoniza o coração, o floral Impatiens traz compreensão, a música new age estimula o bem-estar – todos esses elementos combinados produzem uma poderosa sinergia de força espiritual que faz mudar os padrões sutis da energia humana rumo ao equilíbrio interior.

Livros de referência para a Lição 1

QUEM LÊ, SABE MAIS: ao terminar o curso, estude um dos livros indicados para elevar, enobrecer e sedimentar o conhecimento. As obras sugeridas contêm fundamentação e propriedade para todas as lições e aulas eletivas apresentadas.

BONTEMPO, Márcio. *Iniciação à medicina holística*. Rio de Janeiro: Nova Era, 1995.

BRENNAN, Barbara Ann. *Mãos de luz*. São Paulo: Pensamento, 1996.

DROUD, Patrick. *Cura espiritual e imortalidade*. Rio de Janeiro: Nova Era, 1996.

ERNEST, Edzard. *Medicina complementar: uma avaliação objetiva*. São Paulo: Manole, 2001.

TAVARES, Clotilde. *Iniciação à visão holística*. Rio de Janeiro: Nova Era, 1996.

TEIXEIRA, Sérgio Augusto. *Medicina holística, a harmonia do ser humano*. Rio de Janeiro: Campus, 2003.

ANATOMIA ENERGÉTICA

No momento em que ouvimos a palavra *anatomia*, logo em seguida, surge à mente o complexo orgânico estudado nas aulas de biologia. Ao escutarmos *aura*, imaginamos um halo luminoso permeando o corpo, remetendo ao misticismo ou à religiosidade. Comumente, também, pondera-se que aura, chacras e meridianos são campos autônomos de energia, sendo, na maioria das vezes, estudados de forma independente. E, não raro, o plano emocional é dicotomizado do corpo material. Essas dissociações são remanescentes de um pensamento cartesiano tão fortemente enraizado na cultura ocidental, que poucas pessoas conseguem estabelecer um coeficiente em comum entre o físico e o espiritual. Esses campos raramente são observados como um único organismo – a anatomia física e energética –, o que seria o desejável.

Diversas civilizações ao longo da história foram se especializando em determinados conceitos: a China estruturou o conhecimento da energia que percorre o interior do corpo (os meridianos); a Índia, o saber dos invólucros e dos portais de energia (a aura e os chacras); a Grécia, a teoria do centro energético (os halos cósmicos). Podemos acrescentar que na trajetória de todas as culturas autóctones ou primevas – independentemente de ser asiática, europeia, africana ou americana – foi observado algo similar pelos sacerdotes, xamãs ou curadores, mas, em momento algum se desenvolvera tão espetacularmente como na cultura indiana e chinesa. Até o Século 18, o Ocidente não conhecia ou não utilizava as teorias dos chacras e dos meridianos, e muito pouco se sabia sobre os corpos áuricos. No meio do Século 19, na Europa, e, no início do Século 20, nas Américas, esses conceitos aportaram em diferentes momentos, o que nos levou a estudá-los separadamente. Somente na segunda metade do Século 20, com as ideias quânticas, holográficas e dimensionais foi que os metafísicos e os terapeutas alternativos passaram a pesquisar e a elaborar conceitos da integração do corpo (organismo material) com toda a malha energética e vice-versa.

Antes de continuarmos com a explanação, observe e analise: por que pessoas que apresentam o mesmo quadro clínico tendem a reagir de forma diferente a um tratamento? Qual a razão de algumas se curarem e outras não, estando todas com o mesmo tipo de doença? Por que umas tendem a ter mais fé e esperança do que outras? Questões como essas têm sido pesquisadas pela ciência e algumas respostas já revelaram certo diferencial, tais como o plano emocional (autoestima) e até a própria religiosidade (fé). Por esses motivos, tem-se buscado a forma geradora do complexo mental-sentimental, e de que maneira o ser humano poderia ser estimulado a produzir a autocura. Somente com essa pequena observação entre o plano físico e o sentimental já é possível perceber que ambos interagem, são simbióticos; temos de começar a ponderar o corpo material, o aspecto emocional e o mental como parte integrante de uma única anatomia – a energética.

Em relação ao corpo físico, poderíamos cogitar: se o coração deixasse de bater, o pulmão continuaria funcionando? E se fosse o contrário, o coração permaneceria vivo? Todos os órgãos vitais possuem a mesma importância na saúde e no bem-estar. O mesmo ocorre com a malha energética; pois, quando um campo é afetado, este, imediatamente, reverbera sobre os demais. A saúde física, psicoemocional e espiritual existirá no momento em que todos os campos e planos se encontrarem em total equilíbrio entre si, como o funcionamento de um bom relógio suíço. Dessa forma, existe uma necessidade urgente em mudar o paradigma ocidental no estudo dos campos energéticos – orgânico, aura, chacras, meridianos – para serem avaliados como um único complexo de energia. Para assimilar a ideia da totalidade energética, observe os campos áuricos como se fossem a estrutura de uma casa (alicerce, parede e telhado). Os vórtices chácricos seriam semelhantes às portas, janelas e ventilações, e os meridianos (uma rede energética no interior do corpo orgânico) equivaleriam ao sistema hidráulico e elétrico. Ainda se torna necessário informar que a numeração dos corpos áuricos, dos chacras e dos meridianos é mera convenção, e não deve ser observada como posição de valor ou de importância. Trata-se, apenas, de uma ordem de proximidade ao mundo material ou espiritual, dependendo da forma como é observada.

Antes de adentrarmos em cada plano da anatomia energética (aura, chacra, meridiano), deve-se saber que os conceitos holísticos perambularam somente em livros esotéricos até que a teoria da relatividade, proposta por Albert Einstein (1879-1955), revolucionasse a física clássica, dando origem à quântica. O relativismo postula o intercâmbio e a interconversão entre a matéria e a energia, que o espaço e o tempo são relativos e que a velocidade da luz é constante. Tais conceitos se aproximam muito das antigas filosofias espiritualistas que argumentam ser o universo material a condensação da energia cósmica ou luz congelada, e os corpos sutis (aura, chacras) se encontram em um plano transcendente ao corpo, invisível aos olhos. Também que o mundo terrestre seria pura ilusão (maia), porque o verdadeiro universo de sabedoria (nirvana) estaria em outra dimensão (samadhi). Sim, nosso organismo físico é tridimensional, mas a aura, os chacras e os meridianos residem em outras dimensões (planos).

Outro ensinamento esotérico que se aproxima muito da postulação quântica da quinta dimensão é sobre a totalidade do mundo espiritual e a existência de duplicação (duplos). O conceito científico desse quinto plano foi explorado pelos físicos Niels Bohr (1885-1962) e John S. Bell (1928-1990) e determina que existe outra realidade, invisível e paralela, na qual as ligações sempre estão presentes e se permite uma comunicação mais rápida que a luz: o mundo paralelo. Podemos ainda encontrar a teoria das "supercordas", desenvolvida na segunda parte do Século 20, por diversos físicos, que proclama dez dimensões para o universo e que tudo seriam formas diferentes de uma mesma partícula; assim, haveria uma memória primeva na qual todo o universo estaria ligado entre si, como uma única matriz gerando a si próprio.

Apesar de os espiritualistas acharem alguma importância nessas descobertas científicas, sinceramente, surge a impressão de que as mentes cartesiano-quânticas tentam dissecar, fragmentar e reduzir todo o complexo divino em algumas experiências e fórmulas. E, a cada passo, orientam-se na mesma direção em que já estávamos caminhando. Por exemplo, os conceitos quânticos lembram os cordões energéticos que unem nossas ações (carma); o fio de prata (ligação entre o espírito e a matéria);

a consciência cósmica à qual estamos conectados (divindade); o contato com os espíritos (plano astral); o tarô e a astrologia (previsões); a teoria do inconsciente coletivo (consciência universal) do psiquiatra Carl Gustav Jung (1875-1961); e a máxima bíblica: Deus é onisciente e onipresente.

E não paramos por aí. Recentemente, em 2001, surgiu outra teoria, conceituada pelos físicos Paul Steinhardt e Neil Turok, que fora recebida com grande alvoroço no mundo científico, relatando que tudo é cíclico, nunca houve um começo e nem haverá um fim. Todos os esotéricos e místicos, porém, já conheciam tal conceito por intermédio do aforismo hermético *tudo é cíclico*, do símbolo egípcio ouroboros, da fênix grega, da religião budista e sua filosofia reencarnacionista. Em todo caso, o aprendizado sobre aura, chacras e meridianos encontra-se além da compreensão de qualquer cientista, por mais que eles consigam formular teorias do que seja uma cura espiritual. Afinal, estamos em um universo holístico e transcendente, que, como o próprio nome indica, se encontra além da racionalização.

Plano geral da anatomia energética

TABELA INTERATIVA (PARTE 1)			
Divisão		Aura	Chacra	Meridianos
Instinto	1º	Físico	Base	Rins, bexiga, fígado.
	2º	Emocional	Umbilical	Intestino grosso, intestino delgado.
	3º	Mental	Plexo solar	Estômago, baço-pâncreas, vesícula biliar.
Sentimento	4º	Astral	Cardíaco	Pulmão, coração, circulação, triplo-aquecedor.
Inteligência	5º	Superior	Laríngeo	Relaciona-se com os 12 principais.
	6º	Causal	Frontal	Vaso governador e vaso de concepção.
	7º	Espiritual	Coronário	Relaciona-se com todos.

Tabela A - Anatomia Energética

TABELA INTERATIVA (PARTE 2)		
Divisão	Sentidos	Influências
Instinto	1° Olfato	Segurança, trabalho, alimento, sexo, poder.
Instinto	2° Paladar	Emoções, apetite, prazer, sexualidade.
Instinto	3° Visão	Controle, ação, intelecto, prosperidade.
Sentimento	4° Tato	Sentimento, perdão, doação, cura.
Inteligência	5° Audição	Expressão, abundância, longevidade, troca.
Inteligência	6° Percepção	Intuição, consciência, percepção, filosofia.
Inteligência	7° Transcendência	Espiritualidade, fraternidade, paz, oração.

Tabela B – Anatomia Psicoemocional

TABELA INTERATIVA (PARTE 3)		
Divisão	Glândulas	Sistemas fisiológicos
Instinto	1° Suprarrenais	Vida orgânica + ossos, excreção, genitália, dentes, cabelo.
Instinto	2° Gônadas	Músculos, linfas, boca, intestinos grosso e delgado.
Instinto	3° Pâncreas	Estômago, fígado, bílis, pâncreas, córneas (visão).
Sentimento	4° Timo	Coração, veias, sangue, pulmões, esôfago, imunologia.
Inteligência	5° Tireoide	Metabolismo, garganta, ouvidos, tímpanos.
Inteligência	6° Hipófise	Sistema nervoso periférico, globo ocular, nariz, fossa nasal.
Inteligência	7° Pineal	Sistema nervoso central, cérebro, DNA.

Tabela C – Anatomia Orgânica

Sincronização das tabelas interativas

Em uma visão geral, para as próximas lições, devemos entender que o primeiro corpo (físico, orgânico) é o somatório/condensação de todos os complexos energéticos e se encontra relacionado com o primeiro chacra e os meridianos ordinários 8, 7 e 12 – todos possuem a propriedade de estabelecer o funcionamento da vida física (orgânica, instintiva, autômata). A segunda camada áurica, o segundo chacra e os meridianos 2 e 6 detêm os movimentos emocionais, desejos e sensações. A terceira camada, o terceiro chacra e os meridianos 3, 4 e 11 comandam nosso plano racional, ideais e filosofias. A quarta camada, o quarto chacra e os meridianos 1, 5, 9 e 10

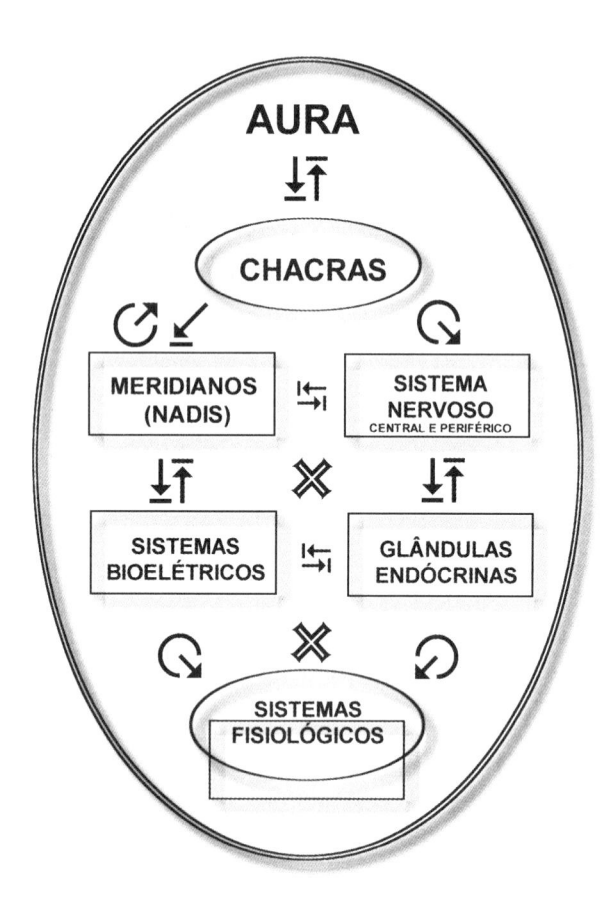

Figura 2 – Interação Energética

conduzem nossos sentimentos, amor e fraternidade. A quinta camada e o quinto chacra se relacionam com todos os meridianos ordinários e abarcam as reservas de energia da vida propriamente dita (longevidade). A sexta camada, o sexto chacra e os meridianos extraordinários mantêm o equilíbrio físico necessário ao homem e transmitem todo o saber universal. Por fim, a sétima camada e o sétimo chacra, por intermédio dos meridianos extraordinários, também distribuem suas energias para a nutrição do espírito – o comportamento energético, aqui, refere-se ao plano transcendente, ao amor humanitário e universal.

Observando a devida associação das Tabelas A, B, C com a Figura 2 podemos entender que as energias cósmicas e telúricas são absorvidas pelos campos áuricos; depois, filtradas pelos diversos chacras que as transportam até a rede de meridianos. Estes, por sua vez, distribuem a energia prânica, simultaneamente, para os sistemas bioelétricos e nervosos que alimentam as glândulas endócrinas e todos os sistemas fisiológicos e psicológicos. Por fim, todas as toxidades – orgânicas, psíquicas, espirituais – são expelidas da forma inversa à da distribuição.

Podemos exemplificar que tudo se assemelha às funções respiratória e sanguínea nas quais observamos a renovação celular (oxigenação), nutrição (proteínas e vitaminas) e a eliminação das toxidades (gás carbônico, doenças). Ainda, o que ocorreria se alguém inalasse algum veneno a longo prazo, como o amianto, por exemplo? Uma enfermidade grave, no caso, um câncer de pulmão. O terapeuta holístico deve entender que uma doença orgânica, seja ela qual for, desestabiliza todo o complexo energético que, por mais que absorva/distribua energia prânica, não conseguirá recuperar o equilíbrio.

Argumentei tal exemplo para fazê-lo perceber que o plano psicoe-mocional também pode bloquear algum meridiano e/ou chacra causando-lhe(s) desequilíbrio(s), inclusive no campo áurico associado. Assim, da mesma forma que absorvemos a energia cósmica e telúrica, também podemos nos alimentar da própria negatividade, muito similar a um vírus que toma conta do corpo e nos intoxica.

Na forma de um bumerangue, geramos e absorvemos a negatividade na qual o resultado é único: algum distúrbio psicossomático ou doença será desenvolvido. Somos o reflexo do que somos.

Livros de referência para a Lição 2

QUEM LÊ, SABE MAIS: ao terminar o curso, estude um dos livros indicados para elevar, enobrecer e sedimentar o conhecimento. As obras sugeridas contêm fundamentação e propriedade para todas as lições e aulas eletivas apresentadas.

BARASCH, Marc Ian. *O caminho da cura*. Rio de Janeiro: Nova Era, 1997.

CHOPRA, Deepak. *A cura quântica*. Rio de Janeiro: BestSeller, 1989.

COLLINGE, William. *Energia sutil*. Rio de Janeiro: Nova Era, 2000.

DAVIDSON, Johnson. *Energia sutil*. São Paulo: Pensamento, 1991.

GERBER, Richard. *Medicina vibracional*. São Paulo: Pensamento, 1999.

GOSWAMI, Amit. *O médico quântico*. São Paulo: Cultrix, 2006.

AURA

Diversos espiritualistas, principalmente Helena Blavatsky (1831-1891), Annie Besant (1847-1933) e Charles Leadbeater (1847-1934), introduziram, no final do Século 19, as teorias indianas sobre os invólucros do espírito e os centros magnos de energia. A filosofia hindu não observa distinção entre corpo-mente-espírito, entendendo-os como campos indissociáveis que buscam diariamente o equilíbrio entre si. O mundo ocidental já notava tais características, mas de uma forma muito simples na qual o homem possuía um único halo luminoso e três repositórios de energia – o desejo, no baixo ventre; o sentimento, no centro do peito; o pensamento, na fronte. A entrada da cultura asiática proporcionou uma nova perspectiva espiritual do halo energético (aura) em cujo complexo haveria corpos secundários, totalizando sete, incluindo o organismo físico. A nova conceituação também revelava que, na tela luminosa, haveria centenas de vórtices energéticos capazes de dinamizar a saúde espiritual, psicoemocional e orgânica: os chacras.

Podemos, portanto, conceituar, que sob uma visão tridimensional, a aura é uma trama energética em torno e ao redor do organismo físico, formando uma espécie de invólucro oval. Comumente, sua aparência é brilhante, luminosa e volátil em pessoas sadias, alegres, equilibradas ou positivas, e poderá ter um aspecto fragmentado, escuro e denso em pessoas doentes, tristes, negativas ou enfeitiçadas. Em todo caso, a forma e a aparência áurica sempre dependerão do estado físico, mental ou emocional do indivíduo, pois, mesmo uma pessoa equilibrada, ao saber de uma notícia desagradável, tende a se desestruturar em um curto espaço de tempo. Ou seja, uma aura brilhante e volátil pode escurecer e se comprimir rapidamente, mas se a natureza do indivíduo for otimista e o corpo sadio, o complexo áurico voltará ao seu estado normal em pouco tempo. A aura absorve a energia cósmica e telúrica para recompor-se, da mesma forma que pode se alimentar da energia criada pela própria pessoa, de outro indivíduo ou até de uma entidade espiritual. Portanto, ela se torna o nosso espelho, a antena receptora de energia dos outros seres vivos, e até de todo o universo.

Atualmente, são observados 12 corpos áuricos sendo que, somente sete são estudados para fins terapêuticos, holísticos e espirituais, incluindo o campo orgânico. Os demais se encontram além do poder/controle humano e atuam em planos vibracionais de elevada compreensão, o universalismo. Cada camada áurica, da mais distante (12ª, plano espiritual) para a mais próxima (primeira, plano físico) penetra totalmente as demais situadas em seu interior – se é que podemos assim definir para que a mente tridimensional compreenda. O único corpo capaz de se contrair/expandir (volatilidade) por entre todas as camadas energéticas é o emocional; os outros possuem, de certo modo, uma forma oval fixa ou um modelo similar ao do organismo físico. Vale lembrar, entretanto, que os corpos não são autônomos; pois cada qual carrega em si uma parte do todo e integra, ao mesmo tempo, uma parte de nosso eu.

Atualmente, os conceitos sobre os campos áuricos estão muito avançados em relação àqueles instaurados no início do Século 20, saindo de um contexto estritamente espiritual e adentrando em um complexo mais amplo: o terapêutico. É sobre essa visão homem/terapia que seguirá a explanação e, posteriormente, na Lição 6, de acordo com a terapia holística apresentada, estudaremos a forma de limpeza, purificação e cura energética. No momento é importante avaliar as características de cada campo áurico para identificar aqueles que necessitam ser equilibrados.

Os nomes e as classificações serão apresentados sob a tipologia dos atuais grupos de estudos terapêuticos para os sete corpos áuricos; em alguns livros o estudante-terapeuta poderá encontrar denominações diferentes, mas a explicação e o conteúdo serão os mesmos aqui discutidos. Observe e estude a Figura 3 em relação aos tópicos que serão apresentados.

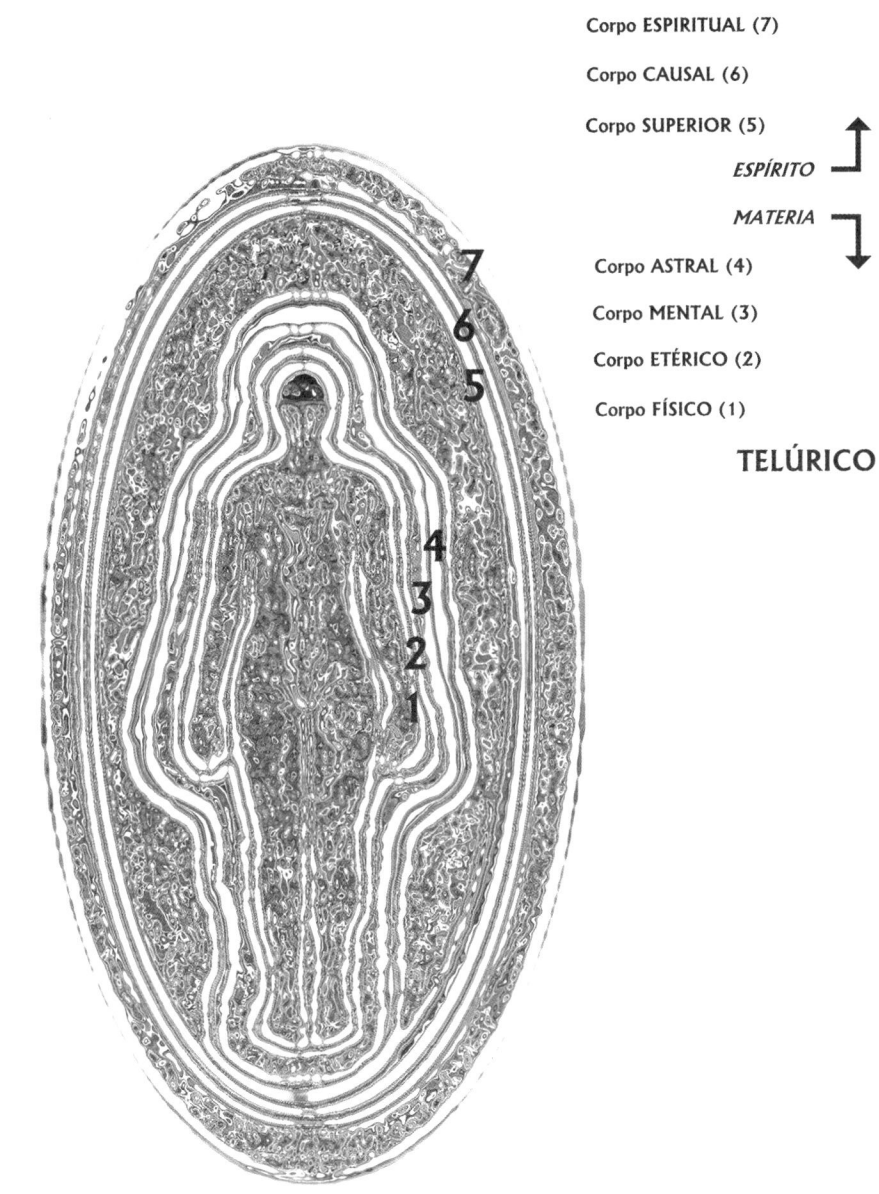

CÓSMICO

Corpo ESPIRITUAL (7)

Corpo CAUSAL (6)

Corpo SUPERIOR (5)

ESPÍRITO

MATERIA

Corpo ASTRAL (4)

Corpo MENTAL (3)

Corpo ETÉRICO (2)

Corpo FÍSICO (1)

TELÚRICO

Figura 3 – Corpos Áuricos

1. Corpo físico

Denominado de corpo físico ou *Sthula-sharira* (invólucro do alimento), a princípio, pode parecer estranho que o organismo material seja a condensação ou o somatório de todos os corpos áuricos. Na verdade, o homem ocidental torna-se egocêntrico ao pensar que o organismo físico seja o emissor do halo brilhante, e isso é uma visão terrena e tridimensional. Contudo, ao se ponderar a encarnação do espírito (vida) e sua evolução (morte terrestre), deduz-se que a luz espiritual anteceda ao campo material. Logo, é o espírito quem fornece a luminosidade, é dele o brilho, e não do plano material. Não confunda a luz de uma lâmpada acesa com a luz divina imanente no espírito. Diferente dos outros campos áuricos, o corpo físico necessita de alimentos sólidos, água, descanso e sexo para manter-se saudável. Esse invólucro material do espírito-alma tem sua produção de energia através das *glândulas endócrinas* que são focos de energia concentrada e estimuladora do desenvolvimento da estrutura orgânica e psicológica do homem. Elas nunca atuam de forma independente, seja de mútua relação, seja de forma antagônica, agem na função reguladora das formas (tireoide, hipófise, gônadas) ou nutrição dos tecidos (suprarrenal, pâncreas, timo e hipófise). Produzem, também, hormônios para assimilação e desassimilação de todo complexo físico-químico do organismo. O resultado do funcionamento dessas glândulas é que irá determinar a saúde física e psicológica do indivíduo. Observaremos na Lição 4, que a glândula é o repositório energético de um determinado chacra. Para o corpo físico, o *núcleo emissor* de energia se encontra no *sistema nervoso*, pois este controla e estimula todo o organismo, fornecendo a energia elétrica necessária para as reações físico-química. Ambos os núcleos, produtor e emissor, atuam alternadamente para que as funções de todos os aparelhos orgânicos respondam corretamente aos impulsos da vida.

Aspectos terapêuticos de diagnóstico:

- Positivo: dinamicidade, disposição, saúde, vivacidade, boa imunologia.
- Negativo: debilidade, fraqueza, doença, indisposição, preguiça, cansaço.

2. Corpo emocional

O corpo emocional, etérico ou *Linga-sharira* (invólucro das emoções) é o campo energético mais próximo do complexo orgânico (corpo físico). Absolutamente expansivo (volátil) e fácil de ser afetado (pelo pensamento, sentimento e qualquer distúrbio orgânico) é considerado o mais delicado (frágil) de todos os corpos áuricos. O amor, a paixão, o ódio, a raiva e qualquer tipo de sensação (positiva ou negativa) são imediatamente absorvidos da própria pessoa, oriundo do ambiente, ou até das outras pessoas à volta (conhecidas ou não). O estado de espírito (humores) é projetado e assimilado de forma tão intensa, que podemos ter sensações físicas de que alguém ou algum ambiente se encontra bem ou mal, positivo ou negativo. Sob o aspecto terrestre/humano, é o corpo mais importante, pois há uma dinâmica na troca (íntima ou social) entre as energias físicas, psíquicas e emocionais, como se fosse um mensageiro levando consigo o "tipo" de energia que está sendo desenvolvida. Esse corpo é o propulsor de nossas vontades, desejos, planejamentos, diretrizes e das forças dos outros corpos áuricos. Se ele não estiver equilibrado, não conseguiremos ter excitação/vibração para continuar os planos de vida, fazer valer nossa vontade, possuir garra para atingir os objetivos.

Aspectos terapêuticos de diagnóstico:

- POSITIVO: disposição, alegria, vivacidade, afetuosidade, gentileza, polidez, receptividade, serenidade, perseverança, expressividade.
- NEGATIVO: raiva, ódio, rancor, vingança, rispidez, compulsão, gula, mau-humor, introspecção, ressentimento, timidez, medo, hesitação, apatia, prostração, preguiça.

3. Corpo mental

O corpo mental, mental inferior ou *Kama-manas* (invólucro dos desejos) é o delimitador entre os aspectos instintivos do homem (corpo físico e emocional) e suas ações com o mundo exterior (plano social e familiar). Sua forma é fixa, raramente volátil, transmitindo ou recepcionando exclusivamente as energias mentais lógicas e concretas. Esse campo se encontra impregnado dos ideais materiais, afetivos, espirituais e sempre será o arquivo eterno do que pensamos e da forma como agimos em todos os planos da vida. O movimento energético desse corpo também é responsável pela ilusão, superstição e crendices; pois, às vezes, não queremos analisar uma situação coerentemente, apenas a aceitamos por conveniência, o que torna o corpo mental cada vez mais rígido e fixo.

Aspectos terapêuticos de diagnóstico:

- Positivo: disciplina, organização, responsabilidade; bom relacionamento social, aceitação do próximo; busca da arte, da ciência e da filosofia.
- Negativo: dominação, crueldade, ambição, egoísmo, racismo, ceticismo, arrogância, incompreensão, inflexibilidade, impaciência, intolerância, fanatismo, superstição, fantasia, ilusão, utopia.

4. Corpo astral

O corpo astral, duplo etérico, sentimental, períspirito ou *Pranamayakosha* (invólucro do saber cármico) é o repositório da alma humana em todas as nuanças boas e más, vivências e valores. É o único campo energético que corresponde ao exato modelo do corpo humano e se encontra dimensionado entre 10 e 20 centímetros do corpo físico. Por ser o delimitador entre o mundo humano e o universo espiritual, observa-se que todas as doenças (hereditárias, psicossomáticas ou adquiridas) se iniciam nesse campo energético. Uma de suas principais características é a de possuir o registro do passado, do presente e até a memória de outras encarnações. Assim, tudo o que se pensa, deseja e sente será registrado nesse circuito energético; igualmente, tudo o que os "outros" pensam ou desejam de nós também ficará aqui registrado, mesmo que não tenhamos a devida consciência.

Aspectos terapêuticos de diagnóstico:

- Positivo: paz, harmonia, ternura, esperança, devoção, confiança, autoestima, compaixão, altruísmo, magnanimidade, solidariedade, civilidade.
- Negativo: depressão, angústia, agonia, tristeza, mágoa, amargura, nostalgia, desesperança, solidão, descrença, ateísmo, ceticismo.

5. Corpo superior

O corpo superior, mental superior, atávico ou *Manas* (invólucro do altruísmo) está localizado em um plano dimensional além da vaidade humana, o que o torna incorruptível. A vibração energética, a partir desse invólucro, encontra-se mais próxima do universo espiritual onde encontramos o primeiro passo da libertação material. Igualmente, podemos observar pensamentos e sentimentos nobres e impulsos que estão além da dualidade. Ele é considerado o repositório de nosso saber atávico, da voz interior, do encontro da fé, da inspiração divina, da arte, da ciência e da filosofia. Raramente tratamos os campos áuricos a partir desse plano/corpo, somente os chacras e meridianos a eles relacionados, pois os três últimos corpos transcendem a qualquer necessidade humano-material. Unicamente aspectos místicos ou algum elemento terapêutico que tangencie o universo espiritual pode atingir/equilibrar esses corpos e, mesmo assim, apenas para fins transcendentais, evolutivos.

Aspectos terapêuticos de diagnóstico:

- Positivo: humanitarismo, filantropismo, transcendência, devoção, fé, autoconhecimento.
- Negativo: obsessão, fanatismo, extremismo, ditatorialismo, ateísmo, incredulidade, psicopatias em geral.

6. Corpo casual

O corpo causal, celestial ou *Budhi* (invólucro da beatitude) é o campo de nosso *eu* perfeito e repositório da experiência ancestral, completa e aperfeiçoada, tornando-se o veículo de nossa intuição, transcendência, mediunidade e abstração. Esse plano somente é vislumbrado em estado alterado de consciência (EAC) e, em geral, por verdadeiros iogues, puros sacerdotes, dedicados ascetas ou místicos. Embora o vórtice chácrico e os meridianos associados a ele possam apresentar alguma desarmonia/patologia, todo desequilíbrio é projetado/somatizado somente até a quinta camada dimensional; portanto, não há aspectos terapêuticos de diagnóstico. Aqui, todo tratamento é executado por intermédio dos chacras e dos meridianos.

7. Corpo espiritual

O corpo espiritual, cósmico, divino, ketérico ou *Atma* (invólucro da chama celestial) é a camada que envolve e fornece vida energética – longevidade, vida plena – a todos os outros corpos. Observado como a senda da paz e do êxtase espiritual, ele transcende a razão humana. É o repositório de nosso espírito, mônada, centelha divina; o ápice do homem encarnado que se une à sua origem divina. Somente os iluminados e mestres como Buda, Jesus, Maomé, Moisés, Sai Baba, adentram e percebem esse plano. Embora os chacras possam apresentar alguma desarmonia/patologia, todo desequilíbrio é projetado/somatizado até a quinta camada dimensional (corpo superior); assim, não há aspectos terapêuticos de diagnóstico. Qualquer tratamento para esse campo é executado por intermédio dos chacras e dos meridianos.

Livros de referência para a Lição 3

QUEM LÊ, SABE MAIS: ao terminar o curso, leia um dos livros indicados para elevar, enobrecer e sedimentar o conhecimento sobre o assunto. As obras sugeridas também contêm fundamentação e propriedade para as Lições 6, 7, 9 e 13.

BRENNAN, Barbara Ann. *Mãos de luz*. São Paulo: Pensamento, 1996.

KUNZ, Dora van Gelder. *A aura pessoal*. São Paulo: Cultrix, 1997.

LARSON, Cynthia Sue. *Conheça sua aura*. Rio de Janeiro: Nova Era, 2007.

MCLAREN, Karla. *A aura e os chakras: manual do proprietário*. São Paulo: Pensamento, 2001.

MARTIN, Zak. *Como desenvolver sua percepção extra-sensorial*. Rio de Janeiro: Nova Era, 1990.

POWELL, Arthur Edward. *Corpo astral*. São Paulo: Pensamento, 1991.

REYO, Zulma. *Alquimia interior*. São Paulo: Ground, 1995.

Pesquisa 1 – A/A

A partir de um dicionário, anotar os significados das palavras abaixo:

1. Adstringente: _____

2. Afecção: _____

3. Afrodisíaco: _____

4. Alienação: _____

5. Amenorreia: _____

6. Analgésico: _____

7. Anamnese: _____

8. Anódino: _____

9. Ansiedade: _____

10. Antibacteriano: _____

11. Antibiótico: _____

12. Antidepressivo: _____

13. Antiemético: _____

AUTOAVALIAÇÃO 1

Lições 1, 2 e 3 – Pesquisa 1

1) **O que é terapia holística?**
   a) Técnica integrativa entre diversas terapias.
   b) Terapia auxiliadora da alopatia na cura de um distúrbio.
   c) Segundo a OMS, uma medicina complementar.
   d) Todas estão corretas.

2) **Qual a diferença entre a medicina alopática e a holística?**
   a) Uma cura o organismo material; a outra, o complexo energético.
   b) Uma aplica remédios; a outra, somente elixires.
   c) Uma é científica; a outra, empírica.
   d) Todas estão corretas.

3) **O que é aura?**
   a) Campos energéticos protetores de doenças.
   b) Repositório do mundo humano e espiritual.
   c) Uma trama energética, um halo luminoso ao redor do corpo.
   d) Todas estão corretas.

4) **O corpo físico é considerado:**
   a) Um corpo separado da aura, dos chacras e dos meridianos.
   b) Transmissor das camadas áuricas, chácricas e meridiânicas.
   c) O somatório/condensação de todos os complexos energéticos.
   d) Todas estão corretas.

5) **O complexo de aura, chacras e meridianos é considerado:**
   a) Anatomia física, emocional e espiritual.
   b) Anatomia energética e holística.
   c) Anatomia mental, sentimental e espiritual.
   d) Todas estão corretas.

6) **Quais os aspectos negativos do corpo emocional?**
   a) Ódio, rancor, raiva, vingança, rispidez.
   b) Angústia, mágoa, tristeza, nostalgia.
   c) Ambição, egoísmo, ceticismo, dominação.
   d) Todas estão corretas.

7) **Qual a função do corpo mental?**
   a) Constituir o plano consciente, a razão.
   b) Elaborar a logicidade e os ideais de vida.
   c) Formar a ilusão e a superstição.
   d) Todas estão corretas.

8) **O corpo astral também é conhecido como:**
   a) Duplo-etérico.
   b) Perispírito.
   c) Sentimental.
   d) Todas estão corretas.

9) **Qual a diferença entre o corpo mental e o superior?**
   a) Um busca a razão, o outro, a transcendência.
   b) Um contém o saber lógico, o outro, o atávico.
   c) Um possui a ciência, o outro, a filosofia.
   d) Todas estão corretas.

10) **Qual a forma de tratamento do corpo causal e espiritual?**
   a) Por intermédio dos chacras e dos meridianos.
   b) Por intermédio do corpo mental e astral.
   c) Por intermédio de trabalhos mágicos.
   d) Todas estão corretas.

11) **Onde se iniciam as doenças psicossomáticas e hereditárias?**
   a) No corpo espiritual.
   b) No corpo causal.
   c) No corpo astral.
   d) Todas estão corretas.

12) **O que é anódino?**
   a) Algo que exala perfume, aromatizador.
   b) Diz-se do medicamento que atenua as dores.
   c) Sensação de bem-estar e alegria.
   d) Todas estão corretas.

Consulte as respostas na página 329 e somente siga para a próxima lição caso tenha acertado no mínimo OITO questões. Quando errar, sugiro estudar novamente a referida lição e ainda ler algum livro recomendado. O mais importante é que esteja bastante familiarizado com toda a temática proposta.

Há cinco degraus para se alcançar a sabedoria:
calar, ouvir, lembrar, sair, estudar.

Provérbio Árabe (Século 15).

CHACRA

Chacra, em sânscrito *shakra*, vocábulo que significa *Roda da Vida* ou *Círculo de Fogo*, refere-se não só à ioga ou à meditação como também ao seio da tradicional medicina ayurvédica e das contemporâneas técnicas holísticas. Os chacras são vórtices energéticos, como pequenos redemoinhos, localizados no campo áurico, cuja principal atribuição é manter a transferência contínua entre as fontes de energia cósmica (universo espiritual) e telúrica (mundo natural) com o plano material (corpo orgânico). Observe a Figura 4, na qual é descrita a sequência natural da energia ao ser assimilada pelo complexo energético: energia → chacra → meridiano → sistema nervoso → glândulas endócrinas → sangue → órgãos. E também, por ser o portal energético para o complexo físico-espiritual, a maior parte das terapias alternativas faz uso constante dos chacras para ativar o processo de cura, da autoestima, do amor-próprio e do equilíbrio.

Cada camada áurica possui centenas de vórtices chácricos; porém, somente sete são considerados magnos ou principais. Devemos entender que cada camada áurica se encontra em oitavas superiores de frequência uma das outras, e todas são desdobramentos dimensionais sucessivos do sutil ao denso, ou seja, do corpo espiritual (sétimo) ao corpo físico (primeiro). O mesmo ocorre com os chacras, pois em cada corpo que transpassa, adquire novas formas de consciência, outros níveis de compreensão ou regência de uma área específica do plano físico. Por exemplo, no corpo causal, o chacra laríngeo possui o grau espiritual da clariaudiência; no corpo astral, esse mesmo chacra desenvolve a sociabilidade; no corpo mental, estimula a comunicação; no físico, comanda a garganta e os ouvidos. O que possuem em comum? Saber ouvir, responder adequadamente, ter paciência e reciprocidade, seja no plano humano, seja no espiritual.

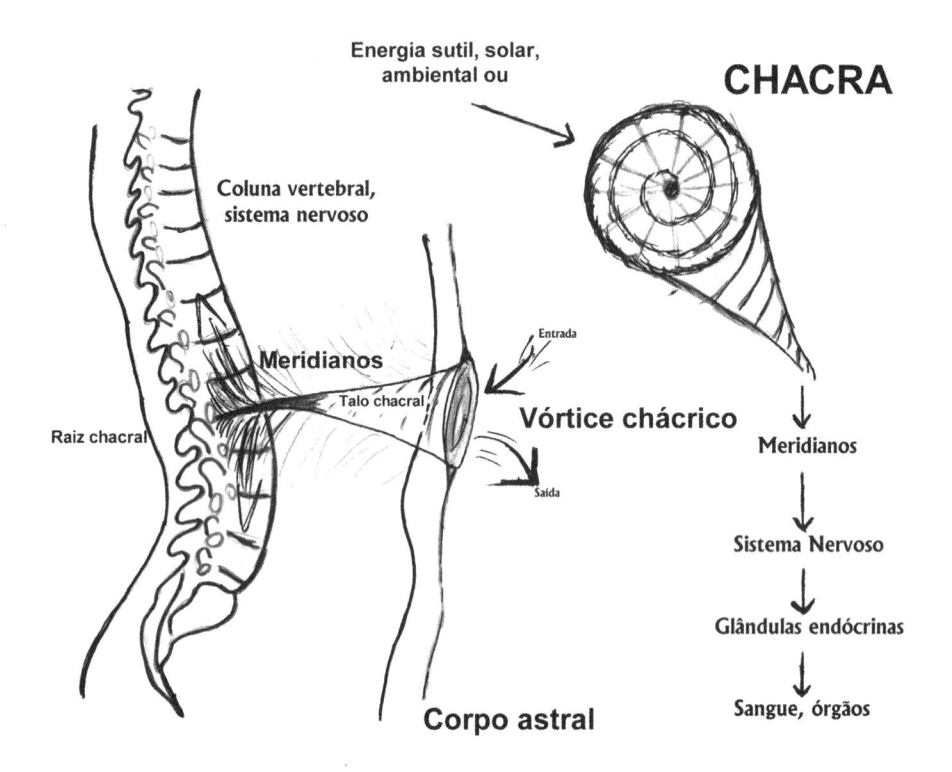

Figura 4 – Estrutura Chácrica

Um chacra equilibrado sempre produzirá saúde, bem-estar, disposição e segurança. No entanto, quando houver algum desequilíbrio em qualquer plano, significa que se encontra *dilacerado* ou *obstruído*. No primeiro caso, identificamos que há uma hiperatividade ou um excesso de energia que fragmenta e fragiliza o vórtice; no segundo, observamos uma inatividade que corresponde ao vórtice se encontrar bloqueado ou enrijecido. Uma dessas duas formas (ativa e passiva) comprometerá a parte do corpo correspondente, imputando a desarmonia – danos, doença, distúrbio. Tal problemática energética poderá ser causada por nós (plano psicoemocional, aspectos comportamentais), por terceiros (energia da forma-pensamento, relacionamento) ou pelo meio ambiente (deficiência da energia telúrica, cósmica ou prânica).

Para a maior parte das terapias holísticas, tais como a cromoterapia, radiestesia e a cristaloterapia, possuir o conhecimento da aura, chacras e meridianos, torna-se fundamental, tanto na diagnose quanto na aplicação.

Em outras, como a aromaterapia, a floralterapia e a musicoterapia, a utilização pode ser parcial, mas não menos importante. A partir da Figura 5 (página 51) estabeleça uma visão geral da relação homem/chacra/energia; igualmente, reveja as Figuras 4 (página 50) e 3 (página 37), considerando o complexo energético. Analisemos os chacras:

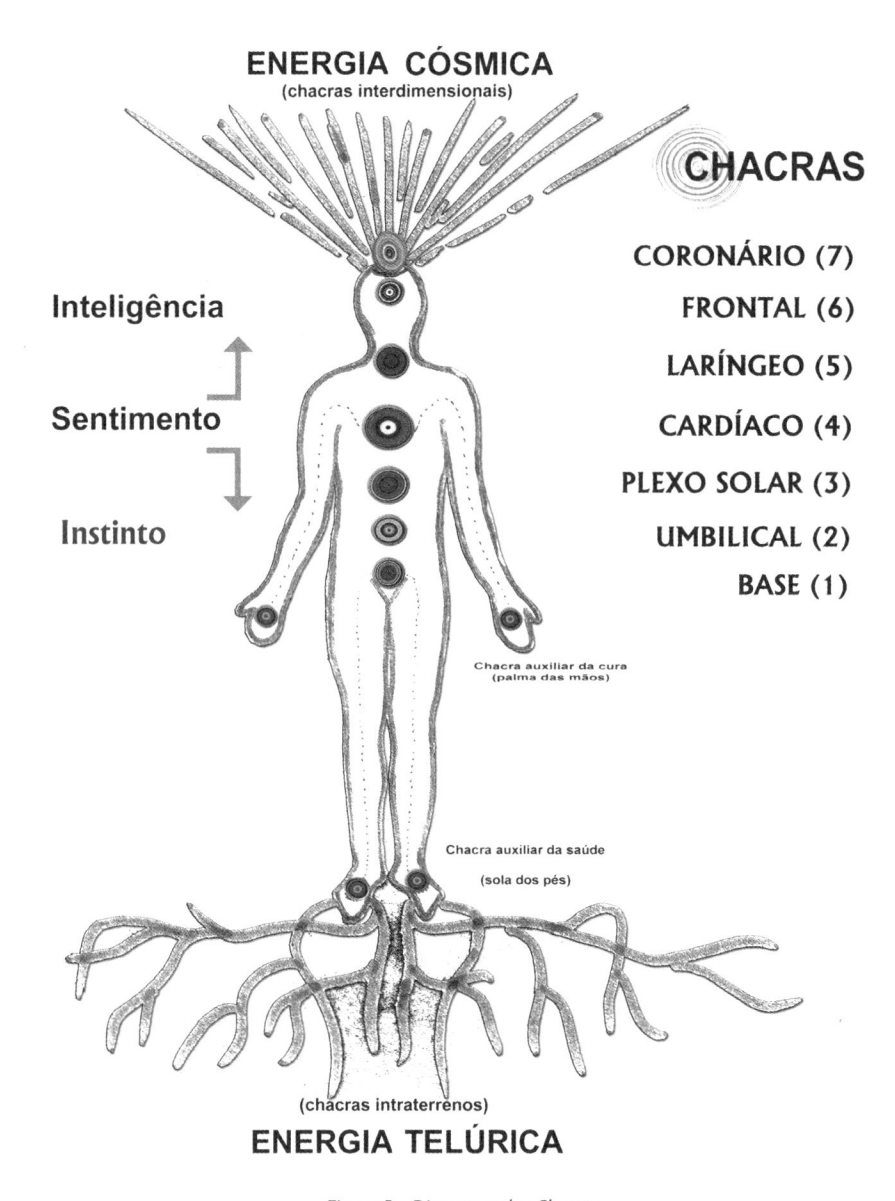

Figura 5 – Diagrama dos Chacras

1. Chacra base

Chacra base, fundamental, sacro, *Kundalini* ou *Muladhara* (raiz da vida). Reverbera em toda a área pélvica; entretanto, utilizaremos os elementos terapêuticos quando houver alguma aplicação, na região púbica. Esse chacra é o transmissor da energia física – disposição, segurança, sobrevivência, sexo e adequação ao meio ambiente. O olfato é associado a esse vórtice chácrico, pois se encontra ligado ao plano de sobrevivência e percepção mais primitiva do homem (feromônio). Existe um chacra auxiliar muito importante, localizado na planta dos pés, que assimila a energia telúrica e mantém a saúde física. Não é mero acaso que a *reflexologia* (técnica de massagem) encontra-se baseada exclusivamente nas solas dos pés para curar todos os órgãos físicos. No organismo, o chacra base rege os órgãos genitais, os dentes, as unhas, os cabelo, os ossos e toda a área da pélvis, coxa, perna, pés. As glândulas suprarrenais, também denominadas adrenais, cuja remoção causa a morte, são a projeção/condensação do chacra base. Elas possuem importância vital no organismo na produção de hormônios (corticosteroide, adrenalina, noradrenalina) e na manutenção basal de todos os órgãos. Portanto, a importância do chacra base se encontra relacionada com a saúde orgânica e a vida terrestre.

Aspectos terapêuticos de diagnóstico:

- EQUILIBRADO: perseverança, autoestima, vivacidade, reconhecimento da identidade pessoal e social, busca da segurança pessoal, do trabalho como sobrevivência, da satisfação de forma honrada, da construção da vida material e sentimental de modo honesto e sereno.

- DILACERADO: hostilidade, raiva, possessividade, gula, fobia, desajuste social, compulsão sexual, vícios em geral; queda de cabelo, ossos e dentes fracos, infecção óssea ou nos órgãos excretores.

- OBSTRUÍDO: preguiça, apatia, impotência, frigidez, insegurança; falta de apetite, inflamação nos órgãos excretores ou nos ossos.

2. Chacra umbilical

Chacra umbilical, sacro, esplênico ou *Svadhishthana* (morada próxima da divindade). Vibra na região do baixo abdome; no entanto, empregamos os elementos terapêuticos na área do umbigo. Sendo o gerador de todo tipo de emoção, ele sempre tenta estabelecer o equilíbrio na trama energética e atua também sobre a sexualidade, a criatividade e o compartilhamento íntimo ou social. O paladar se encontra associado a esse vórtice, pois é a região em que testamos nossos desejos (alimento, prazer). No organismo rege a saúde dos ovários, testículos, seios, bexiga, rins, intestino grosso, músculos, cartilagens, veias, pele e região lombar. As glândulas gônadas (ovários e testículos) são a projeção/condensação do chacra umbilical; elas produzem a progesterona e o estrogênio que contribuem com a forma masculina/feminina, bem como com a atração sexual (libido).

Aspectos terapêuticos de diagnóstico:

- Equilibrado: autoestima, serenidade, segurança emocional e mental, bons pensamentos, sociabilidade, integração familiar, coragem e motivação na realização dos desejos de forma honesta e justa.

- Dilacerado: ciúme, vingança, vaidade, lascívia, compulsão sexual, alcoolismo, ansiedade, desespero; sudorese, cistite, diarreia; infecção do sistema urinário, no intestino grosso, nos ovários ou na próstata.

- Obstruído: incerteza, receio, vergonha, medo, culpa, reclusão, tristeza, inquietação, sensação de inadequação social, autorrepressão sexual, falta de libido; cólica, flatulência, eructação, deficiência de produção de leite materno, coágulos sanguíneos nos membros inferiores (má circulação).

3. Chacra do plexo solar

Chacra do plexo solar, baço ou *Manipura* (repleto de joias espirituais). Atua na área do baço-pâncreas, mas manejaremos os elementos terapêuticos na região do estômago. Sua função é transmitir o calor (vida, energia) ao organismo. Encontra-se conectado ao plano mental consciente (razão, ideais, planejamento) e também à saúde psíquica. A visão está associada a esse vórtice chácrico, pois é por onde observamos e analisamos o mundo em sua plenitude. No organismo rege a saúde do estômago, fígado, intestino delgado e região dorsal. A glândula pancreática é a projeção/condensação do chacra do plexo solar; ela é responsável pelo hormônio insulina e pela digestão das proteínas, lipídios e amidos.

Aspectos terapêuticos de diagnóstico:

- EQUILIBRADO: autoconfiança, flexibilidade, compreensão, dedução, organização, expressão sincera dos desejos, conhecimento da exata proporção da própria realidade, planejamento do futuro de forma racional às necessidades pessoais.

- DILACERADO: perfeccionismo, impaciência, intolerância, irritabilidade, ambição, ganância, moralismo, preconceito, arrogância, falta de concentração, dispersão, esquecimento; compulsão alimentar, úlcera, gastrite, cirrose, diabetes, colesterolemia.

- OBSTRUÍDO: obsessão, devaneio, utopia, inveja, orgulho, indecisão, hesitação, ilusão, distorção dos fatos, mentiras, estresse, insônia; má digestão, perda do apetite, problemas digestivos, hipoglicemia.

4. Chacra cardíaco

Chacra cardíaco, do coração ou *Anahata* (divino e inviolável pelo homem). Vibra na região torácica; todavia, empregaremos os elementos terapêuticos no centro do peito, entre os mamilos. Ele possui a função de transmitir a energia prânica pelo organismo (vida, oxigenação) e se encontra integrado ao amor, à paz e à coletividade. O tato está associado a esse centro energético, uma vez que a partir do toque e do abraço expressamos todo tipo de emoção e sentimento. Nas mãos existe um vórtice auxiliar do chacra cardíaco denominado chacra palmar; ele possui a função da cura energética e de transmissão da energia do amor universal gerado pelo coração. Vale salientar, que *sentimento* é diferente de *emoção*, porque esta é a sensação física daquele; por conseguinte, o amor, a paz e o perdão estão subordinados ao quarto chacra, enquanto a paixão, a excitação e a libidinagem estão relacionadas ao segundo. O chacra cardíaco também elabora a conexão entre os três chacras inferiores (vida material) e os três superiores (vida espiritual), simbolizando, assim, o equilíbrio da vida. No organismo rege a saúde do próprio coração, da circulação sanguínea, dos pulmões, do esôfago, da traqueia e da região cervical. A glândula timo é a condensação desse vórtice chácrico sendo responsável por todo o sistema imunológico.

Aspectos terapêuticos de diagnóstico:

- EQUILIBRADO: amor-próprio, esperança, compaixão, perdão, felicidade, fraternidade, tolerância, alegria de viver, compreensão, ajuda ao próximo, devoção, fé.

- DILACERADO: amargura, revolta, ódio, rancor, medo de amar, desespero, vergonha, autopiedade, angústia; taquicardia, palpitações, hipertensão, infecção do sistema respiratório inferior ou do circulatório.

- OBSTRUÍDO: nostalgia, carência, mágoa, melancolia, desalento, vazio interior, lamentação, ressentimento, frustração, arrependimento, perda da fé; dor ou pressão no peito, falta de ar, hipotensão, coágulos sanguíneos na parte superior do corpo, enfarte, deficiência imunológica.

5. Chacra laríngeo

Chacra laríngeo, da garganta ou *Vishuddha* (purificar a vida). Reverbera na região de todo o pescoço; utilizaremos, no entanto, os elementos terapêuticos na base da garganta, entre a junção das clavículas. A função desse vórtice é a de ser o acumulador da energia vital (prana, longevidade), que é distribuída para todo o complexo energético e também se encontra relacionada à expressão verbal ou não. Note que o tom de voz de outra pessoa estimula vibrações boas ou más em nosso eu mais profundo; portanto, a audição e a voz estão associadas a este chacra, uma vez que, por intermédio da comunicação, podemos construir amores, amizades e acordos com a polidez e a atenção, ou destruí-los com a estupidez e a desconsideração. Nesse ínterim, é importante reconhecer que o chacra laríngeo é o portal de comunicação de todos os chacras, principalmente dos anteriores. Aqui, entenda essa *comunicação* como: expressão, gesticulação, verbalização dos pensamentos e dos sentimentos bons e maus. Esse vórtice possui dois importantes auxiliares: um pequeno chacra na região da orelha, e outro localizado debaixo da língua; ambos estão associados com a saúde física e a longevidade. Essa é a razão pela qual a essência vibracional da terapia floral e da homeopatia é indicada primeiro de forma sublingual. No organismo ele rege a saúde da garganta, laringe, faringe, boca, ouvidos, canal dental, língua e pescoço. É responsável pelo metabolismo, crescimento, renovação celular e a formação óssea. A glândula tireoide (também denominada tiroide) é a condensação desse vórtice.

Aspectos terapêuticos de diagnóstico:

- EQUILIBRADO: plena comunicação verbal do plano mental e sentimental, boa interação familiar e social, direção dos objetivos, criatividade, autocontrole, polidez, educação.
- DILACERADO: tagarelice, criticidade, sarcasmo, ansiedade, irritabilidade, inquietação, nervosismo, egoísmo, intolerância, mudanças de humor; crescimento irregular de uma parte do corpo ou órgão, infecção do sistema nervoso, garganta ou ouvidos.
- OBSTRUÍDO: gagueira, serviçalismo, retração, introspecção, hesitação; afonia, atrofia de qualquer membro ou órgão, inflamação do sistema nervoso, garganta ou ouvidos.

6. Chacra frontal

Chacra frontal, do terceiro olho ou *Ajna* (saber além da matéria). Ressoa na parte frontal do rosto; porém, manejaremos os elementos terapêuticos na região central da testa, logo acima das sobrancelhas. Com a função de elevar o ser humano ao plano espiritual, esse vórtice chácrico encontra-se relacionado com a intuição, a percepção, a sensibilidade e a evolução. Todos os chacras se integram nesse plano energético, criando a simbiose; porém, o sexto e o sétimo chacra não apresentam qualidades perceptíveis e racionais para o ser humano, somente propriedades transcendentais. O sexto sentido é associado a esse vórtice, pois representa nossa intuição, mediunidade, espiritualidade. Nesse nível energético não existe a força do ego tão estabelecida nos três primeiros chacras (base, umbilical e plexo solar) ou o domínio de si e da consciência nos dois anteriores (cardíaco e laríngeo). No chacra frontal desenvolve-se a filosofia, a arte e a espiritualidade e, dessa forma, podemos associar o terceiro chacra ao hemisfério cerebral esquerdo (plexo solar – lógica, razão, ciência) e, o sexto, ao hemisfério direito (frontal – abstração, sentimento, arte). No organismo, rege a saúde dos olhos, fossa nasal, cérebro, cerebelo, neurônios, eletricidade nervosa e cerebral. A condensação chácrica se processa por intermédio da glândula hipófise, também denominada de pituitária, que possui importantíssima função no organismo: estimula os hormônios da glândula tireoide (vida metabólica), da gônada (procriação) e da mamária (criação).

Aspectos terapêuticos de diagnóstico:

- Equilibrado: autoconhecimento, poder mental e espiritual, compreensão do universo cósmico e telúrico, encontro com o "eu superior", intuição, percepção, sabedoria atávica.
- Dilacerado: irracionalidade, alucinação, incoerência, fanatismo, utopia, paranoia, psicose; desequilíbrio endócrino, alergia respiratória, infecção do sistema nervoso simpático, das fossas nasais e olhos.
- Obstruído: negativismo, depressão, fatalismo, baixa autoestima, perda da memória, letargia, esquizofrenia, hipocondria; rinite, sinusite, catarata, inflamação do sistema nervoso simpático, das fossas nasais e olhos.

7. Chacra coronário

Chacra coronário, coronal ou *Sahasrara* (mil pétalas ou mil luzes do espírito). Reverbera na região acima da cabeça; todavia, empregaremos os elementos terapêuticos no cocuruto ou, ao ficar deitado, logo acima dele. Esse chacra é inexplicável e incomensurável; somente por intermédio do sexto chacra seria possível vislumbrar uma ínfima proporção de sua qualidade espiritual, não terrestre. As energias são extremamente delicadas e inacessíveis ao ego humano; também, imaculadas, intocáveis e, unicamente, perceptíveis por alguém iluminado, um perfeito iogue ou um sacerdote muito puro, por exemplo. Ele é o elo entre o ser humano e o universo espiritual, do contato com mestres superiores ou divindades – não confundir com religião, religiosidade ou devoção, que são atributos do chacra do plexo solar e do cardíaco. Podemos definir que o primeiro chacra regula o instinto humano; o segundo e o terceiro administram o plano da consciência terrena; o quarto e o quinto equilibram os intercâmbios pessoais, coletivos e espirituais; o sexto e o sétimo suscitam o universo inconsciente ou transcendente. Dessa forma, o primeiro chacra está conectado ao plano terrestre e o sétimo chacra, ao universo espiritual. No organismo, o chacra coronário rege a saúde do DNA, da memória genética, tectônica, nuclear. A glândula pineal, também denominada hipotálamo ou epífise, estimula a glândula hipófise a produzir hormônios; conecta o sistema nervoso ao endócrino, funcionando ao ritmo cardíaco.

Aspectos terapêuticos de diagnóstico:

- Equilibrado: transpessoalidade, autoconhecimento, amor incondicional, compreensão dos desígnios divinos, do destino, da vida e da morte.

- Dilacerado: degeneração celular, deformidade orgânica ou mental evoluída durante a existência (pós-nascimento). O desequilíbrio sempre estará conectado com outro chacra, por exemplo: loucura (frontal); câncer (cardíaco); diabetes (plexo solar); artrite (umbilical); osteoporose (base); entre tantas possibilidades.

- OBSTRUÍDO: degeneração celular, deformidade orgânica ou mental evoluída no ventre materno (pré-nascimento); a desarmonia com o mundo humano existe por razões cármicas, tanto do espírito quanto da família que o acolhe: síndrome de Down, autismo, esquizofrenia, hermafroditismo, xifopagia.

Livros de referência para a Lição 4

QUEM LÊ, SABE MAIS: ao terminar o curso, leia um dos livros indicados para elevar, enobrecer e sedimentar o conhecimento sobre o assunto. As obras sugeridas também contêm fundamentação e propriedade para as Lições 6, 7, 9, 11, 13 e 17.

BAGINSKI, Bodo J.; Sharamon, Shalila. *Chakras: mandalas de vitalidade e poder.* São Paulo: Pensamento, 2005.

BRENNAN, Barbara Ann. *Mãos de luz.* São Paulo: Pensamento, 1996.

KARAGULLA, Shafica. *Os chakras e os campos de energia humana.* São Paulo: Pensamento, 1991.

MCLAREN, Karla. *A aura e os chakras: manual do proprietário.* São Paulo: Pensamento, 2001.

MOTOYAMA, Hiroshi. *Teoria dos chakras.* São Paulo: Cultrix, 1993.

PROPHET, Elizabeth Clare. *Os sete centros de energia.* Rio de Janeiro: Nova Era, 2006.

REYO, Zulma. *Alquimia interior.* São Paulo: Ground, 1995.

Pesquisa 2 – A/B

A partir de um dicionário, anotar os significados das palavras abaixo:

1. Antiespasmódico: _____

   _____

2. Anti-inflamatório: _____

   _____

3. Antilítico: _____

   _____

4. Antiparasitário: _____

   _____

5. Antipruriginoso: _____

   _____

6. Antirreumático: _____

   _____

7. Antisséptico: _____

   _____

8. Antivirótico: _____

   _____

9. Apatia: _____

   _____

10. Aperiente: _____

    _____

11. Arômata: _____

    _____

12. Bactéria: _____

    _____

13. Bactericida: _____

    _____

14. Béquico: _____

    _____

AUTOAVALIAÇÃO 2

Lição 4 – Pesquisa 2

13) **Quais as funções energéticas dos chacras?**
   a) Manter a conexão cósmica e telúrica no ser humano.
   b) Estimular a energia do campo áurico e dos meridianos.
   c) Equilibrar a saúde do plano físico e espiritual.
   d) Todas estão corretas.

14) **Um chacra em desequilíbrio pode:**
   a) Manifestar distúrbios e desarmonias em vários níveis.
   b) Comprometer a saúde do organismo a que ele corresponda.
   c) Apresentar dilaceração ou obstrução.
   d) Todas estão corretas.

15) **Respectivamente, dilaceração e obstrução chácrica correspondem a:**
   a) Distúrbios e desarmonias na saúde física.
   b) Deficiência da energia telúrica e cósmica.
   c) Formas de hiperatividade e de inação dos vórtices.
   d) Todas estão corretas.

16) **O chacra base pode indicar:**
   a) Autoestima, energia sexual, possessividade, fobia.
   b) Vaidade, lascívia, coragem, motivação.
   c) Paixão, culpa, tristeza, receio.
   d) Todas estão corretas.

17) **A função do chacra umbilical é:**
   a) Estimular a energia da sobrevivência e da segurança.
   b) Desenvolver a levitação e a proteção da negatividade.
   c) Gerar a emoção, a criatividade e o compartilhamento.
   d) Todas estão corretas.

18) **Qual a relação orgânica do chacra do plexo solar?**
   a) Rege a saúde do estômago e do fígado.
   b) Atua sobre as funções do intestino delgado.
   c) O foco principal é a glândula pancreática.
   d) Todas estão corretas.

19) **Encontramos o chacra cardíaco dilacerado quando:**
    a) Vingativo, ciumento e apaixonado.
    b) Possessivo, raivoso e hostil.
    c) Rancoroso, angustiado e amargurado.
    d) Todas estão corretas.

20) **A principal característica do chacra laríngeo é:**
    a) Expor as vibrações de todos os chacras.
    b) Fornecer a plenitude da vida ao organismo.
    c) Transmitir adequação ao meio ambiente.
    d) Todas estão corretas.

21) **Qual a principal diferença entre o terceiro e o sexto chacra?**
    a) Um rege o plano consciente; o outro, o inconsciente.
    b) Um governa a lógica; o outro, a abstração.
    c) Um conduz os ideais; o outro, a transcendência.
    d) Todas estão corretas.

22) **Os chacras magnos se condensam em quais sistemas?**
    a) Aparelho digestório, cardíaco e respiratório.
    b) Glândulas endócrinas e suas funções.
    c) Sistema nervoso simpático e parassimpático.
    d) Todas estão corretas.

23) **Para que serve um medicamento aperiente?**
    a) Ajuda no combate à depressão e à melancolia.
    b) Melhora a circulação sanguínea e a saúde.
    c) Estimula o apetite e abre os poros.
    d) Todas estão corretas.

24) **Qual o significado da palavra antiespasmódico?**
    a) Combate espasmos, com ou sem dor.
    b) Ameniza todo tipo de cólica e dores relacionadas.
    c) Controle de qualquer contração muscular anormal.
    d) Todas estão corretas.

Consulte as respostas na página 329 e somente siga para a próxima lição caso tenha acertado no mínimo NOVE questões. Quando errar, sugiro estudar novamente a referida lição e ainda ler algum livro recomendado. O mais importante é que esteja bastante familiarizado com toda a temática proposta.

Algumas pessoas nunca aprendem nada,
porque entendem tudo muito depressa.

Alexander Pope (1688-1744).

MERIDIANOS

A energia vital – cósmica e telúrica –, também chamada *prana* na Índia, *ch'i* ou *chie* na China, *ki* ou *qui* no Japão, *bioenergia* ou simplesmente *energia* no Ocidente, flui pelo corpo humano de forma regular, após sua filtragem no campo áurico e triagem nos chacras. No interior do corpo físico, ela percorre um sistema de *canais* ou *caminhos* denominados *meridianos* (China, Japão) ou *nadis* (Índia), que se encontram acoplados em forma meridional e longitudinal formando uma imensa tela que permeia todo o organismo material. Ao longo desses canais encontramos pequenos vórtices conhecidos como *tsubo* (abertura, cavidade) nos quais ocorre a troca de energia vital entre os meridianos e os chacras. Alguns terapeutas chineses que estudaram a medicina ayurvédica afirmam ser cada ponto do meridiano (*tsubo*) um minúsculo vórtice chácrico – os chacras merídios. Há milênios, tanto na Índia quanto na China, foram desenvolvidos fundamentos sobre os caminhos energéticos (meridianos/nadis) que se assemelham em 90%. Utilizaremos as nomenclaturas chinesas por serem mais conhecidas no Ocidente.

Os canais de energia em sentido longitudinal se chamam *Tin* (meridianos) e os de trajetórias horizontais, *Lo* (comunicação entre os meridianos). Existem 12 meridianos principais (denominados ordinários) e 8 secundários (chamados extraordinários) percorrendo as cavidades interiores do corpo; 15 ligando os meridianos ordinários entre si, chamados *Lo-Mai* (meridianos conexos); 12 tendinosos e mais 12 superficiais que percorrem perifericamente o corpo. Os meridianos ordinários se conectam uns aos outros como uma corrente, e os meridianos extraordinários se encontram entrelaçados a todos eles. Todos são responsáveis por quatro funções básicas do organismo: *qui* (energia), *hsue* (sangue), *ying* (nutrição) e *wei* (defesa).

Vale explanar, que dois dos meridianos extraordinários são considerados *mantenedores* de todo o sistema energético – o vaso governador (VG) e o vaso de concepção (VC). Eles se assemelham muito aos nadis *ida* e *pingala* que circundam a energia *kundalini* (na filosofia indiana, é a energia vital e espiritual que liga o homem à divindade).

Em geral, os meridianos ordinários possuem os nomes dos principais órgãos do corpo; no entanto, estão relacionados somente com as funções orgânicas, emocionais e psicológicas que podem ser originadas pelos referidos órgãos. Os principais meridianos (os ordinários), encontram-se agrupados assimetricamente em 12 pares por meio de sua polaridade – yin/yang – em uma cadeia circular. A teoria chinesa yin/yang representa as forças do universo telúrico, cósmico e humano, nas quais tudo é cíclico, mutável e transformador. *Yin* simboliza a polaridade da absorção, da passividade, da noite, do feminino, do polo negativo. *Yang* assume a polaridade da emanação, da atividade, do dia, do masculino, do polo positivo. Ambos se complementam para gerar a continuidade da saúde, da vida, dos seres, do universo. Por exemplo, o dia (yang) e a noite (yin) necessitam se alternar para gerar a vida terrestre, as estações do ano; na serenidade, yin e yang estarão em perfeito equilíbrio e, na ansiedade, eles se encontram em desequilíbrio.

Os meridianos ordinários começam ou terminam nas mãos ou pernas, para melhor entendimento, analise atentamente a Figura 6. Vejamos: os canais de energia yin das mãos são os meridianos do pulmão (P), da circulação e sexualidade (CS) e do coração (C); os canais yang das mãos são os meridianos do intestino grosso (IG), do triplo-aquecedor (TA) e do intestino delgado (ID); os canais yin dos pés/pernas são os meridianos do baço-pâncreas (BP), do fígado (F) e dos rins (R); os canais yang dos pés/pernas são os meridianos do estômago (E), vesícula biliar (VB) e da bexiga (B).

De forma similar à aura e ao chacra podemos encontrar pontos desarmônicos nos meridianos. Quando existir falta de energia é denominado *kyo* (depleção), e o excesso, *jitsu* (repleção); qualquer desajuste orgânico, por menor que seja, tais como uma noite maldormida, uma discussão ou uma alimentação muito calórica, afetará o balanceamento da anatomia energética; às vezes, temos reserva suficiente de energia (saúde) para suprir os desequilíbrios, outras não. O estudo detalhado dos meridianos é parte integrante da acupuntura e das massagens orientais, como o shiatsu, a tui-ná e o do-in, as quais não são objetos desta obra, por serem muito específicas. A introdução sobre o assunto serve para complementar o conceito da anatomia energética, mostrar de que forma tudo se encontra interligado e para possibilitar entendimento das técnicas terapêuticas abordadas neste curso. Segue uma breve explanação sobre os meridianos e suas funções.

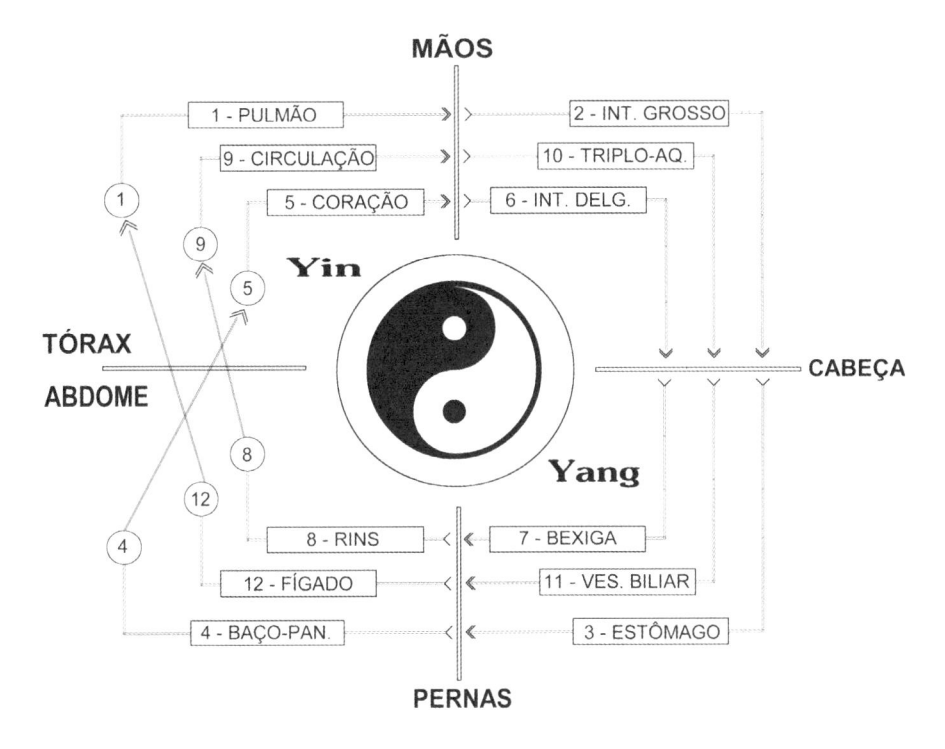

Figura 6 – Diagrama dos Meridianos

Meridianos principais

1. Meridiano do pulmão, energia yin.

- PLANO PSICOEMOCIONAL: tristeza, melancolia, nostalgia, mágoa, ressentimento, depressão, claustrofobia.
- PLANO FÍSICO: tosse, coriza, urticária, calafrios, bronquite, faringite; sistema respiratório e suas funções.

2. Meridiano do intestino grosso, energia yang.

- Plano psicoemocional: ansiedade, pessimismo, instabilidade emocional, isolamento, introspecção, insociabilidade.
- Plano físico: fadiga, calafrios, constipação, diarreia, flatulência, dor de dente, rinite; intestino grosso e suas funções.

3. Meridiano do estômago, energia yang.

- Plano psicoemocional: preocupação, apreensão, hesitação, receio, pensamentos recorrentes ou obsessivos.
- Plano físico: mau hálito, acne, indigestão, indisposição, insônia, suspiros frequentes, dor de cabeça, laringite; estômago e duodeno e suas funções.

4. Meridiano do baço-pâncreas, energia yin.

- Plano psicoemocional: preconceito, moralismo, ciúme, trauma, choque emocional, insônia, desconcentração.
- Plano físico: náusea, vômito, dispepsia, indigestão, preguiça, anemia, hemorroidas, cólica abdominal; baço e pâncreas e suas funções.

5. Meridiano do coração, energia yin.

- Plano psicoemocional: angústia, amargura, desgosto, aflição, frustração, introspecção, nervosismo, desmemória, dor no peito durante tristezas.
- Plano físico: palpitação, boca seca, sudorese noturna, tontura, epilepsia; coração e suas funções.

6. Meridiano do intestino delgado, energia yang.

- Plano psicoemocional: vergonha, timidez, culpa, remorso, instabilidade emocional.
- Plano físico: zumbidos, dor nos olhos ou nuca, diarreia, surdez, gengivite, bursite, tendinite; intestino delgado e suas funções.

7. Meridiano da bexiga, energia yang.

- PLANO PSICOEMOCIONAL: inquietação, temor de qualquer espécie, nervosismo, desatenção, falta de confiança.
- PLANO FÍSICO: lombalgia, conjuntivite, resfriado, cefaleia, anorexia, impotência; sistema urinário, órgãos genitais, também se relaciona com o sistema nervoso autônomo.

8. Meridiano do rim, energia yin.

- PLANO PSICOEMOCIONAL: medo, pavor, dispersão, indecisão, baixa autoestima, falta de amor-próprio.
- PLANO FÍSICO: impotência, esterilidade, surdez, queda de cabelos, intoxicação, TPM, menstruação irregular; rins e suas funções, também atuando sobre as glândulas suprarrenais e as gônadas.

9. Meridiano da circulação e da sexualidade, ou do pericárdio, energia yin.

- PLANO PSICOEMOCIONAL: cólera, irritabilidade, mau humor, zanga, perda da fé, lamentação, desesperança, desconcentração, depressão.
- PLANO FÍSICO: asma, soluço, preguiça, palpitação, furunculose; função reguladora sobre o coração, a circulação e os órgãos sexuais; também protege o sistema imunológico.

10. Meridiano triplo-aquecedor, energia yang.

- PLANO PSICOEMOCIONAL: não possui relação direta; no entanto, regula os meridianos do estômago, circulação e bexiga e seus aspectos relativos.
- PLANO FÍSICO: função reguladora sobre os sistemas linfático, cardiorrespiratório, digestório e urogenital.

11. Meridiano da vesícula biliar, energia yang.

- PLANO PSICOEMOCIONAL: hipocondria, doenças psicossomáticas, fobias, síndromes, indecisão, insegurança, irascibilidade, psicose.

- PLANO FÍSICO: conjuntivite, vertigem, tontura, icterícia, enxaqueca, gota, torcicolo, doenças somatizadas; vesícula biliar e suas funções.

12. Meridiano do fígado, energia yin.

- PLANO PSICOEMOCIONAL: irritação, cólera, raiva, ódio, ciúmes, possessividade, hostilidade.
- PLANO FÍSICO: hérnia, uretrite, esterilidade, hepatite, menstruação; fígado e suas funções, sistema muscular e visão.

Meridianos estruturais

1. Meridiano extraordinário vaso governador, regulador da energia yang de todos os meridianos.

- PLANO PSICOEMOCIONAL: esquizofrenia, psicose.
- PLANO FÍSICO: mantenedor da resistência corporal e das funções do sistema nervoso central.

2. Meridiano extraordinário vaso de concepção, regulador da energia yin de todos os meridianos.

- PLANO PSICOEMOCIONAL: neuroses e seus comportamentos.
- PLANO FÍSICO: mantenedor das funções urogenital, digestiva e respiratória.

ATENÇÃO!

Para melhor aproveitamento do curso, estude a
AULA ELETIVA 1: DIAGNÓSTICO, página 263, antes da próxima lição.

Livros de referência para a Lição 5

QUEM LÊ, SABE MAIS: ao terminar o curso, leia um dos livros indicados para elevar, enobrecer e sedimentar o conhecimento sobre o assunto. As obras sugeridas também contêm fundamentação e propriedade para as Lições 6 e 11.

BAHR, Frank. *O livro de cura pela acupressura*. Rio de Janeiro: Nova Era, 2003.

EDDE, Gerard. *Manual prático de Do-in*. Rio de Janeiro: Nova Era, 1996.

SOUZA, Wanderley de. *Shiatsu dos meridianos*. São Paulo: Senac, 2005.

VENNELLS, David F. *O que é reflexologia*. Rio de Janeiro: Nova Era, 2003.

WEN, Tom Sintan. *Acupuntura clássica chinesa*. São Paulo: Cultrix, 1997.

PRÁTICA E AUTOCURA (PARTE I)

De acordo com o sugerido na Apresentação, durante todas as lições de *prática* e *autocura* seria muito importante que o aluno-terapeuta fosse exercitando todas que achar necessário, pois nunca é demais lembrar: somente teremos condições de ajudar as pessoas as quais amamos e aos nossos pacientes se estivermos equilibrados. O uso regular dos exercícios indicados nesta lição restaura o vigor, a disposição, a jovialidade e o bem-estar; também ajuda a combater o estresse, a depressão e a ansiedade, melhorando, assim, a circulação sanguínea, a oxigenação cerebral, as dores musculares e as articulares.

Estudamos nas lições anteriores que cada camada áurica, vórtice chácrico ou meridiano possui vibrações específicas equilibradoras e atuam como resistores elétricos no sistema físico-espiritual. O complexo da anatomia energética armazena e reverbera todas as informações procedentes do universo externo (oxigênio, prana, chi, formas-pensamento, relacionamentos) e do interno (nutrição, pensamento, emoção, comportamento, atitude); inclua-se aí a poluição, o cigarro, o álcool, o remédio e tudo o que utilizamos para viver. Dessa forma, devemos observar os campos áuricos, os chacras e os meridianos como o espelho da saúde física, mental, sentimental e espiritual.

Muitas vezes existirão casos em que apenas a utilização dos exercícios de ativação da aura ou da polarização dos chacras produzirá um efeito harmônico e, consequentemente, tudo irá melhorar. Em outros, encontraremos a necessidade de uma terapia mais abrangente com a utilização da meditação, da música, da cor e dos aromas, ou ainda de técnicas mais profundas com os cristais, os florais e as ervas medicinais. Antes de chegarmos a essas terapias, estude detalhadamente cada uma das sequências desta lição e pratique-as.

1. Desobstrução energética

Possui a função de estimular a produção energética dos chacras a partir das glândulas endócrinas; também sendo de grande benefício para a oxigenação e a purificação celular nas vísceras, no sangue e no cérebro. Excelente tonificador da saúde física e espiritual. Todo o exercício é executado em pé, com as pernas entreabertas e as mãos na cintura, sempre. Preferencialmente, executamos logo ao acordar, antes do desjejum e com os pés descalços e firmes no chão para facilitar a recepção da energia telúrica. Essa técnica pode ser efetuada no próprio quarto ou ao ar livre (varanda, jardim, quintal).

a) CHACRA BASE. Estando na posição indicada, contraia o máximo que puder a musculatura urogenital e abdominal, sinta como se estivesse apertando todos os órgãos da parte inferior. Segure a musculatura, mantenha o tronco, os ombros e a cabeça eretos. Inspire. Na frequência da inspiração, leve apenas o quadril para trás, mantenha o tronco ereto. Expire. No ritmo da expiração, traga-o para a frente. Inspire e expire no movimento do quadril (para a frente e para trás, como se estivesse copulando), mantenha os músculos contraídos. Execute cinco vezes o movimento completo. Relaxe a musculatura, respire fundo.

b) CHACRA UMBILICAL. Ainda na posição inicial, repita a contração muscular (urogenital e abdominal), mantenha o tronco ereto. Agora, durante a inspiração, rode lentamente os quadris no sentido horário e, na expiração, retorne no sentido anti-horário. O tempo da respiração é o mesmo do movimento do quadril. Execute cinco vezes o movimento completo. Relaxe a musculatura, respire fundo.

c) CHACRA DO PLEXO SOLAR. Em pé, no mesmo lugar, ainda com as mãos na cintura, contraia para dentro do abdome somente a musculatura da área estomacal. Ao inspirar, incline o tronco para o lado direito; ao expirar, para o esquerdo. Faça a inclinação no tempo da respiração. Execute cinco vezes o movimento completo. Relaxe a musculatura, respire fundo.

d) CHACRA CARDÍACO. Não saia da posição aconselhada. Agora, contraia a musculatura urogenital, abdominal, peitoral e dos ombros, tudo junto, como se estivesse se apertando fortemente. Traga lentamente o tronco para baixo, executando com seu corpo uma angulatura próxima de 90° ou o mais próximo que puder dessa posição; volte à posição ereta. Ao expirar, leve o tronco para baixo, ao inspirar, traga-o para cima. Execute cinco vezes o movimento completo. Fique ereto novamente, relaxe a musculatura, respire fundo.

e) CHACRA LARÍNGEO. Totalmente ereto, com as mãos na cintura, relaxe toda a musculatura, principalmente a dos ombros. Primeira parte: flexione a cabeça para baixo, o máximo que puder, mas mantendo o pescoço ereto. Sinta toda a musculatura do pescoço e da área cervical se esticar. Inspire e leve a cabeça para trás, o máximo que puder, ao retornar à posição anterior, expire. Não mexa o tronco. Segunda parte: flexione a cabeça para o lado direito, o máximo que puder; sinta a musculatura do pescoço e dos ombros se esticarem. Inspire levando a cabeça para o lado esquerdo; expire retornando para o direito. Execute cinco vezes o movimento completo.

f) CHACRA FRONTAL E CORONÁRIO. Ajoelhe-se e sente-se em cima da sola dos pés. Coloque as mãos na cintura, mantenha o corpo ereto, olhe para o horizonte e feche os olhos. Inspire profundamente e, de forma bem suave, ao soltar o ar, incline-se para a frente o máximo que puder. Ao voltar à posição original inspire na mesma proporção, lentamente. Execute cinco vezes o movimento completo.

2. Polarização energética

Técnica indicada para o alinhamento das vibrações eletromagnéticas entre os corpos áuricos e os vórtices chácricos; estimula o equilíbrio psicoemocional e a elevação espiritual. Aconselha-se fazer logo após o exercício anterior ou no decorrer de qualquer hora, caso não tenha tempo suficiente. Deve ser executado com os pés firmes no chão, calçados ou não, mas juntos. Se desejar, pode aplicar em alguém para o balanceamento chácrico; porém, nesse caso, a pessoa deve estar deitada e ser orientada com relação à própria respiração indicada em cada alinhamento. A sequência atua no equilíbrio imediato do sistema energético. Ótimo para ser executado quando se sentir com sono, enjoado, cansado; igualmente para antes de qualquer ritual mágico, oração, meditação ou posição de ioga.

a) ALINHAMENTO DO PRIMEIRO, SEGUNDO E TERCEIRO CORPOS, OS RESPECTIVOS CHACRAS E MERIDIANOS. Em pé e com os olhos fechados, coloque a mão esquerda no ombro direito e a mão direita no lado esquerdo da cintura. Inspire lenta e profundamente e expire na mesma proporção e tempo. Execute por três vezes. Inverta a posição – mão esquerda no ombro direito, mão direita no lado direito da cintura – e repita por mais três vezes.

  ↬ Obs.: Caso esteja aplicando em alguém, a pessoa deve ficar deitada, de olhos fechados, com os braços e as pernas esticadas e relaxadas; serão as suas mãos que estarão nos pontos indicados. Você permanecerá ao lado dela. Execute o processo de inspirar/expirar em conjunto com a pessoa.

b) ALINHAMENTO DO QUARTO CORPO, QUARTO CHACRA E RESPECTIVOS MERIDIANOS. Em pé, com os olhos abertos. Coloque a mão esquerda no ombro direito e a mão direita no ombro esquerdo. Inspire lenta e profundamente, expire na mesma proporção e tempo. Efetue três vezes esse procedimento. Agora, na segunda parte, ainda na mesma posição, feche os olhos. Junte as mãos em forma de oração junto ao coração e repita a sequência da respiração por mais três vezes. Abra os olhos.

  ↬ Obs.: Caso esteja aplicando em alguém, na segunda parte, deve-se pegar as mãos da pessoa e colocá-las em forma de oração junto ao peito dela. Fique segurando-as durante as respirações. Execute o processo de inspirar/expirar em conjunto com a pessoa.

c) ALINHAMENTO DO QUINTO, SEXTO E SÉTIMO CORPOS, SEUS RESPECTIVOS CHACRAS E MERIDIANOS. Olhos abertos. Coloque a mão esquerda no centro do peito e a mão direita na nuca. Inspire e expire profundamente por três vezes. Feche os olhos. Por detrás da cabeça, coloque a mão esquerda na orelha direita e a mão direita na orelha esquerda, formando um cruzamento. Inspire e expire profundamente por três vezes. Abra os olhos.

  ↬ Obs.: Caso esteja aplicando em alguém, serão as suas mãos quem polarizarão os chacras. Para melhor aplicação você deverá estar na parte superior do corpo do paciente. Execute o processo de inspirar/expirar em conjunto com a pessoa.

3. Alinhamento energético

Aconselha-se fazer logo após a polarização indicada. A função principal do *alinhamento* é estimular e desenvolver o poder pessoal, o autocontrole e a irradiação de energias positivas. Sente-se no chão de pernas cruzadas e pratique toda a sequência com os olhos fechados. Essa técnica atua na proteção e energização do sistema orgânico, e também no desenvolvimento espiritual. Pode ser executada a qualquer hora do dia, em qualquer lugar. Que tal formar um grupo de amigos e praticar o exercício em conjunto? Pode ser um ótimo passo para o desenvolvimento do poder pessoal, da elevação espiritual e do balanceamento energético.

a) Coloque as duas mãos na altura do chacra BASE, na região púbica. Inspire profundamente, quando soltar o ar diga em voz alta a letra "A", com um tom bem grave e aberto para haver ressonância, em um tempo aproximado de 20 a 30 segundos ou o tempo que durar a expiração. Essa vocalização fortalece a energia vital do organismo, disseminando oxigênio por todo o corpo; elimina a negatividade e estimula o poder pessoal.

b) Traga as mãos para o chacra UMBILICAL, na região do umbigo. Faça o mesmo processo com a letra "E" (pronuncie "ê", tonicidade fechada). Essa vibração libera todas as emoções paradas e estimula a expressão; limpa as energias negativas e promove o bem-estar.

c) Mãos no chacra do PLEXO SOLAR, na região do estômago. Agora empregue a letra "I". Essa ressonância ativa os neurônios e melhora a capacidade de pensar, estudar e planejar; estimula a meditação e a transcendência. Observe como os sons das vogais A, E e I vibram em partes distintas do corpo, como se estivesse subindo energia do centro básico aos superiores.

d) Mãos no chacra CARDÍACO, na região central do tórax. Utilizaremos a letra "U", mas execute com a glote e os lábios, e não com a narina. Essa energia abre todos os meridianos que ativam o sistema circulatório, elimina as dores do corpo e da alma; traz a paz interior.

e) Mão esquerda atrás do pescoço, mão direita no chacra LARÍNGEO, na área da glote. Aplique a letra "O" (pronuncie "ô", tonicidade fechada).

A ressonância dessa letra fortalece a saúde em geral, o coração, a expressão e o sistema nervoso; estimula a espiritualidade e a abertura de níveis mais elevados de consciência.

f) Mão esquerda atrás do pescoço, mão direita no chacra FRONTAL, na região central da testa. Faça um terço da expiração com a letra "I", outro terço com a letra "U" e o restante com a letra "O" (I-U-O). Esta combinação, em uma única respiração, abre os canais dos chacras superiores e nos conecta à consciência universal.

4. Ativação energética

Essa técnica é muito útil para ativar todos os circuitos eletromagnéticos do campo áurico e chácrico, estimulando a vitalidade, o bem-estar e adquirindo a força física e espiritual. De frente para o Sol da manhã (até as 10 horas) ou da tarde (após as 16 horas) feche os olhos, estenda as mãos espalmadas para o alto em direção aos raios solares. Sinta o calor dos raios solares tocarem as mãos, aquecê-las suavemente. Inspire tranquilamente e expire na mesma proporção; relaxe todo o corpo. Ao sentir suas mãos aquecidas pela luz solar, esfregue-as rapidamente, uma na outra, para gerar mais calor. Leve-as em direção às narinas inalando profundamente a energia criada por suas próprias mãos. Repita a mesma operação e traga-as ao chacra frontal. Repita a energização com as mãos, e inspire novamente.

5. Terapias

Para o equilíbrio da saúde e a solução de qualquer patologia, pode-se usar a meditação, a musicoterapia, a cromoterapia, a aromaterapia, a cristaloterapia e outras técnicas descritas nas próximas lições. Aguarde.

Pesquisa 3 – C/D

A partir de um dicionário, anotar os significados das palavras abaixo:

1. Carma: _____

_____

2. Carminativo: _____

_____

3. Cataplasma: _____

_____

4. Ciúme: _____

_____

5. Colagogo: _____

_____

6. Colite: _____

_____

7. Depressão: _____

_____

8. Dermatite: _____

_____

9. Desespero: _____

_____

10. Diaforético: _____

_____

11. Dismenorreia: _____

_____

12. Dispepsia: _____

_____

13. Distimia: _____

_____

AUTOAVALIAÇÃO 3

Lições 5 e 6 – Pesquisa 3 – Aula eletiva 1

25) **A energia vital também é chamada:**
   a) Ki ou qui no Japão.
   b) Ch'i ou chie na China.
   c) Prana na Índia.
   d) Todas estão corretas.

26) **O que são os meridianos?**
   a) Rede de chacras denominada nadis.
   b) Caminhos energéticos que percorrem o organismo.
   c) Canais de energia que se chamam Lo-wai e Tin.
   d) Todas estão corretas.

27) **A teoria yin e yang simbolizam:**
   a) A energia telúrica, cósmica e humana.
   b) Absorção e fecundação; emanação e desenvolvimento.
   c) O ciclo da vida e o eterno equilíbrio.
   d) Todas estão corretas.

28) **Quantos meridianos ordinários e extraordinários existem?**
   a) 24 e 16, respectivamente.
   b) 12 e 8, respectivamente.
   c) 12 e 12, respectivamente.
   d) Todas estão corretas.

29) **A segunda camada áurica, o corpo emocional, se relaciona com:**
   a) O chacra cardíaco, o meridiano do pulmão e do coração.
   b) O chacra laríngeo, o meridiano triplo-aquecedor.
   c) O chacra umbilical, o meridiano do intestino grosso e do delgado.
   d) Todas estão corretas.

30) **O meridiano do estômago, do baço-pâncreas e da vesícula biliar:**
   a) Estão conectados com o corpo causal e o chacra frontal.
   b) Estão conectados com o corpo físico e o chacra base.
   c) Estão conectados com o corpo mental e o chacra do plexo solar.
   d) Todas estão corretas.

31) Quais os benefícios da polarização energética?
- a) Estimula o equilíbrio psicoemocional e espiritual.
- b) Purifica todos os órgãos, inclusive o sangue.
- c) Produz o autocontrole e irradia energias positivas.
- d) Todas estão corretas.

32) O que significa a palavra dismenorreia?
- a) Falta de memória ou labirintite.
- b) Cólica antes ou durante a menstruação.
- c) Enjoo ou ânsia de vômito.
- d) Todas estão corretas.

33) Um elixir carminativo serve para:
- a) Combater a flatulência.
- b) Auxiliar na digestão e na eructação.
- c) Eliminar a febre e alguma inflamação.
- d) Todas estão corretas.

34) Qual a importância de um diagnóstico holístico?
- a) Serve para encontrar o chacra em desequilíbrio.
- b) Consiste em descobrir a causa, não o efeito.
- c) Identifica quais campos áuricos devem ser tratados.
- d) Todas estão corretas.

35) Relacione as letras correspondentes.
- a) Corpo: físico.
- b) Meridiano: sem relação alguma.
- c) Chacra: coronário.
- d) Meridiano: estômago, baço-pâncreas, vesícula biliar.
- e) Corpo: espiritual.
- f) Chacra: umbilical.
- g) Meridiano: vaso governador, vaso de concepção.
- h) Corpo: emocional.
- i) Chacra: laríngeo.
- j) Meridiano: pulmão, coração, pericárdio, triplo-aquecedor.
- k) Chacra: plexo solar.
- l) Corpo causal.
- m) Meridiano: rins, bexiga, fígado.

n) Corpo: mental.
o) Chacra: base.
p) Corpo: astral.
q) Chacra: frontal.
r) Meridiano: relaciona-se com os 12 ordinários.
s) Chacra: cardíaco.
t) Corpo: superior.
u) Meridiano: intestino grosso, intestino delgado.

Consulte as respostas na página 329 e somente siga para a próxima lição caso tenha acertado no mínimo NOVE questões. Quando errar, sugiro estudar novamente a referida lição e ainda ler algum livro recomendado. O mais importante é que esteja bastante familiarizado com toda a temática proposta.

Não corrigir nossas falhas é o mesmo que cometer novos erros.

Confúcio (551-479 a.C.).

MEDITAÇÃO

A preocupação profissional, financeira, social ou familiar, entre tantas circunstâncias da vida moderna, cria um ritmo mental acelerado e uma constante tensão emocional e física. O estresse ou o vazio existencial chega, e tudo à sua volta começa a se desarmonizar. Pensa-se que os outros são culpados pela própria infelicidade e, dessa forma, os resultados serão sempre os mesmos: insônia, enxaqueca, dores musculares, discussões, negativismo, ostracismo, falta de fé, de prazer, da esperança. Esses desequilíbrios não escolhem sexo nem cultura, podendo acometer a todos, desde crianças até idosos.

A meditação é uma das técnicas mais simples da terapia holística para equilibrar, quase que imediatamente, o alto nível de estresse causado pela rotina da vida, seja no plano orgânico, seja no psicoemocional. Ela faz com que o cérebro trabalhe em uma onda elétrica sutil denominada *alfa*, que proporciona um estado mental mais sereno. Encontrar-se nessa vibração cerebral permite que fiquemos calmos, tranquilos. Estudos científicos recentes têm indicado que a prática diária da meditação melhora a disposição, desenvolve a capacidade mental e, principalmente, nos faz consciente de nossa vida e do meio ambiente. A eficácia da meditação é tão séria que a Sociedade Americana de Cardiologia (Estados Unidos) recomenda o ensino da *resposta de relaxamento* – nome científico da meditação – no tratamento da hipertensão arterial.

Originária da Índia, a meditação está intimamente ligada com as práticas de ioga e também se encontra inserida em várias crenças orientais, como o taoísmo e o budismo. No entanto, cada religião possui uma forma particular de praticá-la, algumas estão inclinadas ao universo espiritual, outras, à saúde ou ao bem-estar. As formas para se atingir os objetivos vão desde olhar fixamente para o vazio e relaxar os músculos do corpo até a execução de sons específicos (mantras), posições com o corpo (asanas) ou apenas a visualização de situações benéficas.

Para falar a verdade, muito do que se chama de "meditação" no Ocidente, é um relaxamento corporal ou a autoindução para equilibrar a ansiedade e, com isso, atingir um estado psicológico mais propício ao que se deseja. Até as religiões cristãs e evangélicas aderiram à palavra "meditação" para se referir ao ato de fé em uma oração ou quando se faz um retiro espiritual. Não mero acaso, ela se encontra inserida em todo o esoterismo como uma das técnicas mais conhecidas para o autoconhecimento e a autocura. Também é amplamente utilizada nas terapias holísticas como um veículo para se aplicar elementos necessários à cura do campo áurico ou dos vórtices chácricos. Dessa forma, meditar tornou-se sinônimo de concentração, capacidade de autoanálise, relaxamento do corpo, equilíbrio emocional, oração, magia, autocura, autoajuda.

Ressaltada apenas como algo transcendente, o relaxamento ou a meditação possui fundamentação científica. Com a criação do eletroencefalograma, descobriram-se diferentes frequências elétricas geradas pelo cérebro e que se encontram divididas em quatro faixas distintas (estude a Tabela D), cada uma corresponde a um determinado estado de consciência. Observou-se que quando estamos conversando, a frequência cerebral oscila entre 13 e 30 Hz. Procuraram saber o que ocorria nas pessoas em coma e descobriu-se que o registro era de 0,5 Hz. Por regra, determinaram: quanto mais tenso, mais respirações são necessárias, maiores serão as ondas cerebrais; quanto mais calmo, melhor será o ritmo cardiorrespiratório, menores as frequências elétricas. Compare as Tabelas D e E:

Beta	13 a 30 Hz	Estado de vigília
Alfa	8 a 13 Hz	Descanso, hipnose
Teta	4 a 7 Hz	Sonolência, fantasia
Delta	0,5 a 4 Hz	Sono profundo, sonhos

Tabela D – Ondas cerebrais

FUNÇÃO ORGÂNICA	ONDA BETA	ONDA ALFA
Ritmo cardíaco	Aumenta	Diminui
Sangue nos músculos	Aumenta	Diminui
Sangue na pele	Aumenta	Diminui
Sangue nos órgãos	Diminui	Aumenta
Utilização de oxigênio	Aumenta	Diminui
Produção de cortisona	Aumenta	Diminui
Energia, impulsividade	Diminui	Aumenta
Pressão sanguínea	Aumenta	Diminui
Tensão muscular	Aumenta	Diminui

Tabela E – Ritmos das ondas cerebrais

Na Lição 6 foi ensinada uma série de exercícios que utilizavam o processo respiratório como base para executar a desobstrução, polarização e alinhamento energético, cuja função era obter um relaxamento espontâneo para que a aura e os chacras pudessem se harmonizar. A partir desta fase, você estará apto a entender muito além dos benefícios indicados: aprenderá como praticar um relaxamento induzido, melhorando a condição do complexo energético.

Agora, permita-se descobrir a sensação prazerosa que a meditação produz e perceba a importância de se dedicar alguns minutos diários. Tenha a certeza de que isso tornará os dias mais produtivos e a mente muito mais tranquila. Se você nunca fez um relaxamento siga as seguintes instruções:

Primeiro, aprenda a respirar:

1. Fique em pé ou sentado, como desejar, e olhe fixamente para algum ponto do horizonte, um quadro na parede, uma planta, uma árvore, qualquer objeto imóvel. Escolhida a posição e o ponto de visão, inspire profunda e lentamente pelo nariz. Durante a inspiração, sinta a região torácica e abdominal se expandindo, como uma bexiga se enchendo de ar.

2. Ainda com os olhos abertos e fixos no objeto escolhido, expire pela boca no mesmo ritmo que inspirou. Esvazie o máximo que puder o pulmão durante a expiração e contraia suavemente a região abdominal, como uma bexiga se esvaziando, até retirar o máximo de ar que puder.

Segundo, aprenda a relaxar:

3. Continuando o ritmo da técnica anterior, no momento em que soltar todo o ar, descontraia os músculos do corpo, relaxe e libere as tensões, principalmente as das faces, depois dos ombros, dos braços, do abdome e das pernas.

4. Agora, feche os olhos. Respire lenta e suavemente – inspire e expire – com total atenção ao corpo. Repita a operação da descontração muscular verificando onde se localizam os pontos de tensão, e relaxe-os um a um.

5. Ainda com os olhos fechados e depois de relaxar todos os músculos, execute uma série de dez respirações bem suaves, lentas e profundas. Para facilitar, enumere mentalmente uma sequência respiratória de 1 a 10 para relaxar cada vez mais; logo em seguida, para voltar ao estado normal, conte de 3 a 1. Abra os olhos, pronto.

Você pode usar esse procedimento, por exemplo, antes de dormir; mas também pode empregá-lo durante um imenso congestionamento no trânsito, no banco de um jardim, no trabalho, na escola, na praia. Não tenha a ideia de que a meditação faz dormir. Ela serve para recuperar a capacidade orgânica e mental, seja para o repouso absoluto, seja para encarar um dia inteiro de trabalho. Com o uso frequente da prática de relaxamento, pode ocorrer de só algumas respirações serem o suficiente para recarregar a energia e a disposição. Saiba que a utilização da meditação reduz a ansiedade, torna a respiração tranquila, melhorando a oxigenação do sangue e, consequentemente, a atividade cerebral; e equilibra também a frequência cardíaca e a pressão sanguínea que, por sua vez, melhora as condições metabólicas de todos os órgãos.

Viu como um simples ato pode ajudar a equilibrar todos os planos? Além disso, ela melhora o sono, auxilia a digestão alimentar e qualquer processo de saúde. No campo psíquico, a prática da meditação mantém a pessoa em um ritmo de equilíbrio que a impede de entrar em conflitos emocionais. Existe, por parte de quem a utiliza, muito mais clareza mental, objetividade, paciência, compreensão e justiça.

Agora que está terminando de ler sobre as instruções iniciais da prática de relaxamento, sugiro que faça rapidamente uma primeira vez, só para assimilar as etapas, e uma segunda, para um primeiro teste pessoal. E para avaliar possíveis benefícios em um prazo maior, imagine o que ocorreria com o seu corpo se usufruísse do relaxamento durante uma semana, por exemplo? No mínimo, haveria um melhor condicionamento do corpo físico e do corpo emocional.

Técnica básica

Aprendemos a importância do relaxamento, da respiração e seus benefícios; contudo, a meditação é um campo inesgotável de possibilidades de uso. Durante nosso curso, em diversas aulas, serão apresentados vários tratamentos holísticos que necessitam de um relaxamento para o benefício eficaz. Grave o conceito: a meditação e o relaxamento terão três fases distintas (iniciar/proceder/encerrar), pois necessitamos entrar em estado alfa para podermos estimular a terapia e a autocura. A partir do modelo apresentado, você estará apto a transformá-lo nas diversas técnicas meditativas ou incluí-lo nas inúmeras possibilidades terapêuticas. Vejamos passo a passo:

INICIAR – PROCEDER – ENCERRAR

1. INICIANDO O RELAXAMENTO. O local ideal para se fazer um relaxamento completo deve ser tranquilo, com telefones e celulares desligados, preferencialmente em um quarto arejado e fresco. Contudo, algumas técnicas meditativas podem ser executadas na praia, na cachoeira, no jardim; tudo dependerá de seu desejo e necessidade. Depois de escolher e se acomodar em um local adequado, deite-se ou sente-se e feche os olhos. Inspire e expire com total atenção ao corpo. Sempre respirando calmamente, verifique onde estão os pontos de tensão e relaxe-os, um a um. Para tal, focalize os pés, as pernas, os quadris, o tronco, as mãos, os braços, o pescoço, as faces, a cabeça,

sempre nessa sequência. Estando relaxado, faça uma série de dez respirações bem calmas, lentas e profundas; para facilitar, conte mentalmente a sequência respiratória de 1 a 10.

2. PROCEDIMENTO. Nessa fase podemos intercalar vários tipos de meditação, tanto visuais quanto sonoras – sons, cores, símbolos, imagens –, todas as sugeridas neste curso, nas próximas etapas, como também em outros livros do gênero. Cada qual possui seu próprio estímulo e benefício; em todo caso, o simples fato de entrar em relaxamento e executar as respirações compassadas já estimula o equilíbrio mental e espiritual.

3. ENCERRANDO O RELAXAMENTO. Depois de terminado o procedimento técnico escolhido; conte mentalmente a sequência respiratória de 3 a 1. Abra os olhos.

ATENÇÃO!

Para melhor aproveitamento do curso, estude a AULA ELETIVA 2: MUSICOTERAPIA, página 271, antes da próxima lição.

Livros de referência para a Lição 7

QUEM LÊ, SABE MAIS: ao terminar o curso, estude um dos livros indicados para elevar, enobrecer e sedimentar o conhecimento sobre o assunto. As obras sugeridas também contêm fundamentação e propriedade para as Lições 8, 9, 11 e 13.

BARNETT, Raymond. *Relaxe, você já está em casa*. Rio de Janeiro: Nova Era, 2007.

CALAIS-GERMAIN, Blandine. *Respiração: anatomia, ato respiratório*. São Paulo: Manole, 2005

GAWAIN, Shakti. *Visualização criativa*. São Paulo: Pensamento, 2003.

GRAHAM, Helen. *Visualização, um guia introdutório*. Rio de Janeiro: Nova Era, 1999.

LEVEY, Joel e Michelle. *O poder da meditação*. Rio de Janeiro: Nova Era, 2001.

ROSENFELD, Sandra. *O que é meditação*. Rio de Janeiro: Nova Era, 2006.

SARAYDARIAN, Haroutiun. *Meditação: caminho da autorrealização*. São Paulo: Pensamento, 1999.

PRÁTICA E AUTOCURA (PARTE 2)

Se você deseja realmente usufruir de todos os benefícios de uma meditação para transformar a vida, saiba que podemos desenvolver muito mais do que o relaxamento corporal ou mental. Nas últimas décadas do Século 20, o Ocidente desenvolveu a *meditação criativa*, que consiste em associarmos o estado alfa (relaxamento) com som (mantra) e imagem (iantra), gerando um profundo impacto simbólico em nosso inconsciente. Dessa forma, produzimos uma possante energia direcionada para o bem-estar – o pensamento positivo, o poder mental e a magia pessoal. Essa técnica pode ser usada de forma terapêutica em indivíduos, ou até em grupos.

Na meditação criativa podemos adicionar a musicoterapia (AULA ELETIVA 2); assim, antes de iniciar o relaxamento, coloque uma música instrumental bem suave, tranquila, com ritmo linear. Ela servirá para atingir de forma rápida o estado alfa, bem como favorecer a criatividade e a emoção para capturar os objetivos predeterminados. Em toda forma de terapia holística que a utilize, o tempo reservado deverá ser maior do que o habitual em um relaxamento respiratório, talvez entre 30 e 50 minutos seja suficiente. É aconselhável que se faça em casa, em um jardim, campo ou cachoeira; é importante que sejam locais calmos, agradáveis e tranquilos. Vale sempre a regra: telefone, celular, televisão ou qualquer aparelho que possa desviar a atenção devem ser desligados. O ideal seria avisar a todos em casa: *Não me chamem, estarei meditando*; ou até planejar a meditação criativa em um horário em que ninguém incomode.

As técnicas podem ser realizadas no chão, de pernas cruzadas, sentado em um sofá, ou até deitado; mas com roupas confortáveis, trajando algo que não aperte ou atrapalhe a concentração. A sensação do estado de relaxamento deve ser total. A ideia principal é focalizar a mente para o interior e cessar a consciência do corpo; por isso, você deve encontrar a melhor postura e vestes para que não se sinta incomodado. Geralmente, os terapeutas holísticos possuem ou sublocam um consultório com todos os utensílios necessários, um divã ou algo parecido para a indução meditativa em seus pacientes.

1. Técnica do som (mantra)

Como primeiro passo, podemos adicionar *sons mentais* na técnica básica. Som mental? Bem, isso não deve ser problema. Quantas vezes uma determinada música ou frase não sai de nossa mente? Sim, podemos imaginar a nossa própria voz! Segundo Ferdinand Saussure, tudo na vida é imagem acústica (significante) e conceito (significado) ecoando pela mente. E é bom sempre relembrar que o poder da palavra pode construir ou destruir amizades, relacionamentos e situações. O som, de que tipo for (verbal ou mental), possui uma vibração capaz de modular o campo energético e adentrar no sistema áurico e chácrico.

Os indianos atribuem o nome *mantra* aos sons sagrados que podem ser constituídos de uma única sílaba ou até de uma frase inteira – cantada ou falada. No Ocidente, esse conceito foi ampliado para questões mais próximas da nossa cultura, sendo utilizadas palavras de fácil compreensão. A prática mais comum para se empregar um mantra é produzi-lo mentalmente – uma vez, durante a inspiração e, outra, na expiração –; contudo, se estivermos empregando um mantra muito longo, podemos dividir uma parte na inspiração e outra na expiração. Nós já praticamos isso no final da Lição 6, com a utilização das vogais para a ativação dos chacras, lembra? Uma dica importante nesse processo é que o mantra deve acompanhar o tempo da respiração: quanto mais calma e suave esta for, maior será o poder e o efeito do som.

Por exemplo, se usar somente a palavra *paz* com o intuito de adquirir harmonia interior, pode dizê-la mentalmente na inspiração, e novamente na expiração. Porém, se tiver optado pela técnica de autossugestão (item 2) com uma frase do tipo *Eu tenho a harmonia, eu possuo a tolerância* (para a harmonia familiar ou profissional), seria aconselhável na inspiração pensar, *Eu tenho a harmonia,* e na expiração, *Eu possuo a tolerância.*

Para entender melhor a importância dos sons vocálicos perceba que a repetição de um insulto gera ressentimento, e a de um elogio produz afeto; da mesma forma, se vociferar todos os dias que *a vida não presta*, esse som causará uma energia tão negativa que ficaremos reféns de nossa própria revolta. Por outro lado, se falarmos todos os dias que *encontraremos a melhor solução para tudo*, esse som irá lançar tamanha positividade ao nosso redor que sempre estaremos aptos a resolver todos os obstáculos. Lembre-se: A harmonia gera o bem-estar, a raiva produz mais raiva.

Vejamos um exemplo completo para o equilíbrio interior:

a) Inicie o relaxamento: ver TÉCNICA BÁSICA.

   ⤷ SUGESTÃO: toque o CD *Blue Sky* (Pacini) ou uma música bem suave para relaxamento.

b) Técnica do mantra: após o estágio de relaxamento, *mentalize* durante a inspiração o som do mantra *Eu tenho a paz interior*; repita a mesma frase na expiração. Desenvolva o mesmo padrão respiratório e ritmo mental por quantas vezes desejar, geralmente uma série de dez é suficiente.

c) Encerre o relaxamento: ver TÉCNICA BÁSICA.

Muitas pessoas têm usado alguns mantras indianos ou hebraicos; entretanto, é importante para o processo da meditação criativa que se conheça o pleno significado deles, pois agirão de forma mais profunda em sua mente. Nunca pronuncie aquilo que desconhece a função ou a finalidade. Nem tudo é genérico, quanto mais próximo do que necessita, mais eficaz será o poder de realização. Por exemplo:

- OM (pronuncia-se: ôôôômmm) = palavra indiana que significa o Deus transcendente, o supremo espírito, o infinito. Serve para purificar, proteger e abrir as sendas da iluminação espiritual.
- IHVH (pronuncia-se: iôôôd-rrêêê-váááv-rrêêê) = palavra hebraica, o mesmo significado de OM.
- AUM (pronuncia-se: aaauuummm) = palavra tibetana, o mesmo significado de OM.

2. Técnica de autossugestão (coueísmo)

No final do Século 19, um farmacêutico francês, Émile Coué (1857-1926), desenvolveu uma forma de auto-hipnose baseada na repetição de várias frases – as mais famosas são:

- *Todos os dias, de todas as formas, vou ficando cada vez melhor.*
- *Estou melhorando todos os dias e em todos os níveis.*

Essas citações originais foram e ainda são parafraseadas por inúmeras pessoas, pois os princípios estabelecidos vieram a constituir a base da autossugestão e muito da neurolinguística que é aplicada na atualidade. A finalidade é esvaziar a mente de pensamentos negativos, substituindo-os por repetições de palavras com alto teor benéfico e positivo. Esse é um sistema ideal para acelerar a recuperação dos estados depressivos, fobias, ansiedade, dependência química, doenças psicossomáticas; também ajuda a controlar a dor, o medo, a raiva. Pode ser feito a qualquer hora, bastando apenas um rápido relaxamento, com três respirações profundas e repetindo logo em seguida a frase escolhida por três vezes.

Voltando à nossa meditação, podemos utilizar o coueísmo, em voz audível, alta ou em semitom nos procedimentos de relaxamento que estamos desenvolvendo no presente capítulo. Nesse caso, o mantra (frase de autossugestão) somente será produzido durante a expiração. Assim, inspiramos lentamente e, ao expirar, pronunciamos na mesma proporção. Vejamos alguns mantras que podem ser utilizados sozinhos ou combinados; contudo, se optar por duas sentenças, elas devem ter o mesmo tempo para dar ritmo harmônico à respiração.

a) Escolha o que melhor convier.
- Eu tenho a paz.
- Eu tenho o amor.
- Eu tenho o sucesso.
- Eu tenho a harmonia.
- Eu tenho a saúde plena.
- Eu sou um ser de luz.
- Eu possuo a tolerância.
- Eu possuo o amor universal.

- Tudo é meu por direito divino.
- Tudo o que eu quero, eu consigo.
- Tudo o que eu desejo, eu realizo.
- Querer é poder; eu quero, eu posso.
- Eu tenho a proteção e o poder espiritual.
- Todos os meus caminhos estão abertos.
- A cada dia minha vida está melhor.

b) Também podemos usar frases religiosas:
   - O Senhor é meu pastor e nada me faltará (Salmo 23,1).
   - Tu, Deus Eterno, és o meu defensor e o meu protetor (Salmo 91,2).
   - Quem confia no Deus Eterno terá sucesso (Provérbio 28,25).
   - Tudo é possível para quem tem fé (Marcos 9,23).
   - O meu coração ficará alegre, pois tu me salvarás (Salmo 13,5).
   - O Senhor eleva a alma e ilumina os olhos (Eclesiástico 34,20).

     ↪ Obs.: Não há necessidade de se pronunciar a referência bíblica, só o texto dos versículos. As citações pertencem à Bíblia católica.

c) Se desejar, também podemos fazer orações, uma frase para cada expiração. Vejamos a passagem bíblica Mateus 6,9-13:
   - Pai nosso, que estás nos céus,
   - santificado seja o vosso nome,
   - venha a nós o vosso reino,
   - seja feita a vossa vontade,
   - assim na Terra como no céu.
   - O pão nosso de cada dia
   - nos dai hoje;
   - perdoai-nos as nossas ofensas,
   - assim como nós perdoamos
   - a quem nos tem ofendido,
   - e não nos deixeis cair em tentação,
   - mas livrai-nos do mal.
   - Amém.

3. Técnica da imagem (iantra)

A meditação é um acontecimento interior, pessoal e intransferível; embora possamos dizer que ela produz o bem-estar, somente quem a pratica poderá avaliar toda a extensão psicoemocional, e até espiritual. Às vezes, pode-se pensar que um determinado exercício de meditação seja estranho ou infantil; no entanto, uma vez que se inicie, a experiência pessoal é tão magnífica e profunda que não haverá palavras para descrever ou um conceito racional para explicar.

Na filosofia hindu, iantra é uma imagem que pode representar o ser humano ou o universo cósmico; também é utilizado nas práticas psico-físicas da ioga e do tantrismo como objeto ritualístico e ponto focal para uma meditação eficaz. A mente necessita de símbolos para equacionar o movimento do pensamento com o sentimento, tornando compreensível o conteúdo dos objetivos desejados. Um *iantra* será a imagem de um *mantra* e serve para afirmar o conteúdo espiritual contido na prática desejada.

Assim, utilizando esse recurso, poderíamos no mantra *Eu tenho a harmonia* visualizar um jardim florido para eliminar a ansiedade. Por intermédio do mantra *Tudo o que eu desejo, eu realizo,* pode-se visualizar algo tão sonhado, como um carro, uma casa ou até uma aprovação no vestibular. Dessa forma, teremos milhares de possibilidades com a mesma frase e tudo dependerá do momento que estivermos vivendo, uma vez que a função é agregar uma imagem que possua o mesmo valor simbólico.

Vejamos um exemplo completo para uma pessoa que busca um amor, uma relação afetiva:

a) Inicie o relaxamento: ver TÉCNICA BÁSICA.

⮠ SUGESTÃO: toque o CD Seven Keys (Stig Holer) ou a música clássica *Andante sustenido para oboé e harpa em fá maior,* de Donizetti.

b) Ainda com os olhos fechados, mentalize durante a inspiração o som do mantra *Todos os meus caminhos estão abertos*; ao expirar considere a frase *Eu tenho o amor e o sucesso.* Repita todo o processo três vezes.

c) Visualize-se em um jardim repleto de rosas vermelhas, perfumadas; muitas pessoas à sua volta, alegres e sorrindo para você. Não há necessidade de imaginar rostos, apenas visualize-os em contornos de luz rosa. Escolha uma dessas pessoas e dance alegremente, rodopiando feliz, como em uma valsa. Depois, imagine essa pessoa colhendo as rosas do jardim para lhe ofertar, com carinho. Segurando as flores, dance com ela novamente. Faça sua festa o tempo que desejar, mas é importante que o processo de visualização seja bem nítido em sua tela mental.

d) Repita os mantras do item b.

e) Encerre o relaxamento: ver TÉCNICA BÁSICA.

4. Técnica da luz (trataka)

Amar é muito bom, encontrar alguém ideal é ainda melhor, ter sucesso na profissão consiste em uma das grandes metas pessoais. Nada disso, no entanto, será suficiente se não houver tolerância, compreensão, paz de espírito e fé na vida. A busca da transcendência deve estar sempre em um plano paralelo aos desejos de ordem terrena; caso contrário, corre-se o risco de nunca ficar satisfeito com as realizações. Nos dias atuais, saber equacionar o plano material com o espiritual é uma dádiva, e entender que devemos ter hora para trabalhar, brincar e orar é uma evolução pessoal inimaginável.

Na filosofia hindu, a palavra *trataka* significa *olhar firmemente*, e tal conceito linguístico é usado nas técnicas meditativas para descobrir o eu interior, buscar o desenvolvimento do espírito e a abertura dos chacras em um plano estritamente espiritual. Nesse parâmetro, seremos capazes de desenvolver a intuição, a percepção, a mediunidade e os poderes mentais. Igualmente, poderemos limpar a aura e os chacras de toda a negatividade.

Para realizar o *trataka* utilizamos a luz de uma vela branca. Você poderá ficar sentado no chão ou em uma cadeira; a vela deverá estar próxima, cerca de um braço à frente e com a chama inicial ao mesmo nível dos olhos, nunca acima. Quanto mais escuro estiver o ambiente, mais intensa será a experiência. Talvez à noite, com as luzes apagadas, houvesse melhor concentração na chama da vela. As regras de se estar em uma posição confortável, vestindo roupas leves e com a respiração compassada são básicas para qualquer tipo de meditação, esta inclusive. O *trataka* exige maior quantidade de respiração para o relaxamento; portanto, será um pouco diferente da ensinada na TÉCNICA BÁSICA. Vale lembrar que a vela não terá significado especial algum; apenas aproveitamos o ponto luminoso para o objetivo descrito a seguir.

Vejamos a sequência completa:

a) Depois de escolher o local, a posição e acender a vela, feche os olhos; respire (inspire e expire) com total atenção ao seu corpo, repita a operação verificando onde estão os pontos de tensão e relaxe-os uma um. Siga a técnica básica de introdução ao relaxamento.

   ↦ SUGESTÃO: o álbum musical *Zen Garden* (Mosakasu Yoshizawa) ou similar. Não use luz ambiente. Se preferir sentar no chão, faça-o em cima de uma toalha, tapete ou algo parecido, evite pisos gelados. Nesse caso, deixe a vela acesa, em um pequeno prato, sobre uma cadeira.

b) Depois de relaxar todos os músculos, faça uma série de dez respirações bem calmas, lentas e profundas; para facilitar, conte mentalmente a sequência respiratória de 1 a 10.

c) Abra seus olhos e fixe-os na chama da vela. Centralize a atenção na luz até o ponto de perder a consciência corpórea, como se a luz fosse mais importante que você. Deixe a mente vagar. Se os olhos lacrimejarem ou sentir qualquer coceira, tente não dar importância, mantenha a atenção na luz. Geralmente dois minutos são suficientes para que seu sistema óptico comece a distorcer os padrões de luz e criar imagens ao redor. Esse é o ponto exato para entrar na fase seguinte.

d) Feche os olhos e mantenha a imagem da luz da vela na tela mental. Agora centralize a atenção na imagem refletida em sua mente, clarões brancos e laranjas, entremeados de negro. É comum, nas primeiras práticas, que a imagem se mova para cima ou para baixo; tente sempre fixá-la no meio de sua tela mental. Se outras visões psíquicas aflorarem (símbolos, pessoas, situações), examine-as; mas não reaja emocionalmente a elas. Mantenha o foco na luz, sempre. Esse é um estágio de limpeza espiritual. Quando a imagem começar a esmaecer ou sumir é o momento característico para a próxima fase.

e) Abra novamente os olhos e repita a instrução do item c. (Com a prática, aumente o tempo de visualização; nas primeiras vezes, não force sua visão.)

f) Feche novamente os olhos e repita a instrução do item d. (Esse é um estágio de desenvolvimento espiritual. Quando a imagem começar a esmaecer é o momento da próxima fase.)

g) Conte mentalmente a sequência respiratória de 1 a 10. Abra seus olhos, respire fundo, faça algum alongamento com as pernas e os braços.

Pesquisa 4 – D/E

A partir de um dicionário, anotar os significados das palavras abaixo:

1. Depressão (psicologia): _____
   _____

2. Depurativo: _____
   _____

3. Desodorante: _____
   _____

4. Diurético: _____
   _____

5. Eczema: _____
   _____

6. Emenagogo: _____
   _____

7. Emoliente: _____
   _____

8. Esquizofrenia: _____
   _____

9. Estagnação: _____
   _____

10. Estimulante: _____
    _____

11. Estomáquica: _____
    _____

12. Eupéptica: _____
    _____

13. Expectorante: _____
    _____

AUTOAVALIAÇÃO 4

Lições 7 e 8 – Pesquisa 4 – Aula eletiva 2

36) O que é meditação?
   a) Uma técnica de balanceamento biopsicoemocional.
   b) Uma técnica equilibradora das ondas cerebrais beta.
   c) Um exercício para estimular a saúde dos chacras.
   d) Todas estão corretas.

37) Qual a função das ondas alfa na meditação?
   a) Diminuir o ritmo cardíaco, abrandar a ansiedade.
   b) Atenuar o fluxo sanguíneo, equilibrar a pressão arterial.
   c) Suavizar a tensão muscular, estimular a serenidade.
   d) Todas estão corretas.

38) Qual a metodologia básica de uma meditação?
   a) Sentar, fechar os olhos, relaxar e orar.
   b) Inspirar e expirar lentamente, relaxar, visualizar, encerrar.
   c) Deitar, respirar suavemente, mentalizar e dormir.
   d) Todas estão corretas.

39) Podemos complementar uma meditação com:
   a) Musicoterapia e cromoterapia.
   b) Aromaterapia e cristaloterapia.
   c) Incenso, música clássica e visualização.
   d) Todas estão corretas.

40) Que função exerce o mantra em uma meditação?
   a) Limpeza dos meridianos e afastamento da energia negativa.
   b) Desenvolvimento da espiritualidade e conquista da serenidade.
   c) Aumento da energia positiva e dissolução dos obstáculos.
   d) Todas estão corretas.

41) Qual a diferença básica entre o mantra e o coueísmo?
   a) Ambos se utilizam de frases para atingir o equilíbrio desejado.
   b) Um se utiliza de frases nominais; o outro, de frases complexas.
   c) As duas técnicas buscam eliminar o pensamento negativo.
   d) Todas estão corretas.

42) Iantra ou técnica de imagens significa:
a) Criar e visualizar situações simbólicas de autoajuda.
b) Após a meditação, continuar em um estado simbólico.
c) A prática pessoal e intransferível de um símbolo.
d) Todas estão corretas.

43) Que resultados a trataka ou técnica da luz estimula?
a) Eliminação total do estresse, da angústia e da ansiedade.
b) Estados Alterados de Consciência (EAC) e paz interior.
c) Desenvolvimento e abertura dos chacras em um plano espiritual.
d) Todas estão corretas.

44) Para que serve um produto emoliente?
a) Firmar, enrijecer, endurecer, solidificar.
b) Amolecer, suavizar, distender, dissolver.
c) Alisar, lixar, estender, polir.
d) Todas estão corretas.

45) Qual o significado da palavra emenagogo?
a) Atribui-se às ervas que eliminam as dores de cabeça.
b) Refere-se a remédios que combatem a rouquidão.
c) Diz-se do medicamento que provoca a menstruação.
d) Todas estão corretas.

46) A musicoterapia atua como:
a) Equilibrador do sistema cardiovascular e energético.
b) Regulador psicossomático, analgésico e anestésico.
c) Antiestresse, antidistônico, sonífero e tranquilizante.
d) Todas estão corretas.

47) Segundo Schaffer, o piano e o violino combatem:
a) A depressão, a melancolia e a insegurança.
b) O medo, a inércia e a hesitação.
c) O nervosismo, a ansiedade e o descontrole.
d) Todas estão corretas.

Consulte as respostas na página 329 e somente siga para a próxima lição caso tenha acertado no mínimo NOVE questões. Quando errar, sugiro estudar novamente a referida lição, ler algum livro recomendado e sempre praticar os exercícios sugeridos. O mais importante é que esteja bastante familiarizado com toda a temática proposta.

Eu nunca ensino aos meus alunos.
Somente tento criar condições nas quais eles possam aprender.

Albert Einstein (1879-1955).

CROMOTERAPIA

Embora o poder terapêutico das cores tenha sido utilizado desde a Antiguidade por místicos e esotéricos, a cromoterapia, como empregamos atualmente, encontra-se totalmente baseada nas pesquisas destes três personagens: (1) Dr. Dinshah Ghadiali (1873-1966), indiano, engenheiro eletrônico, nutricionista, cientista, que concebeu, em 1920, o espectro-cromo (Figura 7) e sua utilização na cura; (2) Dr. Edwin Babbitt (1828-1905), por intermédio da obra *Os princípios da luz e da cor*; (3) Dr. Seth Pancoast (1823-1890), no trabalho acadêmico *A luz e seus raios como medicina*. A partir dessas teorias germinou um guia prático sobre o poder curativo das cores que foi sendo ampliado, adaptado aos novos tempos e, gradativamente, incorporado na terapia holística.

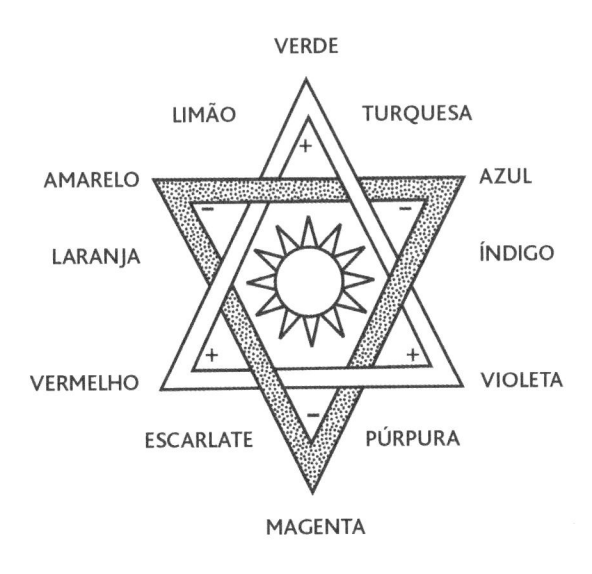

Figura 7 – Espectro-cromo

Sabemos que o Sol não é somente fonte de calor e luz, ele pode ser descrito como um sistema que irradia energia para todos os planetas, fecundando eternamente todas as formas de vida. Muito da tecnologia médica alopática foi descoberta e desenvolvida por intermédio dos princípios dos raios solares – o raio ultravioleta, o raio infravermelho e os raios X. O médico dinamarquês Niels Ryberg Finsen (1860-1904) ganhou o prêmio Nobel de medicina em 1903, por descobrir as propriedades terapêuticas dos raios solares e sua ação química na cura da tuberculose. Porém, para a cromoterapia, somente uma pequena parte do espectro solar interessa ao estudo e compressão: os matizes dos raios luminosos, conhecido como arco-íris.

A luz – natural ou artificial – é uma vibração/radiação eletromagnética, cujo comprimento de onda determina a cor que observamos (veja a Figura 8). A unidade de medida do comprimento da onda eletromagnética é o angstrom (Å), sendo que um angstrom é a décima milionésima parte do milímetro. Por exemplo, a cor vermelha escura (infravermelho) possui uma onda eletromagnética maior e mais densa que as outras cores visíveis (aprox. 7.000 Å), tende a apresentar maior atrito com nosso corpo e, devido a essa condição, provoca a sensação de calor (físico) ou ansiedade (psicológico). A cor violeta escura (aprox. 4.000 Å), sendo a onda mais delicada e sutil (ultravioleta), promove a sensação de frio (físico) ou sonolência (psicológico). Por essas razões, o principal espectro cromático foi classificado da seguinte forma: (1) *quente*: vermelho, laranja, amarelo e seus tons; (2) *frio*: azul, índigo, violeta e seus matizes; (3) *bivalente*: verde e suas nuances. Portanto, não se torna complexo entender de que forma a cor interfere no organismo e em nosso estado de espírito.

Uma das teorias mais fascinantes que a ciência exata nos forneceu foi sobre a formação da cor nos elementos inorgânicos e, consequentemente, toda a pigmentação na fauna, flora e minerais. Por exemplo: uma flor, um pássaro ou um mineral é vermelho porque absorveu somente a vibração eletromagnética correspondente no espectro solar. Serão vermelhos ou azuis porque captaram – está no complexo genético ou molecular para que isso ocorra – a luz correspondente no raio luminoso. Isso explica a razão de as flores ou até os seres humanos perderem a vivacidade da cor – tornam-se esbranquiçados – quando ficam reclusos da luz solar. Também, pela cor do alimento, é possível determinar alguns de seus principais componentes minerais. Por exemplo, todos os alimentos de cor laranja (abóbora, cenoura, laranja, mamão, etc.) possuem alta concentração de vitamina A, C, potássio e magnésio.

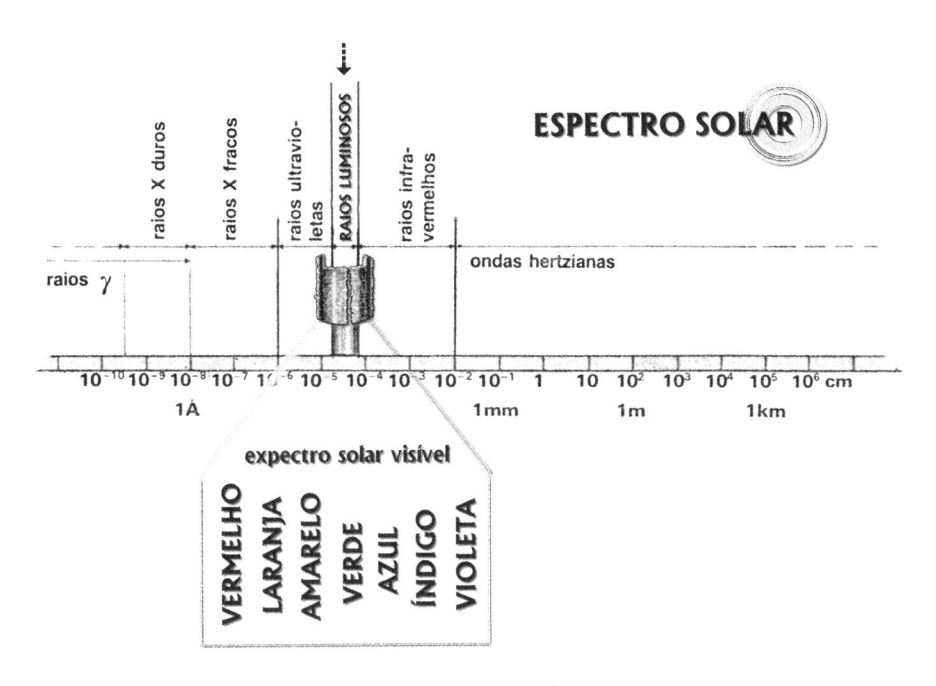

Figura 8 – Espectro solar

A cromoterapia possui a finalidade de balancear os sistemas físicos, psicológicos, emocionais e espirituais, seja por intermédio da luz artificial colorida, seja da água solarizada, seja dos alimentos, seja de qualquer componente inorgânico que possua alta concentração de cor, como, por exemplo, os cristais ou as flores. O uso da vibração colorida é uma poderosa ferramenta para a terapia holística na qual a força eletromagnética atuará por meio da aura, do chacra e do meridiano para atingir o sistema nervoso central. Esse direcionamento estimulará a produção hormonal que controla o equilíbrio do organismo físico e psicoemocional, ajustando, assim, a cura.

Atualmente, o estado emocional é observado como uma chave importante para a dissolução/equilíbrio de qualquer problema físico ou mental. A força de vontade, a fé, a autossugestão ou a autoajuda são fatores preponderantes em qualquer tratamento, alopático ou holístico.

Na cromoterapia, cada cor atuará de forma diferente e estimulará determinadas áreas chácricas ou áuricas para que esse complexo biopsicoemocional possa se constituir. Para facilitar a escolha no momento de uma aplicação terapêutica, observaremos a função básica de cada cor nos possíveis planos de tratamento; mas, cuidado com a sua ansiedade, como e de que forma ocorrerá tal aplicação estudaremos na lição seguinte. Calma.

Repertório de Cores

Vermelho

Plano físico: revigora o sangue, a circulação e a saúde em geral; melhora a atividade sexual em caso de impotência ou frigidez; bom para eliminar a anemia, a hipotensão, a fraqueza orgânica; estimula a disposição, a vivacidade e a vitalidade.

Plano psicoemocional: indicado para letargia, apatia, passividade, preguiça, depressão, indisposição, desvitalização, desmotivação; promove a segurança pessoal e a luta pela sobrevivência, tanto afetiva quanto profissional; desenvolve a praticidade, a objetividade, a individualidade, a coragem e a realização dos ideais de vida.

Plano espiritual: símbolo da alma e da vida terrestre; estimula a devoção ao próximo, a abnegação e a filantropia; não mero acaso, representa a Paixão de Cristo e dos mártires santos; o uso em níveis transcendentais somente é recomendado para pessoas que se encontram equilibradas em todos os planos.

> ✬ Atenção. Não utilize a luz artificial ou a água solarizada com a cor vermelha quando estiver ansioso, nervoso, histérico, desesperado, impaciente, raivoso, rancoroso, vingativo, possessivo, ciumento. Também, em casos de má circulação, coágulo, derrame, cardiopatia, hemorragia, menstruação, dermatite, cólica, hipertensão, estresse, virose, dor, febre, infecção ou inflamação em qualquer parte do corpo. Nesse quadro de sintomas, prefira o uso terapêutico da cor do alimento ou da roupa que ainda estudaremos na Lição 10. Aguarde.

Laranja

Plano físico: possui ação benéfica na estrutura óssea, muscular, urinária e digestiva; regulariza o fluxo de líquidos no organismo, melhora a digestão e a absorção dos nutrientes alimentares; auxilia a produção hormonal das gônadas, estimulando o leite materno, a ovulação e o sêmen; ajuda, no tratamento da obesidade, da fratura óssea ou da infertilidade.

Plano emocional: indicado para o desânimo, o negativismo mental, a depressão, a desesperança ou a repressão sentimental; falta de interesse sexual, da libido; estados angustiantes devido à perda profissional ou afetiva; elimina o sentimento de culpa, o ressentimento, a timidez, ajudando a superar os obstáculos pessoais; desenvolve a sensação de prazer, alegria, bem-estar e satisfação.

Plano espiritual: símbolo da iluminação; estimula a alegria de viver, a felicidade no encontro com o eu interior, favorecendo a meditação, a sintonização com a natureza terrestre e o eu interior.

> ⇆ Atenção. Não empregue a luz artificial ou água solarizada com a cor laranja em casos de má circulação, coágulo, derrame, cardiopatias, hemorragia, menstruação, erupção na pele, cólica, hipertensão, estresse, virose, dor, febre, infecção ou inflamação em qualquer parte do corpo. Nesse quadro de sintomas, prefira o uso terapêutico da cor do alimento ou da roupa que ainda estudaremos na Lição 10. Aguarde.

Amarelo

Plano físico: purifica e tonifica o organismo, pois elimina as toxinas; cor muito benéfica para a saúde dos sistemas nervoso, digestório, muscular, esquelético e linfático; igualmente para os neurônios e o cérebro em geral, tanto na sinapse quanto no plano neuropsicológico; excelente nos casos de má digestão, eructação, flatulência, osteoporose, vermes, parasitas, toxinas, convalescença em geral.

Plano emocional: indicado para inibição ou estados hesitantes nos quais não se consegue expressar a opinião nem realizar os desejos; medo de mudanças na vida, dificuldade de socialização, falta de memória, dispersão; desenvolve a reciprocidade, a coragem, a alegria e o ânimo emocional, estimulando de forma positiva a mente consciente, o pensamento, a fala e a memória.

Plano espiritual: símbolo da eternidade e da iluminação divina; estimula os dons espirituais, a mediunidade, a vidência e a intuição; melhora também a criatividade, a abstração e a filosofia pessoal; bom para a meditação ou exercícios para o autoconhecimento.

> ↪ Atenção. Não administre a luz artificial ou água solarizada com a cor amarela em casos de má circulação, coágulos, derrames, cardiopatias, hemorragia, menstruação, erupções na pele, cólica, hipertensão, estresse, virose, dor, febre, infecção ou inflamação em qualquer parte do corpo. Nesse quadro de sintomas, prefira o uso terapêutico da cor do alimento ou da roupa que ainda estudaremos na Lição 10. Aguarde.

Verde

Plano físico: promove a limpeza orgânica, pois é aplicado como antisséptico, bactericida, germicida e depurativo; também revigora as glândulas endócrinas, estimulando o bom funcionamento dos hormônios; melhora o ritmo cardíaco, a pressão arterial, os problemas digestivos e respiratórios; auxilia no tratamento de qualquer doença, disfunção ou debilidade, sendo excelente para procedimentos pós-operatórios; favorece a cicatrização.

Plano emocional: indicado para o estresse, o cansaço, a desvitalização, a mágoa; muito útil nos estados de desesperança, ressentimento, irritação, insônia, ansiedade; ajuda a combater o medo do amor ou de se relacionar; auxilia no relaxamento da tensão muscular e no alívio das dores corpóreas; atua como tônico sexual; proporciona autocontrole, maturidade, jovialidade, alegria, bem-estar, tranquilidade, confiança, amor-próprio, autoestima.

Plano espiritual: símbolo da vida; purifica a aura e estimula a autocura; essa cor abre os caminhos da canalização e da mediunidade, prepara os chacras para produzir segurança, força e poder astral.

> ↪ Atenção 1. Para a cor verde não há contraindicação alguma. Essa vibração cromática serve para equilibrar todos os problemas pertinentes às cores quentes ou frias. O verde é uma cor mestre, bivalente – faz tudo, pode tudo, cura tudo. Na dúvida, use-o, sempre.

↦ Atenção 2. Verde-limão. Embora atue em uma banda média entre a cor amarela e a verde, essa tonalidade possui funções similares às da cor verde: balanceamento. Contudo, é empregada como luz auxiliar em casos específicos. Uma de suas principais utilidades se encontra no campo da limpeza de miasmas dos corpos áuricos ou dos resíduos tóxicos do organismo; sendo, ainda, excelente auxiliar para os casos de quimioterapia. Todavia, o seu maior benefício será no campo psicoemocional devido à propriedade de rejuvenescer a memória e os sentimentos. Não possui contraindicação.

↦ Atenção 3. Rosa. Tratada como uma cor auxiliar, a cor rosa também atua com as mesmas características da luz verde – balanceamento. Porém é mais indicada nos casos em que se necessita de conforto afetivo, de um alento para a alma sofrida ou traumatizada, tais como divórcio, demissão, abandono, falecimento, doença grave ou crise existencial. Como símbolo do amor, fornece alívio, paz interior, compreensão, perdão e aceitação da vida; desenvolve, também, fraternidade, bondade, tolerância, filantropia e ajuda a elevação espiritual. Não há contraindicação.

↦ Atenção 4. Magenta. Ver cor violeta, item Atenção 2.

Azul

Plano físico: atua como antitérmico, analgésico, anti-inflamatório, antipruriginoso, adstringente, antisséptico, bactericida, sedativo, sendo a cor balanceadora de qualquer atividade orgânica e adequada para os casos de hemorragia, dor, febre, cólica, azia, gastrite, hipertensão; desacelera a infecção e a inflamação; o azul é um excelente regenerador celular e equilibrador do sistema circulatório e nervoso.

Plano emocional: é indicada para o nervosismo, estresse, ansiedade, hiperatividade, intolerância, tagarelice, impaciência, incoerência mental ou verbal; receio de expressar os desejos, de discutir, de perder ou de não ser compreendido; estimula a expressão em todos os níveis: a comunicação dos sentimentos e dos pensamentos; auxilia na meditação para o desenvolvimento espiritual: intuição, mediunidade e autocura.

PLANO ESPIRITUAL: símbolo dos anjos; conduz à paz interior e purifica o ambiente e os corpos energéticos; elimina a negatividade e afasta os espíritos malignos; estimula a fidelidade, a serenidade, a devoção e o amor ao próximo; favorece os contatos mediúnicos, a clarividência e a vidência.

↭ ATENÇÃO 1. Não use a luz artificial ou água solarizada com a cor azul em estados de desesperança, desvitalização, desmemória, desânimo, preguiça, inibição, culpa, fracasso, desinteresse sexual, em processo de divórcio, desemprego. Também, em casos de má circulação, pressão baixa, derrame, paralisia, imobilidade, gripe, resfriado, depressão, letargia, taquicardia, frigidez, impotência, constipação. Nesse quadro de sintomas, prefira o uso terapêutico da cor do alimento ou da roupa que ainda estudaremos na Lição 10. Aguarde.

↭ ATENÇÃO 2. TURQUESA. Luz intermediária entre o azul e o índigo, encontrando-se com as influências desses dois espectros cromáticos; empregada como cor auxiliar, ela atua especificamente nos casos inflamatórios e infecciosos. A sinergia com a luz rosa, por exemplo, torna-se um maravilhoso complemento na terapêutica de imunodeficiência (artrite, psoríase, HIV). A luz turquesa tem a propriedade de atuar e equilibrar simultaneamente três chacras: coronário, laríngeo e frontal.

Índigo

PLANO FÍSICO: possui efeito analgésico, anestésico, bactericida, sendo excelente para todos os casos de infecção nos olhos, nariz, ouvido ou garganta; ótimo no tratamento da gripe, virose, hemorragia, tumor em qualquer parte do corpo; auxilia na clínica de doença incurável, crônica ou recorrente.

PLANO EMOCIONAL: indicado para insônia, pesadelo, histeria, obsessão, ciúme, possessividade, estados vingativos ou rancorosos; períodos longos de nostalgia, lembranças boas ou más; excelente para a terapia no combate à dependência química (álcool, drogas, cigarro) ou compulsão (jogo, sexo, dinheiro, alimento); ideal para os períodos de transição, tais como divórcio, demissão, falência, morte, fracasso, pois auxilia na transcendência, no perdão, criando novas perspectivas na vida.

Plano espiritual: símbolo do alvorecer espiritual; indica o limiar entre o "eu" e o "todo", uma transição para uma nova fase; desenvolve descobertas da própria alma, autoconhecimento, prudência, vigilância; favorece a mediunidade e a percepção extrassensorial.

↬ Atenção 1. Não há contraindicação.

↬ Atenção 2. Prata. Empregada como uma cor auxiliar e atuando no mesmo âmbito da cor índigo, possui importante ligação simbólica com a luz lunar, prateada e platinada, para a qual se atribui a representação do inconsciente. Essa luz é utilizada nos casos em que se necessita de interiorização, autoconhecimento e melhor grau de percepção e intuição; também é aplicada como tratamento complementar à quimioterapia, aos transplantes e às cirurgias de grande magnitude.

Violeta

Plano físico: opera como antibiótico, antivirótico, anti-inflamatório, bactericida, germicida, sendo um ótimo auxiliar no tratamento de qualquer doença física e excelente para o coração, os pulmões, os sistemas imunológico, nervoso e digestório; também acelera a cicatrização ou a cauterização de toda espécie de corte dérmico, lesão muscular ou fratura óssea.

Plano emocional: indicado para os que passaram (recentemente) por grandes traumas psicológicos, emocionais, físicos ou até espirituais; tranquiliza, acalma, conduz à compreensão, à transcendência e ao perdão incondicional; auxilia, também, na limpeza astral, no ato meditativo; desenvolve a intuição e a mediunidade.

Plano espiritual: símbolo da piedade, essa cor purifica todo o plano astral e o espiritual; elimina a negatividade do ambiente e favorece o ritual, a meditação e a oração; auxilia no desenvolvimento dos níveis mais elevados de consciência, atingindo a evolução espiritual.

↬ Atenção 1. Não empregue a terapia com a luz artificial ou a água solarizada com a cor violeta quando a pessoa sofrer de depressão crônica, demência, esquizofrenia, psicose, neurose, loucura, dependência química de qualquer natureza. Nesses casos, prefira o tratamento com a cor rosa, índigo ou verde.

↪ ATENÇÃO 2. MAGENTA. Listada como auxiliar, essa cor possui propriedades similares às da cor rosa e às da violeta. No entanto, a cor rosa é mais utilizada para a desarmonia emocional, e a cor magenta, para os distúrbios psicológicos. Esta última amplia o estado de consciência da vida, tangenciando o universo espiritual. É empregada em casos de doenças psicossomáticas ou de desequilíbrio endócrino. Cuidado: possui as mesmas contraindicações da luz violeta.

↪ ATENÇÃO 3. DOURADO. A cor do ouro, também tida como auxiliar, é estritamente utilizada no âmbito espiritual, embora possa ser empregada nos casos de quimioterapia e em pacientes terminais. Sua principal função é a de estabelecer a ligação entre o plano material e o espiritual com ênfase na transcendência e no amor universal. Fortalece todos os campos energéticos. Não há contraindicação.

ATENÇÃO!

Para melhor aproveitamento do curso, estude a AULA ELETIVA 3: FENG SHUI, página 279, antes da próxima lição.

Livros de referência para a Lição 9

QUEM LÊ, SABE MAIS: ao terminar o curso, estude um dos livros indicados para elevar, enobrecer e sedimentar o conhecimento sobre o assunto. As obras sugeridas também contêm fundamentação e propriedade para as Lições 10 e 17.

AMBER, Reuben. *Cromoterapia: a cura através das cores*. São Paulo: Cultrix, 1997.

BONDS, Lilian Verner. *A cura pelas cores*. Rio de Janeiro: Bertrand Brasil, 1999.

MARINI, Elaine. *Cromoterapia*. Rio de Janeiro: Nova Era, 2002.

NUNES, René. *Conceitos fundamentais da cromoterapia*. Brasília: LGE, 2004.

WILLS, Pauline. *Manual de reflexologia e cromoterapia*. São Paulo: Cultrix, 1997.

AUTOAVALIAÇÃO 5

Lição 9 – Aula eletiva 3

48) **Podemos conceituar que a luz, natural ou artificial, é:**
   a) Uma radiação eletromagnética cuja medida é o angstrom.
   b) A energia que emana do Sol e das estrelas.
   c) Uma poderosa ferramenta da terapia holística.
   d) Todas estão corretas.

49) **Os olhos humanos podem observar:**
   a) Unicamente os raios ultravioletas e os raios X diurnos.
   b) Somente as cores provenientes dos raios luminosos.
   c) Apenas os raios infravermelhos e as ondas hertzianas.
   d) Todas estão corretas.

50) **Em quais casos não se deve utilizar a luz vermelha?**
   a) Desânimo, depressão, impotência.
   b) Raiva, ansiedade, hipertensão.
   c) Inibição, preguiça, resfriado.
   d) Todas estão corretas.

51) **No plano emocional, a luz laranja é aconselhada para:**
   a) Eliminar a letargia, a depressão, a desesperança.
   b) Eliminar a hesitação, a desconcentração, o temor.
   c) Eliminar a timidez, a culpa, o desânimo, a repressão.
   d) Todas estão corretas.

52) **A luz verde, no plano físico, é sugerida para os casos de:**
   a) Infecção, inflamação, intoxicação, cortes em geral.
   b) Dor de cabeça, reumática, muscular ou óssea.
   c) Febre, cólica, hipertensão, má digestão, gripe.
   d) Todas estão corretas.

53) **Em quais casos não podemos utilizar a luz azul?**
   a) Depressão, angústia, desesperança.
   b) Preguiça, inibição, impotência sexual.
   c) Viroses, má circulação, paralisia.
   d) Todas estão corretas.

54) No plano emocional, a luz índigo é recomendada para:
a) Depressão, compulsão, dependência química.
b) Estresse, nervosismo, intolerância.
c) Ansiedade, impaciência, hiperatividade.
d) Todas estão corretas.

55) Qual a contraindicação no uso da luz violeta:
a) Esquizofrenia, psicose, neurose.
b) Rebeldia, desajuste social, insanidade.
c) Depressão, compulsão, dependência química.
d) Todas estão corretas.

56) Na terapêutica, qual a diferença entre a luz rosa e a magenta?
a) Uma é utilizada para o emocional; a outra, para o mental.
b) Uma é o símbolo do amor; a outra, da paixão.
c) Uma para a depressão; a outra, para doenças graves.
d) Todas estão corretas.

57) Podemos conceituar a técnica do Feng Shui como:
a) A harmonia entre o homem e o meio ambiente.
b) O controle e o reparo do fluxo de energia ch'i local.
c) A restauração da prosperidade, proteção, riqueza e saúde.
d) Todas estão corretas.

58) Para o Feng Shui, cite uma cor vibrante, uma excitante e uma romântica:
a) Dourado, amarelo-claro, rosa.
b) Magenta, turquesa, laranja-claro.
c) Vermelho, carmim, rosa-claro
d) Todas estão corretas.

59) Na pintura, quais cores são aconselháveis estar apenas em detalhes?
a) Branco, verde-piscina, rosa-chá, amarelo-claro.
b) Creme, bege, lilás, pêssego, azul-claro.
c) Abóbora, magenta, roxo, preto, dourado.
d) Todas estão corretas.

Consulte as respostas na página 329 e somente siga para a próxima lição caso tenha acertado no mínimo NOVE questões. Quando errar, sugiro estudar novamente a referida lição e ainda ler algum livro recomendado. O mais importante é que esteja bastante familiarizado com toda a temática proposta.

A sabedoria dos homens é proporcional não à sua experiência, mas à sua capacidade de adquirir experiência.

Bernard Shaw (1856-1950).

PRÁTICA E AUTOCURA (PARTE 3)

A cromoterapia, como todas as outras terapias deste curso, tem por finalidade tratar quaisquer perturbações físicas, psíquicas ou emocionais; contudo, jamais devemos substituir um tratamento convencional sem que um profissional de medicina recomende. Porém, como terapia auxiliar, em paralelo com a medicina alopática, pode acelerar os resultados desejados no retorno à saúde. Existem diversas aplicações do complexo das cores em uma cura holística – visualização, luz artificial, água solarizada, alimentação, vestuário. Vamos estudar cada uma delas; leia com atenção, pratique todas.

1. Visualização

A visualização de uma cor é um processo muito empregado na meditação criativa ou em um relaxamento; também se torna um poderoso auxiliar no tratamento holístico com os cristais, óleos essenciais e florais, que estudaremos nas próximas lições. Todas as técnicas terapêuticas de visualização com a cor não possuem contraindicação, sendo também aplicadas nos casos em que não se pode utilizar a luz artificial ou ingerir a água solarizada. Por exemplo, em uma pessoa depressiva, mas que sofre de hipertensão, não se pode aplicar a luz artificial vermelha; nesse caso, ela visualizaria a referida cor brilhando pelo corpo, aura, chacras. Geralmente, consiste em imaginá-la sendo inalada e, depois, impregnando as células, órgãos ou a parte doente do corpo. Em todas as visualizações, como regra geral, devem ser seguidas as instruções da TÉCNICA BÁSICA DE RELAXAMENTO/MEDITAÇÃO (Lição 7); contudo, é necessário inserir na segunda etapa (proceder) a imagem sugerida. Vejamos algumas possibilidades.

1.1. Técnica de limpeza

Indicada para reduzir a ansiedade, o estresse, o nervosismo, a impaciência e melhorar os pensamentos e as emoções; apropriada para a limpeza da aura e proteção contra a negatividade; ótima para ser executada ao acordar.

- PARTE 1: entre em relaxamento.

- PARTE 2: imagine-se em uma praia. Observe a areia branca, o mar verde, o céu azul, visualize todo o conjunto. Mentalize um facho de luz AZUL vindo do centro celeste para banhar todo o seu corpo, da cabeça aos pés. Inspire lentamente a luz azul, várias vezes, e traga-a para todos os órgãos, principalmente o cérebro e a coluna vertebral. Observe a luz azul vibrando, brilhando e reluzindo no corpo e na aura. Contemple o quanto achar necessário.

- PARTE 3: saia do relaxamento.

  - ⤷ VARIAÇÃO 1. Esta técnica e todas as outras desta lição podem ser executadas no chuveiro ou em uma cachoeira. Para tal aplicação, fique em pé, com a cabeça debaixo da água corrente e de forma que ela não entre em suas narinas. Feche os olhos, inspire e relaxe todo o corpo, principalmente os braços, ombros, pescoço, rosto e cabeça. Siga os outros passos da técnica de limpeza.

  - ⤷ VARIAÇÃO 2. Também esta e todas as visualizações poderiam ser executadas de forma induzida. Faça uma gravação para escutar a própria ordem de comando, sua indução; ao ouvi-la, siga todos os passos da terapia.

  - ⤷ VARIAÇÃO 3. A luz azul, na técnica de limpeza, pode ser substituída pela luz rosa (harmonia) ou violeta (transcendência).

1.2. Técnica de vitalidade

Recomendada para melhorar o estado de saúde, fornecendo disposição e equilíbrio físico; revigora o sistema orgânico e mental. Pode ser usada para qualquer distúrbio orgânico, doença, convalescença, pré ou pós-operatório; já que acelera a cura.

- PARTE 1: entre em relaxamento.

- PARTE 2: imagine-se em um campo verdejante, repleto de flores coloridas, com o céu azul e o sol brilhante. Observe todos os tipos e cores de flores. Uma leve brisa as movimenta. Visualize-se andando entre as flores, sentindo o perfume delas, perceba como você está alegre e feliz nessa caminhada. Ouça o barulho de uma cachoeira, siga em direção a ela. Vislumbre como é esplendorosa e pujante de água cristalina. Caminhe para bem perto da água, entre debaixo da torrente e sinta seu frescor. Visualize a água de cor verde-esmeralda, bem luminosa, banhando, limpando e refrescando todos os corpos áuricos. Mentalize a cor *verde-esmeralda* sendo absorvida pelos chacras e meridianos; inspire-a para todos os órgãos, se houver alguma área doente, banhe-a com mais intensidade. Imagine a aura resplandecendo com a luz verde-esmeralda, projete-a por todos os lados.

- PARTE 3: termine o relaxamento.
  - ↜ VARIAÇÃO 1. Pode ser feita debaixo do chuveiro ou na própria cachoeira.
  - ↜ VARIAÇÃO 2. A luz verde pode ser substituída pela luz verde-limão

1.3. Técnica do arco-íris

Sugerida para limpeza e tonificação de todo o sistema energético; deve ser executada, preferencialmente, uma vez por semana. Essa técnica atua na purificação dos chacras e dos meridianos, desbloqueando todos os nós negativos do sistema psicoemocional, os miasmas e qualquer elemento desarmônico. Ajuda no equilíbrio e harmonia da saúde física, mental e espiritual.

- PARTE 1: inicie o relaxamento.

- PARTE 2: execute o procedimento a seguir.
  - a) Mentalize durante a inspiração o som do mantra *Eu tenho a harmonia*; na expiração, o mantra *Eu tenho o sucesso*. Repita três vezes.
  - b) Visualize a luz VERMELHA penetrando no chacra base, na região do quadril; inspire essa cor e mentalize-a ao redor de todo o corpo. Inspire profundamente e relaxe.

c) Visualize a luz LARANJA sendo absorvida pelo chacra umbilical, na região do baixo abdome; inspire essa cor e mentalize-a ao redor de todo o campo áurico. Inspire profundamente e relaxe.

d) Visualize a luz AMARELA sendo absorvida pelo chacra do plexo solar, na região do estômago; inspire essa cor e mentalize-a ao redor de todo o campo áurico. Inspire profundamente e relaxe.

e) Visualize a luz VERDE sendo absorvida pelo chacra cardíaco, na região central do peito; inspire essa cor e mentalize-a ao redor de todo o campo áurico. Inspire profundamente e relaxe.

f) Visualize a luz AZUL sendo absorvida pelo chacra da garganta, na região da junção das clavículas; inspire essa cor e mentalize-a ao redor de todo o campo áurico. Inspire profundamente e relaxe.

g) Visualize a luz ÍNDIGO sendo absorvida pelo chacra frontal, na região da testa; inspire esta cor e mentalize-a ao redor de todo o campo áurico. Inspire profundamente e relaxe.

h) Visualize a luz VIOLETA sendo absorvida pelo chacra coronário, na região do cocuruto; inspire esta cor e mentalize-a ao redor de todo o campo áurico. Inspire profundamente e relaxe.

i) Visualize a luz PRATA sendo absorvida por todos os chacras simultaneamente; inspire essa cor e mentalize-a ao redor de todo o campo áurico. Inspire profundamente e relaxe.

j) Visualize a luz DOURADA sendo projetada pelo próprio campo áurico, visualize o corpo tornando-se a mais pura luz que ilumina todo o ambiente. Inspire profundamente e relaxe.

k) Ainda com os olhos fechados, visualize durante a inspiração o som do mantra *Eu sou a paz*; na expiração, mentalize o mantra *Eu sou o amor*. Repetir três vezes.

- PARTE 3: depois de terminada a repetição do mantra; encerre a meditação de acordo com a técnica básica. Abra os olhos.

  ↬ VARIAÇÃO 1. Ouça o CD *Chacradancer* (Brainscape) ou algo similar.

  ↬ VARIAÇÃO 2. Realizar essa técnica diretamente na luz do sol, no máximo até as oito horas da manhã; geralmente, dura em média 15 minutos.

1.4. Técnica da espiritualidade

Ideal para o equilíbrio da saúde espiritual, limpeza da aura e dos chacras; protege contra magia, bruxaria, larva astral, inveja e mau-olhado. Esta técnica em particular só deve ser feita após algumas sessões das técnicas anteriores (limpeza ou arco-íris).

- PARTE 1: inicie o relaxamento.
- PARTE 2: visualize-se vestindo roupas brancas, andando nas nuvens onde tudo ao redor é de um branco luminoso. Acima, o céu azul--celeste e o sol; abaixo, as nuvens. Observe a cena e de que forma os raios solares deixam tudo em tons dourados. Conceba os raios se transformando em ouro brilhante que aos poucos se impregna em sua aura. Visualize cada chacra sendo alimentado pela luz ouro brilhante. Inspire a cor dourada, levando-a para todos os órgãos. Agora, visualize a aura resplandecendo toda a luz dourada, como se fosse a própria expressão solar.
- PARTE 3: termine o relaxamento.
  - ↬ VARIAÇÃO 1. A luz DOURADA pode ser substituída pela luz VIOLETA ou MAGENTA.
  - ↬ VARIAÇÃO 2. Toque o CD *Music of the Tarot* (David & Steve Gordon) ou algo similar.

2. Luz artificial

Essa é a modalidade mais significativa da cromoterapia, pois se refere ao uso direto da vibração eletromagnética da própria luz. O modo mais simples de aplicação da luz artificial é com um *spot* de mão com uma lâmpada colorida ou uma lanterna com papel celofane colorido para produzir a cor desejada. Algumas lojas esotéricas oferecem pequenas caixas de madeira que acomodam uma lâmpada branca e possuem um visor no qual se trocam placas de acrílico colorido. Igualmente é possível encontrar bastões de metal com uma pequena lâmpada dentro e, na ponta, um cristal de rocha. O importante é você possuir uma ferramenta cromoterápica e lâmpadas coloridas para que possa emitir a cor escolhida. Geralmente são necessárias várias sessões, semanais ou quinzenais, dependendo da profundidade/complexidade do problema; contudo, não costumam ultrapassar três aplicações para se observar o resultado, ou dez para encerrar o tratamento.

Existem três formas de empregar a luz artificial:

2.1. Para a saúde da aura

Utilizamos uma lâmpada colorida em um abajur, *spot* ou bocal. Feche a porta e a janela, pois o ambiente deve estar livre de outra fonte de luz. A cor escolhida deve ser de acordo com a necessidade, mas sempre respeitando as contraindicações – reveja o repertório de cores. Entretanto, o processo terapêutico com a luz colorida projetada em todo o ambiente, à exceção da luz verde, não deve ultrapassar três horas, pois poderá ocorrer um excesso da cor no sistema energético. Por exemplo: desejando maior dinamismo, coragem e disposição, deixe uma luz laranja no ambiente enquanto descansa; porém, seu excesso causa nervosismo, ansiedade, agitação. É comum a pessoa deixar no quarto uma luz azul acesa; no entanto, uma longa exposição a essa cor pode causar tristeza, melancolia, nostalgia, timidez, sonolência, inchaço, retenção de líquido. Aconselha-se sempre alternar: um dia, a lâmpada azul, em outro, a verde. Para o procedimento de um equilíbrio áurico, podemos empregar qualquer cor; contudo, para dormir, nunca utilize a cor vermelha, laranja ou amarela.

- VARIAÇÃO 1. Enquanto o paciente estiver em estado de relaxamento, o terapeuta poderá utilizar um spot de mão ou a caixa cromoterápica para passar lentamente, em sentido horário, a luz desejada, ao redor da aura. O tempo mínimo deve ser de um minuto, e o máximo, de três. No caso de utilizar outras terapias, aconselho sempre deixar uma luz verde no ambiente (abajur aberto) enquanto realiza toda a consulta.

- VARIAÇÃO 2. Nas técnicas de meditação criativa, pode-se utilizar as cores para sinergia e dinamização; na visualização da saúde é aconselhável o emprego da luz verde; no aspecto afetivo, amoroso ou de harmonia, a luz rosa; na espiritualidade ou paz interior, a luz violeta ou azul.

2.2 Para a saúde do chacra

Essa técnica não pode ser autoaplicada, é necessário alguém ou um terapeuta para fazer o tratamento. A caixa ou o bastão cromoterápico é fundamental para facilitar a mudança de cor durante o processo de cura. Primeiro, deve-se fazer o diagnóstico dos chacras (analise a AULA ELETIVA 2) para descobrir quais deverão ser equilibrados. Depois, observa-se a cor necessária na tabela a seguir, mas cuidado com as contraindicações das cores. Na classificação cor/chacra, a denominação *ativador* se refere à desobstrução do vórtice chácrico; *equilibrador*, para curar os estados dilacerados; *regulador*, que significa a manutenção do estado saudável; caixas vazias indicam que não se deve utilizar a referida cor naquele chacra em questão. A pessoa deve estar em total relaxamento de acordo com a TÉCNICA BÁSICA DE MEDITAÇÃO (Lição 7) e, somente depois, aplicar o foco de luz na área do chacra a uma distância de 20 a 30 centímetros; a exposição cromática deve ser no mínimo de 20 segundos e máximo de 40. Por exemplo: em uma pessoa que estivesse com graves problemas de ordem emocional por causa de um divórcio, ou ainda a difícil aceitação de uma doença incurável, poderia ser empregado, após o relaxamento total, a luz rosa nos quatro primeiros chacras, e a luz índigo nos três últimos.

Cor/Chacra	Base	Umbilical	Plexo solar	Cardíaco	Laríngeo	Frontal	Coronário
Vermelho	Regulador	Ativador	-	-	-	-	-
Laranja	Ativador	Regulador	Ativador	-	-	-	-
Amarelo	Ativador	Ativador	Regulador	Ativador	Ativador	Ativador	Ativador
Verde	Equilibrador	Equilibrador	Equilibrador	Regulador	Equilibrador	Equilibrador	Equilibrador
Rosa	Equilibrador	Equilibrador	Equilibrador	Ativador	Equilibrador	Equilibrador	Equilibrador
Azul	Equilibrador	Equilibrador	Equilibrador	Equilibrador	Regulador	Ativador	Ativador
Índigo	-	-	-	-	Ativador	Regulador	Equilibrador
Violeta	Equilibrador	Equilibrador	Equilibrador	Equilibrador	Equilibrador	Ativador	Regulador

Tabela F – Cromoterapia para os chacras

- VARIAÇÃO 1. Após aplicar a luz na aura, focalize o vórtice chácrico com a luz. No exemplo fornecido poderia valer-se da cor violeta na aura antes de tratar dos chacras.

- VARIAÇÃO 2. É importante dar continuidade ao tratamento para um suporte energético até a próxima aplicação. No caso explanado, poderíamos complementar com água solarizada rosa, alimentos verdes e violeta, vestuário azul ou violeta (estudaremos mais adiante).

- VARIAÇÃO 3. Caso não possua um terapeuta ou alguém de confiança para aplicar a luz artificial, sirva-se da técnica de visualização do arco-íris ou de outros métodos possíveis para chegar ao resultado desejado, como a meditação, a cristaloterapia, a aromaterapia e a floralterapia.

- VARIAÇÃO 4. Se a pessoa for saudável e estiver sem as contraindicações das cores, pode utilizar a luz colorida que regula cada chacra. Ou seja, cada vórtice chácrico se alimentará de sua cor correspondente: base/vermelho; umbilical/laranja; plexo solar/amarelo; coronário/verde; laríngeo/azul-celeste; frontal/índigo; coronário/violeta.

2.3. Para auxiliar algum tratamento ou autocura

De forma semelhante às técnicas explicadas anteriormente, podemos empregar a luz diretamente no local afetado por alguma doença, lesão, fratura, corte, dor, inflamação, convalescença ou qualquer outra patologia. Nesse caso, não existe a necessidade do estado de relaxamento, somente aplicamos o foco luminoso na região necessária e no momento que for mais conveniente. Utilizando o spot com a lâmpada colorida, a caixa ou o bastão cromoterápico, aplique a cor no local desejado por três minutos, com aproximadamente 30 centímetros de distância; desligue, espere outros três minutos e repita o processo por mais duas vezes. O tratamento dura em média 20 minutos. É aconselhável executar esse procedimento uma ou duas vezes ao dia até a melhora total. Por exemplo: para acelerar a cicatrização de uma cirurgia, usa-se a luz verde próximo ao corte; para curar uma contusão, luz azul na região do inchaço; dor de garganta, luz violeta; má digestão, luz amarela; dor de estômago, luz verde; furúnculos, luz índigo; pressão alta ou baixa, luz verde no centro do peito.

3. Água solarizada

Esse método consiste em utilizar a água mineral impregnada da energia da cor e sua utilidade terapêutica. Essa técnica serve para dar continuidade a algum tratamento ou até ser ministrada em casos de emergência. Por exemplo. Choque emocional → beber água solarizada rosa, índigo ou violeta. Meditação dos sete chacras → ingerir água solarizada dourada. Dor de cabeça → tome água solarizada verde. Má digestão → água solarizada amarela. Existem três processos para a produção:

a) Expor ao Sol uma garrafa de vidro branco transparente, cheia de água mineral, embrulhada em papel celofane da cor desejada. O processo deve ser iniciado até as oito horas da manhã e durar por meia hora. Não pode haver sombra durante o período, nem nuvens.

b) A mesma técnica anterior, mas com uma garrafa de vidro colorido.

c) Expor uma garrafa de vidro transparente, cheia de água mineral, a uma lâmpada colorida; nesse caso, terá de estar a uns 30 centímetros de distância, e o tempo de energização será de uma hora.

↪ VARIAÇÃO. Pode-se colocar um cristal da cor correspondente dentro da água durante o processo de solarização. Lição 13, aguarde.

↪ Obs.: O produto pode ser mantido na geladeira no máximo por sete dias.

4. Alimentação

Compreender o elo entre a cor e os alimentos é uma chave importantíssima para uma vida saudável. A pigmentação indica o tipo de vitamina ou sal mineral. Por exemplo, os alimentos de cor laranja contêm betacaroteno, sendo ótima fonte de vitamina A; os vermelhos possuem licopeno e boa fonte de vitamina C, excelentes antioxidantes. No entanto, nosso foco é holístico (não cientificista) e, de acordo com a cromoterapia, devemos aprender que os nutrientes vermelhos carregam o organismo de energias necessárias à vitalidade, fortificando as células; os laranjas e os amarelos são depuradores, atuando na eliminação de toxinas. Os alimentos verdes limpam todo o sistema orgânico, fornecendo importante mineralização corpórea e equilibrando a saúde. Portanto, frutas, legumes e verduras são as melhores fontes de saúde – vitaminas e sais minerais – que podemos utilizar para o nosso fortalecimento; devem ser consumidos em sua forma natural ou cozidos no vapor. Observe que, para complementar as refeições, os peixes e as aves são excelentes fontes proteicas e de baixo teor de colesterol.

a) VERMELHO: morango, melancia, goiaba, uva-rubi, cereja, framboesa, romã, seriguela, acerola, ameixa-vermelha, maçã-vermelha, beterraba, tomate, rabanete, pimentão-vermelho, páprica, feijão (carioquinha, preto, rosinha); carnes vermelhas em geral, inclusive as suínas; camarão, lagosta, caranguejo, salmão.

b) LARANJA: tangerina, manga, maracujá, melão cantalupe, laranja-pera, pêssego, damasco, nectarina, cenoura, abóbora, moranga, açafrão, curry.

c) AMARELO: melão, banana, abacaxi, milho, mamão, pera, caju, ameixa-amarela, carambola, laranja-lima, pimentão-amarelo, abobrinha, batata, aspargo, endívia, cebola, gengibre, grão-de-bico, feijão (rajado, fradinho, branco), arroz; carne de aves; atum, cação, bacalhau.

d) VERDE: maçã-verde, uva-itália, kiwi, abacate, limão, pistache, brócolis, pimentão-verde, lentilha, ervilha, alface, chicória, espinafre, couve, rúcula, acelga, repolho, pepino, almeirão, vagem, quiabo, chuchu, jiló, aipo, feijão (verde, corda), hortelã, cheiro-verde, cebolinha, manjericão e temperos verdes em geral; sardinha, badejo, hadoque, anchova, namorado.

e) AZUL: frutas silvestres (bagas azuis, encontradas somente no Hemisfério Norte, tais como blueberries e bilberries).

f) ÍNDIGO: frutas silvestres (abrunhos, bagas), jabuticaba, jamelão, amora, ameixa de casca índigo; mexilhão.

g) VIOLETA: figo, uva moscatel, açaí, ameixa, batata-doce, berinjela, alface-roxa, cebola-roxa, repolho-roxo, radiche, alho, feijão (azumi, roxinho); polvo, lula.

Não existe contraindicação na ingestão de alimentos baseados na cromoterapia; salvo, claro, qualquer excesso. A sugestão é sempre ter no mínimo três cores de alimentos, entre vegetais e leguminosas, em uma refeição; porém, quanto mais colorido, melhor. Saiba que a cor do alimento também pode acompanhar uma terapia. Por exemplo: uma pessoa que esteja se tratando com a cor laranja (luz colorida + água solarizada) para obter melhor disposição poderia, também, comer alimentos da mesma cor acrescidos dos amarelos (energização) e verdes (equilibradores): manga, laranja, cenoura, abacaxi, banana, batata, kiwi, brócolis, espinafre, etc. Se empregar a cor dos alimentos como complemento, obedeça à Tabela G, a seguir.

COR – LUZ, ÁGUA	COR – ALIMENTO	INFLUÊNCIA ORGÂNICA/SAÚDE
Vermelho	Vermelho, laranja e amarelo	Sistemas esquelético, genital; cabelos, unhas; glândulas suprarrenais.
Laranja	Laranja, amarelo e verde	Sistemas muscular, articular, urinário, linfático; pele; gônada.
Amarelo	Amarelo, vermelho e verde	Sistema digestório; pâncreas.
Verde	Verde, amarelo e violeta	Sistemas circulatório, respiratório, imunológico; timo.
Azul	Azul, verde e violeta	Sistemas nervoso periférico, metabólico; garganta, ouvidos; tireoide.
Índigo	Índigo, amarelo e violeta	Sistemas nervoso parassimpático, respiratório superior; olhos; glândula pituitária.
Violeta	Violeta, amarelo e verde	Sistema nervoso simpático; medula espinhal, células, DNA; glândula pineal.

Tabela G – Cromoterapia para os órgãos

5. Vestuário e joias

Roupas e acessórios podem ser utilizados para ajudar em um tratamento ou simplesmente para motivar algum aspecto desejado. Contudo, o vestuário deve ser observado como uma terapia auxiliar à qual se evita usar a mesma cor da luz artificial ou da água solarizada aplicada. E, ainda, a cor da roupa deve ser diferente da cor da joia ou bijuteria. O lema deve ser: Nada em excesso, tudo em harmonia. Assim, se a pessoa utiliza a luz ou água solarizada de cor laranja, por exemplo, ela poderá usar uma camiseta de cor amarela e um anel ou pingente de quartzo-verde. Ou, ainda, uma blusa de cor verde com um colar de coral. Estude as Tabelas H e H.1.

COR – LUZ, ÁGUA	COR – ROUPA, ACESSÓRIO OU JOIA	EFEITO PSICOLÓGICO
Vermelho	Laranja e/ou amarelo	Vitalidade, ânimo
Laranja	Amarelo e/ou verde	Disposição, alegria
Amarelo	Vermelho e/ou verde	Coragem, estímulo
Verde	Amarelo, azul e/ou violeta	Equilíbrio, bem-estar
Azul	Amarelo, verde e/ou violeta	Harmonia, paz interior
Violeta	Amarelo, azul e/ou verde	Compreensão, tolerância

Tabela H – Cromoterapia para as emoções

COR	JOIAS E BIJUTERIAS
Vermelho	Rubi, rubilita, jaspe, cornalina, granada
Laranja	Topázio laranja, ágata-de-fogo, coral
Amarelo	Citrino, topázio imperial, âmbar, crisoberilo, pirita, ouro
Verde	Esmeralda, malaquita, prasiolita, quartzo-verde, amazonita
Azul	Água-marinha, topázio azul, safira-azul, quartzo-azul, turquesa
Violeta	Ametista, tanzanita, kunzita

Tabela H.1 – Complemento da Tabela H

6. Velas

Ver página 163.

Pesquisa 5 – F/H

A partir de um dicionário, anotar os significados das palavras abaixo:

1. Febrífugo: _____
   _____

2. Fobia: _____
   _____

3. Fungicida: _____
   _____

4. Fungo: _____
   _____

5. Galactagoga: _____
   _____

6. Germe: _____
   _____

7. Germicida: _____
   _____

8. Hemorragia: _____
   _____

9. Hemostático: _____
   _____

10. Hepático: _____
    _____

11. Herbáceo: _____
    _____

AUTOAVALIAÇÃO 6

Lição 10 – Pesquisa 5

60) Em qual terapia utilizamos a visualização de imagens coloridas?
a) Cromoterapia.
b) Meditação.
c) Musicoterapia.
d) Todas estão corretas.

61) Na cromoterapia, a técnica do arco-íris é indicada para:
a) Revigorar o sistema orgânico e mental.
b) Reduzir a ansiedade, o nervosismo e a impaciência.
c) Purificar o sistema energético, equilibrar a saúde.
d) Todas estão corretas.

62) De que forma a luz artificial deve ser projetada na aura?
a) Somente com uma caixa cromoterápica e na cor escolhida.
b) Lentamente, ao redor do paciente, sentido horário.
c) Por intermédio de um abajur ou luminária de teto.
d) Todas estão corretas.

63) Quais chacras são ativados pela cor azul?
a) Laríngeo e frontal.
b) Cardíaco e laríngeo.
c) Umbilical e frontal.
d) Todas estão corretas.

64) Como se produz a água solarizada (energizada)?
a) Deve-se guardar na geladeira uma garrafa da cor desejada.
b) Meditar com uma garrafa colorida junto ao corpo.
c) Expor uma garrafa colorida e com água mineral ao sol da manhã.
d) Todas estão corretas.

65) Quais alimentos estimulam a saúde do sistema circulatório?
a) Cor vermelha: goiaba, maçã, tomate, rabanete, beterraba.
b) Cor verde: brócolis, lentilha, espinafre, rúcula, couve, pepino.
c) Cor violeta: berinjela, figo, açaí, repolho-roxo e alface-roxa.
d) Todas estão corretas.

66) Quais as melhores cores para o sistema nervoso?
a) Azul, índigo e violeta.
b) Vermelho, laranja e amarelo.
c) Verde, rosa e azul.
d) Todas estão corretas.

67) Qual o efeito psicológico da roupa vermelha e/ou verde?
a) Disposição e alegria.
b) Coragem e estímulo.
c) Equilíbrio e bem-estar.
d) Todas estão corretas.

68) Um joia de ametista ou kunzita favorece:
a) Equilíbrio e harmonia.
b) Vitalidade e disposição.
c) Coragem e equilíbrio.
d) Todas estão corretas.

69) Qual cor é considera mestra?
a) Violeta.
b) Verde.
c) Azul.
d) Todas estão corretas.

70) Para que serve um chá galactagogo?
a) Beneficia a saúde dos ossos.
b) Favorece o fortalecimento muscular.
c) Estimula a produção do leito materno.
d) Todas estão corretas.

71) Um medicamento hemostático é indicado para:
a) Expectoração de sangue proveniente dos pulmões.
b) Estancar hemorragias ou o fluxo sanguíneo em cortes.
c) Aumento dos glóbulos vermelhos do sangue, anemia.
d) Todas estão corretas.

Consulte as respostas na página 329 e somente siga para a próxima lição caso tenha acertado no mínimo DEZ questões. Quando errar, sugiro estudar novamente a referida lição e ainda ler algum livro recomendado. O mais importante é que esteja bastante familiarizado com toda a temática proposta. Somos o que fazemos repetidamente.

A excelência não é um ato, mas um hábito.

Aristóteles (384-322 A.C.).

AROMATERAPIA

Aromaterapia é o nome empregado ao tratamento realizado com a aplicação de óleos essenciais, os quais são extraídos do reino vegetal – flores, folhas, frutos, raízes. Considerada uma das mais antigas práticas medicinais, o emprego inicial desses óleos aromáticos, ao lado das ervas medicinais, crê-se remontar ao período Neolítico; todavia, os mais antigos escritos sobre a medicina aromática datam na ordem de cinco mil anos e pertencem à China e ao Antigo Egito. No início de nossa Era, o médico grego Dioscórides e o médico romano Galeno realizaram tratados sobre os arômatas, como, por exemplo, o óleo essencial de cipreste ser hemostático. O emprego dos aromas é descrito por quase todas as antigas civilizações que revelam o uso contínuo de óleos, incensos e perfumes na cosmética, em ritos mágicos ou em curas espirituais. Contudo, a perfeição na destilação surgiu no Século 16, com os alquimistas e seu amplo uso medicinal, e a partir do Século 18, junto aos boticários e herboristas.

Apesar de estar presente em todas as culturas, a estruturação medicinal da aromaterapia surgiu por volta de 1928/1930 com o trabalho do químico francês René-Maurice Gattefossé (1881-1950). Este, quando realizava uma série de testes em cosméticos, queimou seriamente a mão e, instintivamente, mergulhou-a em uma vasilha contendo óleo puro de lavanda, até que a dor atenuasse. Pouco tempo depois do acidente, o químico observou que o ferimento cicatrizara rapidamente, sem deixar marcas. Ele repetiu a experiência em soldados feridos (durante a Primeira Guerra Mundial) e obteve grande sucesso; também, na ajuda aos enfermos, notou que outros óleos essenciais aceleravam o processo de cura da infecção ou inflamação. Gattefossé publicou diversos tratados acadêmicos e livros sobre o assunto.

O referido trabalho foi ampliado pelo médico francês Jean Valnet (1920-1995) descobrindo que os óleos essenciais contêm propriedades antivirais, antibacterianas, antifúngicas e antissépticas; sendo também, poderosos oxigenadores com habilidades no transporte de nutrientes para as células do corpo. E, em conjunto com outros dois renomados médicos – Paul Belaiche e Jean-Claude Lapraz –, realizou inúmeras pesquisas em pacientes com câncer, tuberculose, diabetes e outras doenças graves. Obtiveram grande sucesso na aceleração dos tratamentos convencionais que estavam sendo administrados.

Entretanto, a bioquímica Margaret Maury (1895-1968) é considerada pioneira no uso dos óleos essenciais, uma vez que desenvolveu um método de aplicação por intermédio da massagem e de acordo com as características da personalidade do indivíduo. Os trabalhos combinados de Maury e Valnet criaram a aromaterapia hoje empregada em todos os países por terapeutas holísticos, massoterapeutas, massagistas, psicoterapeutas ou homeopatas.

A aromaterapia encontra-se dividida em duas grandes áreas:

- FISIOLÓGICA: massagens, banhos, compressas, inalação, ingestão, área de beleza e estética aliada ao uso de cosméticos.

- PSICOLÓGICA: conhecida como psicoaromaterapia, tem o objetivo de harmonizar o ser humano por intermédio dos efeitos emocionais e mentais ocasionados pelos aromas.

Do mesmo modo que as ervas medicinais, a aromaterapia utiliza-se dos poderes curativos das plantas; no entanto, em vez de utilizar toda a constituição, somente o óleo extraído é empregado. Essa substância que representa a força vital do vegetal se encontra armazenada em pequeninas glândulas na raiz, na folha, na flor, na semente ou no fruto com importantes compostos químicos. Podemos enumerar alguns: aldeído[2], terpeno[3] e fenol[4], que, quando usados na pele, penetram nos poros, atingem os vasos capilares, o sistema linfático e chegam aos órgãos ou à parte em desequilíbrio. E, por ser uma medicina aromática,

---

2. Possui propriedade sedativa, anti-inflamatória, antivirótica.

3. Qualificado como antisséptico, antivirótico, antibiótico.

4. Classificado como analgésico, bactericida, estimulante.

seguem também simultaneamente, por intermédio do nariz (nervos olfativos, sistema límbico, cérebro, memória, psique e sentimento), onde os odores estimulam a liberação de substâncias neuroquímicas sedativas ou estimulantes (veja Figura 9). Assim, por essa capacidade integrativa do olfato e da psique, os óleos, igualmente, têm revelado enorme competência em restabelecer o equilíbrio da mente ao produzir a sensação de bem-estar no dia a dia e até nos momentos mais íntimos de orações.

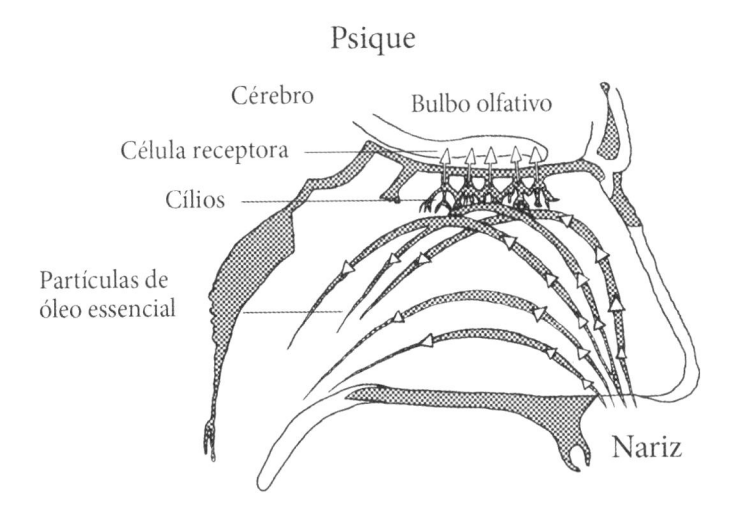

Figura 9 - Olfato e psique

Podemos afirmar que o ser humano reconhece quando um aroma produz um efeito agradável ou desagradável. Quantas vezes o cheiro de um alimento ou o de um perfume nos traz lembranças de uma situação boa ou ruim? Assim, determinado odor possui o poder de estimular alegria, felicidade, serenidade, recordação, e outros podem provocar enjoo, asco, raiva e até depressão. E é aqui que encontramos a maior utilidade da aromaterapia – a busca do equilíbrio dos distúrbios de origem psicoemocional e seus sintomas correlatos, como a dor de cabeça, insônia, agressividade ou dores musculares. Torna-se, além disso, de grande valia – não pela cura, mas pelo conforto e qualidade de vida – nos inúmeros casos de doenças crônicas ou recorrentes, como a artrite, a má circulação, a enxaqueca ou a bronquite, por exemplo. Os óleos essenciais também atuam no corpo físico contra infecções por bactérias, fungos ou vírus, e no campo espiritual, na limpeza de energias negativas, intrusas ou destrutivas.

Apesar de a pele ser o principal órgão utilizado na administração dos óleos essenciais (massagem, fricção, banho, escalda-pés), o olfato é que desempenhará um papel fundamental no sucesso do tratamento (cheiro, inalação). Caso a pessoa não goste de uma determinada fragrância que está sendo empregada no tratamento, será necessário encontrar outro óleo essencial com efeito similar, mas cujo perfume seja bastante agradável para ela. Embora existam centenas de óleos essenciais, notei, ao longo do tempo, durante as aplicações em pacientes e familiares, que alguns eram mais usuais, e satisfaziam plenamente o processo terapêutico. Igualmente, observei que não era necessário ter diversos óleos no estoque, porque o odor não agradava ao cliente, como os óleos essenciais de alho, cipreste, cânfora, arruda, entre tantos. A lavanda (aroma suave e floral), o alho e a cânfora (aromas fortes e picantes), por exemplo, possuem características extremamente similares no efeito terapêutico – agem como antidepressivos e analgésicos, são indicados para a depressão, a cicatrização de cortes físicos ou, até, das feridas emocionais e da limpeza espiritual. Se você conhece os referidos aromas, não preciso tecer comentário algum para se entender a preferência das pessoas, certo?

Por essas razões, é aconselhável manter um kit de óleos essenciais com aromas de fácil aceitação, que, combinados, possam resolver basicamente os problemas mais comuns. Além disso, encontramos outro motivo para nos direcionar a possuir poucos óleos: todos são sinergéticos. Sinergia significa a integração de potências para um esforço em comum, a união de diversos elementos para um excelente resultado, a potencialização ou a ampliação do efeito desejado, a cooperação de todas as partes, o trabalho em equipe.

Por exemplo, no repertório a seguir, o óleo essencial de gerânio possui sinergia, uma combinação terapêutica com o de bergamota e o de rosa; assim, a mistura desse conjunto potencializará os efeitos da terapia indicada no gerânio. Além disso, foram apresentados alguns óleos substitutos: ilangue-ilangue, gengibre ou canela. Estes, por sua vez, podem ser combinados entre si ou com bergamota e rosa. Igualmente, esses óleos correlatos possuem propriedades muito semelhantes ao principal, podendo substituí-lo com toda segurança.

Quando utilizamos a sinergia – lembre-se de que ela não é obrigatória – empregamos no máximo três óleos. Existem inúmeras regras combinatórias e alguns óleos podem criar uma sinergia não muito eficaz; no entanto, para simplificar e favorecer o seu trabalho terapêutico, as varia-ções seguras já se encontram disponíveis ao final de cada essência. Enfim, você possui um rico arsenal para usar em sua terapia pessoal obtendo ótimos resultados. Experimente.

Repertório básico de óleos essenciais

1. Gerânio

PALAVRAS-CHAVE: vitalidade, disposição, jovialidade.

HERBÁRIO: *Pelargonium odoratissimum*, aroma doce, forte, floral; possui efeito adstringente, afrodisíaco, analgésico, antidepressivo, antisséptico, bactericida, cicatrizante, desodorizante, estimulante, hemostático, inseticida, tônico.

PLANO FÍSICO: revigora o sistema linfático, regula o sistema hormonal, estimula o apetite alimentar e o desejo sexual; auxilia no tratamento da anorexia nervosa, da infecção intestinal e dos problemas digestivos.

- PELE: age como adstringente, limpa, tonifica e equilibra a oleosidade; bom para todos os tipos de pele, especialmente as pálidas; suaviza celulite, eczema, herpes, frieira, queimadura, ulceração.
- CABELOS: combate caspa, prurido, piolho.

PLANO PSICOEMOCIONAL: alivia fadiga, estresse, mente cansada; desenvolve a disposição, coragem, autoconfiança e o desejo de enfrentar a vida; bom em casos de impotência e frigidez, problemas com a sexualidade; abranda o pânico, o medo, a ira, a possessividade; estimula a autoestima e a coragem.

PLANO ESPIRITUAL: promove a elevação espiritual originando a satisfação de viver; restaura a capacidade criativa de soluções no plano material.

- ATENÇÃO: não deve ser usado durante a gravidez.
- SINERGIA: gerânio + rosa + lavanda.
- POSSÍVEIS SUBSTITUTOS:
  - ↪ Ilangue-ilangue (*Cananga odorata*)
  - ↪ Gengibre (*Zingiber officinale*)
  - ↪ Canela (*Cinnamomun zeylanicum*)

2. Bergamota

Palavras-chave: autoestima, coerência, bom humor.

Herbário: *Citrus bergamia*, aroma cítrico, leve, delicado, refrescante; possui efeito analgésico, antidepressivo, antiespasmódico, antisséptico, carminativo, cicatrizante, desodorante, expectorante, inseticida, sedativo, tonificante, vermífugo.

Plano físico: utilizado para inflamação, contusão, cólica, má digestão, bronquite, amidalite, dispepsia, flatulência, perda do apetite, catapora; ajuda no tratamento de anorexias, estimula o sistema nervoso simpático, útil na convalescença.

- Pele: desodorizador, adstringente, ótimo para suavização da acne, da pele oleosa ou inflamada; alivia a psoríase, eczema, herpes labial.
- Cabelo: indicado na oleosidade excessiva, seborreia do couro, caspa.

Plano psicoemocional: elimina a ansiedade, a frustração, a irritação, a depressão, a tensão muscular; igualmente dissolve a apatia, a preguiça, o desestímulo, o ressentimento, o medo; refresca e reanima o humor trazendo alegria, prazer e bem-estar; aumento da autoestima.

Plano espiritual: promove a limpeza astral fornecendo equilíbrio emocional, restaura o amor-próprio e as habilidades para a autopreservação.

- Atenção: óleo fotossensibilizante; ao aplicar na pele, não a exponha ao Sol.
- Sinergia: bergamota + gerânio + esclareia.
- Possíveis substitutos:
  - ↪ Limão (*Citrus limonum*)
  - ↪ Laranja (*Citrus sinensis*)
  - ↪ Mandarina (*Citrus madurensis*)

3. Alecrim

Palavras-chave: autoconfiança, organização, planejamento.

Herbário: *Rosmarinus officinalis*, aroma herbáceo, forte, refrescante; possui efeito adstringente, analgésico, antidepressivo, antiespasmódico, antirreumático, antisséptico, carminativo, cicatrizante, emenagogo, estimulante, parasiticida, revigorante.

PLANO FÍSICO: indicado para dor de estômago, intestino, prisão de ventre, gazes, cálculos biliares, dor de cabeça, artrite, reumatismo, gota, dores musculares, asma, bronquite, tosse, coriza, gripe, resfriado, hipotensão.

- PELE: adstringente, tonificante, ajuda no combate a oleosidade e acne; atenua celulite, estrias, gordura localizada.
- CABELO: excelente para combater caspa, perdas, quebras, piolho; purifica o couro e estimula o crescimento dos fios.

PLANO PSICOEMOCIONAL: revitaliza todo o plano mental, estimula a memória; elimina a letargia, a depressão, estresse, esgotamento físico ou mental; desenvolve a autocrítica, a programação e a conscientização da vida material e social; reanima, fortalece a coragem e estimula bons pensamentos.

PLANO ESPIRITUAL: promove a limpeza e restaura as habilidades criativas da autoajuda e da autocura.

- Atenção: não usar durante a gestação, nem por hipertensos.
- Sinergia: alecrim + rosa + lavanda.
- Possíveis substitutos:
  - ↵ Manjericão (*Ocimun basilicum*)
  - ↵ Erva-doce (*Foeniculum vulgare*)
  - ↵ Hortelã-pimenta (*Mentha piperita*)

4. Rosa

PALAVRAS-CHAVE: harmonia, generosidade, amor-próprio.

HERBÁRIO: *Rosa centifolia*, aroma floral, doce, suave; possui efeito afrodisíaco, antidepressivo, antiespasmódico, anti-inflamatório, antisséptico, bactericida, colagogo, depurativo, diurético, emenagogo, hemostático, sedativo, tonificante.

PLANO FÍSICO: fortalece o coração, equilibra a circulação, os vasos sanguíneos, ajuda nos problemas de impotência, frigidez, na produção do sêmen, na liberação do hormônio dopamina; também alivia a dor de cabeça, ressaca e náusea.

- PELE: adstringente e tonificante; ideal para pele madura, seca, sensível, áspera; ajuda a recuperar vasos capilares rompidos; rugas, sulcos, eczemas.
- CABELO: recupera o brilho, ajuda a combater o envelhecimento; elimina o prurido do couro cabeludo.

PLANO PSICOEMOCIONAL: acalma as emoções, elimina o estresse, a ansiedade, a tensão nervosa, a depressão, a TPM; dissolve mágoa, angústia, sofrimento, inveja, ciúme, ressentimento, raiva, ódio, rancor, inflexibilidade; desenvolve a autoestima, autoconfiança, amor-próprio, pensamentos positivos, flexibilidade e sociabilidade.

PLANO ESPIRITUAL: promove a limpeza astral liberando a pacificação universal, restaura o senso de fraternidade e do amor ao próximo.

ATENÇÃO: não deve ser usado durante a gravidez.

SINERGIA: rosa + tea-tree + lavanda.

POSSÍVEIS SUBSTITUTOS:

    ↬ Jasmim (*Jasminum officinale*)

    ↬ Camomila romana (*Anthemis nobilis*)

    ↬ Melissa (*Melissa officinalis*)

5. Tea-tree

PALAVRAS-CHAVE: expressão, reciprocidade, autocrítica.

HERBÁRIO: *Melaleuca alternifolia*, aroma refrescante, forte; também denominado melaleuca; possui efeito antibiótico, antisséptico, antiparasitário, antipruriginoso, antiviral, bactericida, cicatrizante, fungicida, imunoestimulante, inseticida, sudorífero, repelente.

PLANO FÍSICO: equilibra o sistema imunológico, o metabolismo; alivia as dores e febres em geral, auxilia no tratamento de problemas respiratórios (dor de garganta, catarro, tosse, rouquidão, tonsilas inflamadas) e genitais (pruridos, inflamações, infecções); protege contra radiação, quimioterapia, raios solares.

- PELE: higienizador, purificador, regenerador; ótimo auxiliar na eliminação de acne, verruga, impigem, herpes, frieira, micose de unha, furúnculo, psoríase, ulceração, queimadura.

- Cabelo: indicado no combate à caspa, piolho, pruridos, seborreia ou ressecamento do couro.

Plano psicoemocional: dissolve a apatia, o desânimo, a falta de comunicação e expressão dos sentimentos, sendo muito eficaz contra a depressão; restabelece a energia, a autoconfiança, o pensamento positivo, o prazer, o intercâmbio social e a troca de sentimentos.

Plano espiritual: promove a limpeza astral desenvolvendo a sociabilidade; restaura a percepção, a intuição e a sabedoria.

- Atenção: usar baixa dosagem em peles sensíveis, evitar emprego durante a gestação.
- Sinergia: tea-tree + bergamota + lavanda.
- Possíveis substitutos:
  - ↪ Tomilho (*Thymus vulgaris*)
  - ↪ Cipreste (*Cupressus sempervirens*)
  - ↪ Eucalipto (*Eucalyptus globulus*)

6. Lavanda

Palavras-chave: sabedoria, compreensão, bem-estar.

Herbário: *Lavandula officinalis*, aroma floral, suave, refrescante; também designada na perfumaria de alfazema; possui efeito analgésico, antidepressivo, anti-inflamatório, antisséptico, antirreumática, antiviral, bactericida, descongestionante, fungicida, hipotensor, parasiticida, regenerativo, sedativo, sudorífero.

Plano físico: indicado para qualquer tratamento de origem nervosa, dores em geral (cabeça, ouvido, estômago, cólica, TPM), problemas respiratórios (gripe, resfriado, sinusite, coriza), gazes, má digestão, náusea, pressão alta, cistite, conjuntivite, distensão, reumatismo.

- Pele: adstringente para todos os tipos de pele, ótimo equilibrador da oleosidade, regenerador celular; combate dermatite, acne, eczema, psoríase, picada de inseto, queimadura.
- Cabelo: ótimo higienizador e tônico para todos os tipos de cabelos; recomendado para eliminar caspa, alopecia, prurido e queda.

Plano psicoemocional: tranquiliza e acalma a mente e o coração, reduzindo a intolerância; elimina o estresse e a ansiedade; ajuda a combater a depressão e a insônia. Animador e confortador, esse óleo é benéfico para dissolver o tormento, angústia, desespero, o pânico, a histeria; traz paz de espírito e bem-estar.

Plano espiritual: promove a purificação astral, restabelece a autoconfiança e a capacidade de autorrenovação.

- Atenção: não deve ser usado durante a gestação.
- Sinergia: lavanda + rosa + bergamota.
- Possíveis substitutos:
  - ↪ Sálvia (*Salvia officinalis*)
  - ↪ Cedro branco (*Cedrus atlantica*)
  - ↪ Olíbano (*Boswellia carteri*)

7. Esclareia

Palavras-chave: transcendência, perdão, serenidade.

Herbário: *Salvia sclarea*, aroma herbáceo, forte; também classificada de sálvia esclareia; possui efeito adstringente, anticonvulsivo, antidepressivo, antiespasmódico, anti-inflamatório, antirreumático, antisséptico, carminativo, emenagogo, homeostático, linfático.

Plano físico: indicado para equilibrar a saúde orgânica; especialmente, o sistema endócrino e o geniturinário; suaviza a respiração, o coração, os rins e todos os problemas correlatos.

- Pele: calmante, anti-inflamatório, regenerador celular; bom para peles oleosas ou maduras; ajuda no combate à micose.
- Cabelo: fortalece e estimula o crescimento capilar, combate a caspa.

Plano psicoemocional: elimina tensão nervosa, ansiedade, sofrimento, obsessão, nostalgia, desespero, pânico; favorece a meditação, o autoconhecimento, a interiorização e a descoberta dos próprios valores; estimula o bem-estar e a serenidade; contribui para a ligação homem-divindade, o amor universal, a totalidade da vida.

PLANO ESPIRITUAL: promove a limpeza astral direcionando os sentimentos positivos e restaurando as habilidades criativas da alma.

- ATENÇÃO: deve ser evitado durante a gestação.
- SINERGIA: esclareia + lavanda + rosa.
- POSSÍVEIS SUBSTITUTOS:
  - ⤙ Benjoim (*Styrax benzoin*)
  - ⤙ Mirra (*Commiphora myrrha*)
  - ⤙ Hissopo (*Hyssopus officinalis*)

Orientação geral

O produto utilizado na aromaterapia é um óleo de origem vegetal, complexo e volátil, de caráter medicinal e cosmético. Por essa importante razão, dentre todas as terapias alternativas, é nesta que mais se devem observar as precauções durante uma aplicação. O primeiro cuidado a ser tomado é com a aquisição do produto. Não se deve confundir a essência utilizada em perfumaria com o óleo essencial para a aromaterapia; pois, embora sejam derivados da mesma fonte vegetal, são preparados de forma diferente. Adquira-os em farmácias de manipulação, casas homeopáticas ou especializadas, e de renome no mercado.

Geralmente, os óleos essenciais são encontrados em frascos pequenos de 10 ml que rendem aproximadamente 250 gotas e, em uma aplicação, utilizamos entre 1 e 10 gotas. Portanto, mesmo que alguns óleos pareçam onerosos em um primeiro momento, na verdade, são bem rentáveis em relação a sua duração. Uma vez adquirido, o frasco de óleo essencial em hipótese alguma deve ficar mais de seis horas aberto, pela razão de sua rápida volatilidade. Quando não estiver utilizando, sempre o mantenha em local fresco, fechado e escuro.

Para maior segurança, os óleos essenciais não devem ser empregados diretamente sobre a pele em sua forma pura; uma vez que a maioria pode causar vermelhidão ou coceira, sem contar a questão da fotossensibilidade. Raras serão as técnicas em que haverá necessidade do uso do óleo essencial em sua forma original. O mais comum é empregar um veículo, também chamado de carreador, podendo ser um óleo vegetal, creme, pomada, gel e, em algumas técnicas, apenas água. A escolha de um veículo é muito particular ao tratamento desejado. Também é possível adicionar o óleo essencial ao hidratante, ao xampu, à pomada medicinal de uso externo ou à banheira, por exemplo. Com relação aos carreadores de massagens corporais ou faciais, destacam-se:

- Óleo de abacate. Recomendado para todo tipo de pele, principalmente, as secas e sensíveis.
  - ↬ Propriedades: emoliente, regenerativo, rico em sais minerais, vitamina A, C, ácido oleico e linoleico; possui matéria insaponificável (agente anti-inflamatório).

- Óleo de amêndoas doces. Indicado para todo tipo de pele, em especial, as secas e sensíveis.
  - ↬ Propriedades: emoliente, hidratante, rico em proteínas, vitaminas A, B e ácido oleico.

- Óleo de germe de trigo. Aconselhado para peles maduras ou sensíveis; combate o envelhecimento precoce.
  - ↬ Propriedades: antioxidante, hidratante, boa fonte de vitaminas E, A e B.

- Óleo de semente de uva. Preconizado como um dos melhores óleos. Devido ao alto grau de leveza, pode ser usado para todos os tipos de pele, em especial as oleosas e mistas.
  - ↬ Propriedade: antioxidante, tonificante, purificante, regenerativo, rico em vitaminas C, E e flavonoides.

- Óleo de rosa mosqueta. Sugerido especialmente para as massagens faciais, e para todos os tipos de pele.
  - ↬ Propriedades: hidratante, regenerativo, rico em vitaminas A, C e ácido gama-linoleico.

- Óleo de oliva (extravirgem). Sugerido para todos os tipos de pele, em especial as secas e sensíveis.
  - ↬ Propriedades: antioxidante, hidratante, rico em polifenóis e boa fonte de vitaminas E e A.

Cuidados especiais

As formas mais seguras de se empregar os óleos essenciais são a massagem, o banho, a inalação ou a meditação; no entanto, as restrições para tais utilidades devem ser rigorosamente observadas. Outra precaução importante se deve à ingestão do produto, que mesmo em doses baixíssimas, somente podem ser administradas com recomendação médica. Restrições:

1. É contraindicado o uso do óleo essencial de arruda, artemísia, louro e poejo por serem altamente tóxicos, soníferos, diuréticos e emenagogos; somente pessoas habilitadas podem empregá-los com segurança.

2. Não usar durante toda a gravidez os óleos do item anterior (1) e, nem nos primeiros cinco meses, as seguintes essências: alecrim, angélica, camomila, canela, cipreste, erva-cidreira, erva-doce, gerânio, jasmim, junípero, lavanda, manjericão, manjerona, rosa, sálvia, tomilho; uma vez que são emenagogos e diuréticos.

3. Alguns óleos são fotossensíveis, após a aplicação dos mesmos, deve ser evitado o contato com os raios solares ou alguma fonte de luz ultravioleta: angélica, bergamota, lima, limão, laranja, tangerina – pode ocorrer queimadura, mancha, irritação.

4. Por causa de efeitos adversos, somente profissionais habilitados deveriam usar os seguintes óleos essenciais: anis, artemísia, canela, cânfora, capim-limão, cravo, estragão, louro, sálvia, tomilho.

5. Não ingira óleo essencial sem consultar um médico, mesmo os chás ou sucos que são sugeridos em alguns livros ou revistas do gênero. Eles devem ser prescritos por homeopatas, herboristas, médicos ou um aromaterapeuta profissional. Contudo, serão raras as contraindicações para massagens, inalação e aplicação na pele e nos chacras; esses procedimentos podem ser adotados por qualquer pessoa.

6. Não empregue os óleos essenciais em sua forma pura na área ocular; se cair nos olhos, cílios ou pálpebras passe, imediatamente, com o auxílio de um chumaço de algodão, qualquer óleo vegetal descrito anteriormente, podendo ser até o óleo de soja, milho ou canola, por exemplo. Isso ajudará a acalmar a irritação. Não utilize água.

7. Havendo desconforto, irritação, coceira ou vermelhidão após a aplicação de qualquer tipo de óleo essencial, em qualquer região do corpo, siga as instruções do item anterior (6). As pessoas podem ser alérgicas ou reagir diferentemente a cada tipo de óleo.

8. Não empregue os seguintes óleos em crianças com menos de 6 ou 7 anos: alecrim, cânfora, cedro, eucalipto, manjericão, sálvia; conserve também todos os óleos longe do alcance delas.

9. Guarde os frascos bem fechados e em local escuro para uma boa preservação; os carreadores duram em média de seis meses a um ano, e os óleos essenciais, por serem antioxidantes, se preservam por mais tempo, entre dois e cinco anos. Observe sempre a data de validade no rótulo do produto.

ATENÇÃO!

Para melhor aproveitamento do curso, estude a
AULA ELETIVA 4: INCENSOS, página 287, antes da próxima lição.

Livros de referência para a Lição 11

Quem lê, sabe mais: ao terminar o curso, estude um dos livros indicados para elevar, enobrecer e sedimentar seu conhecimento sobre o assunto. As obras sugeridas também contêm fundamentação e propriedade para as Lições 12 e 17.

BERWICK, Ann. *Aromaterapia holística*. Rio de Janeiro: Nova Era, 2002.

FELLNER, Tara. *Aromaterapia para o amor*. Rio de Janeiro: Nova Era, 2003.

GACH, Michael Reed. *Massagens afrodisíacas*. Rio de Janeiro: Nova Era, 2001.

KELLER, Erick. *Guia completo de aromaterapia*. São Paulo: Pensamento, 1997.

LAVABRE, Marcel. *Aromaterapia*. Rio de Janeiro: Nova Era, 2006.

PRICE, Shirley. *Aromaterapia para doenças comuns*. São Paulo: Manole, 1999.

SELLAR, Wandar. Óleos que curam, o poder da aromaterapia. Rio de Janeiro: Nova Era, 2002.

AUTOAVALIAÇÃO 7

Lição 11 – Aula eletiva 4

72) **O que é aromaterapia?**
   a) Terapia na qual se emprega todo tipo de fragrância.
   b) Uso terapêutico dos óleos essenciais extraídos das plantas.
   c) Aplicação de substâncias neuroquímicas sedativas.
   d) Todas estão corretas.

73) **Quais as principais aplicações da aromaterapia?**
   a) Campo fisiológico e psicológico.
   b) Massagem, compressa, banho e inalação.
   c) Cosmética e estética.
   d) Todas estão corretas.

74) **Qual a sinergia principal do óleo essencial de gerânio?**
   a) Gerânio, rosa e lavanda.
   b) Gerânio, ilangue-ilangue e canela.
   c) Gerânio, gengibre e lavanda.
   d) Todas estão corretas.

75) **O óleo essencial de bergamota possui efeito:**
   a) Carminativo, emenagogo, galactagogo.
   b) Emoliente, anódino, adstringente.
   c) Analgésico, antidepressivo, antiespasmódico.
   d) Todas estão corretas.

76) **Quais as aplicações físicas do óleo essencial de alecrim?**
   a) Dor de cabeça, reumatismo, hipotensão, virose, tosse.
   b) Cólica, perda de apetite, dispepsia, herpes labial.
   c) Impotência, frigidez, má circulação sanguínea.
   d) Todas estão corretas.

77) **No plano emocional, o óleo essencial de rosas é recomendado para:**
   a) Acalmar a ansiedade, a angústia, o sofrimento e o ciúme.
   b) Estimular a memória, o planejamento e a autocrítica.
   c) Suprimir a depressão, a frustração e o mau humor.
   d) Todas estão corretas.

78) **Na terapêutica da pele, o óleo essencial de tea-tree é recomendado:**
   a) No combate à celulite, estria, gordura localizada.
   b) No controle da psoríase, herpes, micose, acne, verruga.
   c) No tratamento das rugas, sulco na pele, envelhecimento.
   d) Todas estão corretas.

79) **Na terapêutica capilar, o óleo essencial de lavanda é indicado:**
   a) No tratamento da caspa, alopecia, queda, prurido.
   b) No controle da caspa, oleosidade, seborreia.
   c) No combate à caspa, piolho, queda.
   d) Todas estão corretas.

80) **Quais os possíveis substitutos do óleo essencial de esclareia?**
   a) Eucalipto, cipreste, tomilho.
   b) Camomila, melissa ou jasmim.
   c) Hissopo, benjoim ou mirra.
   d) Todas estão corretas.

81) **Qual a relação entre o óleo essencial de rosa e o de lavanda?**
   a) Ambos eliminam a ansiedade, a intolerância, o sofrimento.
   b) Um promove o amor-próprio; o outro, a paz interior.
   c) Um abranda o plano sentimental; o outro, o plano mental.
   d) Todas estão corretas.

82) **O que é um carreador?**
   a) É um produto no qual o óleo essencial deve ser dissolvido.
   b) Atua como segurança na aplicação dos óleos essenciais.
   c) Pode ser óleo vegetal, creme, gel, pomada, água.
   d) Todas estão corretas.

83) **Quais dos óleos abaixo não devem ser usados durante a gravidez?**
   a) Alecrim, rosa, lavanda, sálvia, angélica, canela, erva-doce, arruda.
   b) Alecrim, rosa, lavanda, camomila, limão, laranja, eucalipto, cedro.
   c) Alecrim, rosa, lavanda, mirra, olíbano, tomilho, tea-tree, bergamota.
   d) Todas estão corretas.

84) **Qual a importância do emprego de um incenso na terapia holística?**
   a) A vibração aromática atua diretamente no campo áurico.
   b) Há uma sinergia positiva com as outras técnicas aplicadas.
   c) No ambiente ocorre uma ressonância benéfica e protetora.
   d) Todas estão corretas.

85) **Qual exemplo abaixo é a melhor sinergia para o amor?**
   a) O incenso de erva-doce, almíscar e rosas.
   b) O incenso de almíscar, cravo e rosas.
   c) O incenso de canela, jasmim e rosas.
   d) Todas estão corretas.

> Consulte as respostas na página 329 e somente siga para a próxima lição caso tenha acertado no mínimo DEZ questões. Quando errar, sugiro estudar novamente a referida lição e ainda ler algum livro recomendado. O mais importante é que esteja bastante familiarizado com toda a temática proposta.
>
> *O insucesso é apenas uma oportunidade*
> *para recomeçar com mais inteligência.*
>
> Henry Ford (1863-1947).

PRÁTICA E AUTOCURA (PARTE 4)

A Aromaterapia é a mais utilizada entre as terapias vibracionais pela razão de suas propriedades atuarem, quase que simultaneamente, no corpo e na psique. Ou seja, as substâncias dos óleos essenciais (aromáticas ou químicas) estimulam fortemente o centro límbico (fonte emocional), e ao mesmo tempo o sistema circulatório e linfático que, por sua vez, atinge todos os órgãos (físicos ou energéticos) que estiverem em desequilíbrio. Podemos afirmar que a aplicação dos óleos essenciais ajuda tanto o paciente quanto o terapeuta, uma vez que é impossível ficar insensível aos fantásticos aromas exalados no ambiente. Vale lembrar que essa terapia, como todas as outras desta obra, têm por finalidade tratar quaisquer perturbações físicas, psíquicas ou emocionais; contudo, jamais se deve substituir um tratamento convencional, a menos que um profissional de medicina indique tal fato. Entretanto, como terapia auxiliar, em paralelo com a medicina alopática, pode acelerar os resultados desejados para o retorno à saúde. Estudemos as principais aplicações da aromaterapia; pratique em você a que achar necessário.

1. Automassagem

Existem diversas formas de massagem. Algumas são de aplicação profissional, como o shiatsu, a tui-ná, a reflexologia, a massagem sueca. Outras de uso caseiro, como o simples ato de friccionar suave ou vigorosamente as mãos em uma região do corpo. Quem ainda não massageou o pescoço quando este se encontrava tenso ou doendo? No banho, o ato de se ensaboar representa uma massagem, e não é mero acaso que as pessoas que sofrem de reumatismo sentem-se melhor após um banho. A função de uma massagem com os óleos essenciais é estimular, tonificar, acalmar ou sedar o sistema muscular. A aplicação é simples. Após o preparo da receita básica (item a seguir), coloque algumas gotas do preparado na palma da mão e massageie o local escolhido em forma circular e no sentido horário. Ao finalizar, friccione novamente as mãos até esquentá-las e inale profundamente várias vezes o aroma. Não se preocupe; pois, além de deixar um aroma agradável e a pele sedosa, o preparado será absorvido pela pele em questão de minutos. As proporções entre o óleo essencial e o carreador devem ser calculadas de acordo com a função terapêutica – geralmente se emprega a seguinte dosagem do óleo essencial: 1% para a face; 2%, para o corpo inteiro; 4%, para uma região específica, como o cabelo ou o abdome, por exemplo. Todas as receitas desta lição já foram devidamente calculadas, siga as proporções.

1.1. Receita básica de massagem localizada

Misture 5 gotas de óleo essencial para cada 5 ml (½ colher [sopa]) de óleo carreador. Pode-se usar o mesmo óleo essencial ou, se optado pela sinergia, empregar a proporção 1 + 2 + 2 gotas de cada tipo, sendo a menor dosagem para o óleo com o odor mais forte. Não exagere, essa quantidade é mais do que suficiente para se aplicar em uma parte da região corpórea. Por exemplo:

a) Tensão pré-menstrual (TPM) – lavanda, rosa e alecrim.
Antes de dormir, fazer massagens regulares, suaves, por alguns minutos, em todo o abdome, umbigo e em cima do púbis.

   ↬ Variação. Se desejar, tome um chá de camomila; durma com uma luz verde acesa.

b) Indigestão, gastrite – alecrim.
Após a refeição, fazer uma massagem na região estomacal, em sentido horário, com movimentos suaves, por alguns minutos. Se o problema for recorrente, empregar todos os dias ao acordar. Em poucos dias haverá uma sensível melhora na digestão.

   ↬ Variação. O ideal seria, além disso, tomar um chá de erva-doce, relaxar e utilizar a luz verde por alguns minutos.

1.2. Receita básica de massagem corpórea

Misture 15 gotas de óleo essencial para cada 30 ml (3 colheres [sopa]) de óleo carreador. Pode-se usar o mesmo óleo essencial ou, se optado pela sinergia, empregar a proporção 3 + 6 + 6 gotas de cada tipo, sendo a menor dosagem para o óleo com o odor mais forte. Não exagere, essa quantidade é mais do que suficiente para se aplicar em todo o corpo. Por exemplo:

a) Afrodisíaco – esclareia, gerânio e rosa.

Faça massagens regulares, circulares e suaves por alguns minutos em todo o corpo; ideal para o casal massagear um ao outro. Depois de terminado, friccione novamente as mãos até esquentar e inale profundamente por três vezes o aroma.

↬ Variação 1. Utilize velas coloridas (vermelha, laranja, branca) para iluminar o ambiente.

↬ Variação 2. Se desejar, antes da massagem, tome um chá de hibisco, adoce com mel e adicione um pouco de canela em pó.

b) Cansaço – bergamota, gerânio e lavanda.

Faça massagens regulares, circulares e suaves por alguns minutos em todo o corpo. Pode-se fazer a qualquer hora, pois trata-se de uma sinergia equilibradora. Depois de terminado, friccione novamente as duas mãos até esquentar e inale profundamente, por três vezes, o aroma.

↬ Variação. Após a massagem, tome um chá de erva-cidreira, adoce com mel e adicione gotas de limão.

2. Compressa

Essa técnica é muito útil para aliviar, acalmar e até acelerar a cura de inflamação, infecção, contusão, inchaço, virose, machucados, cortes e feridas em geral. Pode ser administrada enquanto se assiste televisão ou descansa. Empregue uma gaze hidrófila, mergulhando-a na solução básica, aperte levemente para retirar o excesso e aplique no local. Troque a cada 30 minutos, administre por duas horas no máximo. Se desejar, pode fazer a técnica da automassagem antes de usar a compressa, essa combinação irá dinamizar todo o processo de autocura.

2.1. Receita básica de compressa

Adicione 6 gotas de óleo essencial em ½ copo (100 ml) de água fria (para os casos de inflamação, machucado, contusão, dor de cabeça, febre, inchaço) ou quente (sugerido para virose, infecção, nevralgia, reumatismo, dor muscular, cólica, TPM). O óleo essencial de lavanda pode ser empregado puro e com segurança em cortes, ferimentos, queimaduras. Ao empregar a água quente para as dores, deve-se cobrir o local e a gaze com uma toalha dobrada para manter o aquecimento. Pode-se usar um único óleo essencial ou, se optado pela sinergia, empregar a proporção 2 + 4 + 4 gotas de cada tipo, sendo a menor dosagem para o óleo com o odor mais forte. Não exagere, essa quantidade é mais do que suficiente para se aplicar em uma parte da região corpórea. Por exemplo:

a) CÓLICA MENSTRUAL – após a massagem no baixo abdome, use a compressa quente com uma receita básica de bergamota, rosa e tea-tree, ou de alecrim, lavanda e rosa.

b) DOR DE CABEÇA – após a massagem na fronte, cabeça e nuca, empregue a compressa fria com lavanda ou sua combinação com alecrim e rosa.

c) GRIPE, RESFRIADO – após a massagem no peito e garganta, administre a compressa quente com lavanda ou sua mistura com alecrim e bergamota.

3. Inalação

Esse método pode ser empregado de forma única ou complementar às anteriores; é mais indicado para os distúrbios do sistema respiratório, circulatório ou linfático. Excelente para os problemas psicológicos, cujo alívio e bem-estar são quase que imediatos após alguns minutos de tratamento. Encontramos duas técnicas:

3.1. A seco

Pingar 3 gotas do óleo essencial puro em uma gaze hidrófila, levar à narina e inalar profundamente o aroma por alguns minutos; além disso, na hora de dormir, podem ser colocadas 2 gotas no travesseiro. Este procedimento é mais bem aplicado em casos leves como a insônia (lavanda), a tensão (bergamota), a sinusite (alecrim), a pressão alta (rosa).

3.2. Ao vapor

Misturar 2 gotas de óleo essencial para cada 100 ml (½ copo) de água e adicioná-lo no compartimento de um vaporizador automático. Pode-se empregar um único óleo essencial ou uma sinergia. Se não possuir um vaporizador, poderá substituí-lo da seguinte forma: ferva a água, desligue o fogo, retire o vasilhame, coloque-o na mesa, acrescente o óleo essencial. Cubra sua cabeça e o recipiente com uma toalha de banho de modo que você possa inalar o vapor. Inspire somente pelo nariz até que não sinta mais o aroma. É indicado para casos mais graves como uma gripe (alecrim ou lavanda), dor de garganta (tea-tree ou lavanda), depressão (rosa ou bergamota), pode também fazer combinações.

4. Banho

Os banhos são considerados poderosos auxiliares de qualquer terapia; também podem ser usados tanto no processo psicoemocional quanto espiritual. O óleo essencial não se dissolve prontamente na água, por isso é importante agitá-la. Caso for empregado em água muito quente, deve ser utilizado antes que esfrie; pois as propriedades medicinais se evaporam rapidamente. Se estiver usando uma banheira e sua pele for muito seca, adicione um pouco de óleo de abacate ou de amêndoas doces. Existem três possibilidades:

4.1. Banheira

Procedimento indicado para relaxar, acalmar e suavizar tanto as dores físicas quanto as emocionais; podendo, inclusive, ser empregada para um momento de afeto e amor. Coloque 21 gotas do óleo essencial desejado na água ou, se preferir utilizar a sinergia de três óleos, pingue 7 gotas de cada tipo; além disso, podem ser adicionadas duas colheres (sopa) de óleo de amêndoas para hidratar a pele. Mexa bem a solução, faça o banho de imersão, relaxe e sinta o aroma sendo exalado pelo vapor da água quente. Permaneça entre 15 a 30 minutos, no máximo. Se for um banho de amor, massageiem um ao outro, estimulem-se!

Receitas:

a) RELAXANTE – esclareia, lavanda, rosa; adicione pétalas de rosas brancas.

   ✧ VARIAÇÃO. Acrescente 7 gotas da fórmula floral da Sinergia da Meditação (ver página 237) e acenda velas brancas, azuis e violetas, com ou sem aroma. Obs.: Não use incenso enquanto toma banho, pois fumaça e vapor não combinam no campo terapêutico; antagonizam-se.

b) ESTIMULANTE – alecrim, bergamota, tea-tree; adicione pétalas de rosas amarelas.

   ✧ VARIAÇÃO. Acrescente 7 gotas da fórmula floral da Sinergia do Sucesso (ver página 326) e acenda velas amarelas, violetas e laranjas, com ou sem aroma.

c) AFRODISÍACO – gerânio, bergamota e rosa; adicione pétalas de rosas vermelhas.

   ✧ VARIAÇÃO. Acrescente 7 gotas da fórmula floral da Sinergia da Sexualidade (ver página 235) e acenda velas vermelhas, rosas e laranjas, com ou sem aromas.

4.2. Chuveiro

Indicado para a limpeza da aura e dos chacras, para a retirada da energia negativa e do cansaço do dia e é estimulador do sistema energético, fornecendo uma sensação de bem-estar e conforto. Leve um vasilhame de plástico (garrafa, bacia) para o banheiro. Após o banho habitual, encha-o com a própria água do chuveiro. Feche a torneira. Adicione 10 gotas de óleo essencial de lavanda, uma colher (café) de sal de cozinha ou de bicarbonato de sódio e outra de açúcar. Misture. Banhe todo o corpo; se desejar pode ir jogando aos poucos enquanto se automassageia.

   ✧ VARIAÇÃO. Acrescente 7 gotas da fórmula floral da Sinergia da Antimagia (ver página 237).

4.3. Bacia

Simples e fácil, pode ser efetuado a qualquer hora ou lugar. Bom para aliviar um dia de tensão, dores no corpo, cansaço, exaustão. Em uma bacia de plástico com capacidade de 7 ou 8 litros, coloque 5 litros de água quente, adicione 10 gotas de óleo essencial de rosas (se desejar relaxar) ou de gerânio (para estimular) e uma colher de sopa de sal de cozinha ou de bicarbonato de sódio. Coloque os pés por 15 minutos, movimentando-os de vez em quando. Retire e deixe-os, por mais dez minutos, enrolados em uma toalha limpa e seca.

Pode ser empregado como banho de assento tanto para a higienização quanto nos casos de coceiras e pruridos na região urogenital. Utilize uma mistura de 8 gotas de tea-tree com 8 de lavanda.

5. Chacras

Os óleos essenciais fornecerão bons resultados quando aplicados nos chacras, tanto em sua forma terapêutica quanto espiritual. Igualmente, são de grande valia caso seja encontrada alguma contraindicação na aplicação da cromoterapia. Sob um aspecto geral, podemos empregar o mesmo óleo em todos os centros de energia (Tabela I), a combinação sugerida no repertório ou, ainda, um tipo de aroma para cada chacra (Tabela J). Porém, quando tratamos os chacras com a aromaterapia temos de estar relaxados, dessa forma, valem as regras da Lição 7.

Antes de entrar em estado alfa, aplique uma mistura de 2 gotas de óleo essencial diluídas em ½ colher (café) de óleo de amêndoas doces ou de semente de uva. Coloque a mistura entre os dedos e massageie em forma circular, no sentido horário, a região do chacra. Utilize as técnicas da meditação criativa. Se você for aplicar em alguém, pode fazê-lo após o primeiro passo da meditação quando a pessoa já estiver relaxada; mas a cada aplicação, avise serenamente o que irá executar antes de passar o óleo essencial no corpo da pessoa. A escolha é muito particularizada, pois cada caso é uma situação diferente. Assim, analise primeiro o diagnóstico do chacra (ver AULA ELETIVA 1); depois, o repertório básico dos aromas (Lição 11) para escolher qual a melhor essência no equilíbrio desejado. Ou, ainda, adicione a informação da Tabela I na técnica de saúde dos chacras ensinada na Lição 10.

Aroma/Chacra	Base	Umbilical	Plexo solar	Cardíaco	Laríngeo	Frontal	Coronário
Gerânio	Regulador	Ativador	Equilibrador	Equilibrador	Equilibrador	Equilibrador	Equilibrador
Bergamota	Ativador	Regulador	Ativador	Ativador	Ativador	Ativador	Ativador
Alecrim	Ativador	Ativador	Regulador	Ativador	Ativador	Ativador	Ativador
Rosa	Equilibrador	Equilibrador	Equilibrador	Regulador	Equilibrador	Equilibrador	Equilibrador
Tea-tree	Equilibrador	Equilibrador	Equilibrador	Equilibrador	Regulador	Ativador	Ativador
Lavanda	Equilibrador	Equilibrador	Equilibrador	Equilibrador	Equilibrador	Regulador	Ativador
Esclareia	Equilibrador	Equilibrador	Equilibrador	Equilibrador	Equilibrador	Ativador	Regulador

Tabela I - Aromaterapia para regular os chacras

Aroma/ Chacra	Físico	Emocional	Mental	Sentimental	Expressão	Sabedoria	Espiritual
Gerânio	Estimulante	Sensualidade	Criatividade	Desejo	Segurança	Busca	Fé
Bergamota	Disposição	Autoestima	Discernimento	Generosidade	Coragem	Despertar	Purificação
Alecrim	Ânimo	Coragem	Autoconfiança	Bravura	Direção	Consciência	Limpeza
Rosa	Resistência	Autoajuda	Organização	Amor-próprio	Sinceridade	Devoção	Curas
Tea-tree	Depurador	Autocontrole	Disciplina	Harmonia	Verbalização	Esperança	Intuição
Lavanda	Relaxante	Tranquilizante	Memorização	Sensibilidade	Ensino	Autoconhecimento	Iluminação
Esclareia	Rejuvenescedor	Afetividade	Compreensão	Fraternidade	Cordialidade	Meditação	Canalização

Tabela J - Aromaterapia para despertar os chacras

6. Ambiente

A razão de eu gostar tanto da aromaterapia se deve ao fato de ela ser múltipla e agradável em todos os sentidos, pois, com um simples aroma perfumado, podemos curar ou acalmar uma pessoa, como também limpar a nossa casa! Os desinfetantes que são vendidos em supermercados são a derivação industrial de antigas fórmulas da medicina natural com esses mesmos óleos. Por isso, podemos empregar os óleos essenciais como uma boa alternativa aos produtos químicos para eliminar germes, vírus e bactérias; assim, também garantimos a higiene doméstica e a prevenção de doenças no lar. Vejamos:

a) COZINHA, BANHEIRO – após a limpeza habitual, passe um pano molhado com uma solução de meio litro de água morna com uma sinergia de 3 gotas de óleo essencial de tea-tree, 3 de bergamota e 3 de lavanda. Pode ser substituída por limão, eucalipto e gerânio ou todas em combinação. Essa fórmula irá desinfetar o chão com as propriedades antissépticas e germicidas do óleo essencial.

b) QUARTO, SALA – a mesma fórmula e aplicação anterior; no entanto, para dar um aroma diferenciado em cada ambiente, substituímos a bergamota pelo ilangue-ilangue ou rosa que também possuem propriedades antissépticas e bactericidas. Esses criarão um ambiente propício à harmonia, à paz e ao amor; além de um toque agradável e floral.

c) ROUPAS EM GERAL – adicione 10 gotas de lavanda em um litro de água morna, agite e junte essa mistura ao último enxágue da roupa ou com o amaciante de roupas. Além de desinfetar, irá deixar um aroma muito agradável. Pode ser substituído pelo óleo essencial de limão, gerânio, rosas ou combinados.

d) ANIMAIS – para se livrar das pulgas, carrapatos, ácaros, bactérias, germes ou até prevenir-se deles, escove (duas vezes por semana) seu animal (cachorro, gato, chinchila) com uma combinação de 6 gotas de lavanda, 6 de tea-tree e 6 de gerânio em ½ copo (100 ml) de água quente. Umedeça as cerdas da escova na solução e passe em todo o corpo. Se o animal não tiver pelagem, pode-se fazer o processo com um pano umedecido com a mistura. O tamanho da receita é para animais de pequeno porte; caso seja um cavalo ou uma cabra, quadruplique, no mínimo, a solução.

6.1. Aromatizador ambiental

Essa técnica melhora a qualidade do ambiente e o ar que respiramos, prevenindo ou eliminando os germes, bactérias e até removendo odores desagradáveis. Além da profilaxia, as pessoas poderão desfrutar, por intermédio do aroma, do equilíbrio e do estado emocional. Alguém duvida que uma casa cheirosa não estimule pensamentos positivos, bem-estar e aconchego? Sim, a aromatização ambiental com os óleos essenciais é fundamental para se manter um estado de satisfação no lar. Existem no mercado vários tipos de aromatizadores, geralmente feitos de cerâmica com a forma de pequenos vasos nos quais se coloca o óleo essencial e, na parte de baixo, acende-se uma pequena vela. À medida que a chama aquece a vasilha, o aroma é distribuído pelo ambiente agindo dentro de suas qualidades purificadoras ou emocionais.

Para garantir que os vapores se espalhem por todo o ambiente, sejam agradáveis e durem por mais tempo, faça a seguinte fórmula: 3 gotas de óleo essencial por colher (sopa) de água; reabasteça sempre na mesma proporção. Também existe um anel canelado que é encaixado em cima da lâmpada do abajur; neste caso, a colocação da essência deve ser feita antes de se acender a luz e não deve ser misturada com água. Vejamos algumas fórmulas especiais:

a) FESTIVO: para festas em geral, misture 2 gotas de bergamota, 2 de lavanda e 2 de tangerina em 4 colheres (sopa) de água; reabasteça para não deixar queimar o fundo do vasilhame. Se for uma reunião de amigos: 2 de lavanda, 2 de rosas e 2 de esclareia em 4 colheres (sopa) de água; festa para solteiros: 2 de gerânio, 2 de rosas e 2 de canela em 3 colheres (sopa) de água; festa para crianças: 2 de lavanda, 2 de bergamota e 2 de rosas em 5 colheres (sopa) de água.

b) TRANQUILIZANTE: para estados depressivos, empregue o aromatizador ao lado da cama: 2 gotas de lavanda, 2 de rosa e 2 de bergamota em 2 colheres (sopa) de água; para acalmar a ansiedade: 2 gotas de lavanda e 2 de rosas em 2 colheres (sopa) de água; para eliminar a insônia e ter bons sonhos: 5 gotas de lavanda em 2 colheres (sopa) de água.

c) PURIFICANTE: para desinfetar o ambiente de bactérias e vírus, use no quarto da pessoa doente a seguinte fórmula: 5 gotas de lavanda,

2 de alecrim e 3 de tea-tree em 2 colheres (sopa) de água; se desejar usar apenas um óleo, misture 10 gotas em 2 colheres (sopa) de água; essa combinação, ou um dos óleos sugeridos, é ótima para gripe, resfriado, sinusite, enxaqueca, dores em geral.

7. Velas

Um dos aspectos mais fascinantes da cromoterapia e da aromaterapia é o uso de velas, uma vez que o mistério que envolve a chama deixa a todos com uma aura de bem-estar. Ela fornece, por intermédio da psique, a sensação de aconchego, de paz interior, de alegria, conseguindo estimular a contemplação, o relaxamento e a sociabilidade. Pode ser usada em conjunto com a técnica da banheira ou até em uma festa, comemoração ou reunião para criar um clima de confraternização. A união da cor com o aroma estimulará um poder místico que se espalhará por todo o ambiente. E, por ser mais simples e cômodo, é possível substituir os aromatizadores ou vaporizadores, mantendo os mesmos efeitos. Vejamos as combinações mais importantes:

a) Velas nas cores: amarela, laranja, verde-limão ou abóbora, com aroma cítrico ou refrescante, tais como laranja, limão, citronela, bergamota, tangerina, hortelã ou eucalipto, irá estimular a alegria do ambiente, fazer com que as pessoas troquem informações e ideias, seduzam, dancem, brinquem e sintam-se revigoradas.

b) Velas nas cores: vermelha, rosa, carmim, magenta, vinho, marrom ou dourada, com aroma floral adocicado ou picante, tais como, rosa, jasmim, angélica, ilangue-ilangue, gerânio, néroli, erva-doce, cravo ou canela, irá estimular o amor, o afeto, o aconchego, a sedução, a troca de carinho e a sexualidade. Essas velas são ideais para o banho afrodisíaco, uma noite muito especial ou até mesmo uma festa para solteiros!

c) Velas nas cores: índigo, anil, lilás, roxa, prata, cinza ou branca, com aroma floral suave, amadeirado ou herbáceo, tais como a lavanda, benjoim, camomila, cedro, sândalo, mirra, manjericão ou melissa, irá promover a paz interior e a calma, fará com que todos se sintam relaxados, tranquilos, quietos.

8. Estética

Além das propriedades medicinais e terapêuticas, os óleos essências têm sido largamente utilizados na cosmética moderna, pois resultados de equilíbrio, regeneração e rejuvenescimento celular são apresentados na maioria deles. Possuem como característica principal a remoção de células mortas, a drenagem de líquidos, o balanceamento da oleosidade da pele e do couro cabeludo; o auxílio na cura de inflamações, como celulite e acne, por exemplo. Os óleos essenciais podem ser preparados individualmente por intermédio de carreadores ou, simplesmente, acrescentados a um produto de sua preferência (hidratante, loção, creme, xampu, condicionador, etc.). Em todos os processos de mistura, deve-se respeitar a proporção de: 1% para os produtos faciais, 2% para o uso no corpo inteiro e 4% para os localizados (cabelo, abdome, nádegas, etc.). Ou seja, em uma loção ou creme facial de 100 ml, necessitamos acrescentar 1 ml de óleo essencial (25 gotas); em um hidratante corporal ou um xampu de 100 ml, devemos adicionar 2 ml (50 gotas); em um redutor de celulite com 100 ml, temos de diluir 4 ml (100 gotas). Orienta-se que se houver uma variação de até 3 gotas (para mais ou para menos) não acarretará prejuízo algum na fórmula; no entanto, para melhor eficácia, não devemos ultrapassar os valores explicitados. Se o produto estiver acomodado em um frasco, deverá ser agitado várias vezes após a inclusão do óleo essencial; caso esteja em potes e similares, deve-se misturar delicadamente o conteúdo com uma espátula de plástico. Os óleos essenciais podem ser empregados sozinhos ou em sinergia e, neste caso, aconselha-se a utilizar no máximo três tipos diferentes, como já mencionado. Vejamos o resumo das características na cosmética dos óleos descritos no formulário:

a) PELE DO ROSTO OU DO CORPO.

Normal: esclareia, gerânio, lavanda.

Seca: alecrim, esclareia, rosa.

Oleosa: bergamota, esclareia, gerânio, lavanda.

Sensível: lavanda, rosa.

Acne: lavanda, tea-tree.

Celulite: alecrim, bergamota, gerânio.

Estrias: alecrim, gerânio.

Anti-idade: rosa

Pés: gerânio, tea-tree.

b) CABELOS

Normais: lavanda.

Secos: rosa, esclareia.

Oleosos: alecrim, lavanda, tea-tree.

Queda: alecrim, lavanda, tea-tree.

Crescimento: esclareia, gerânio.

Caspa: alecrim, esclareia, tea-tree.

Piolho: gerânio, tea-tree.

Principais propriedades medicinais para a pele, corpo ou cabelo de outros óleos essenciais.

1. BENJOIM (*Styrax benzoin*): trata pele ressecada, seca ou ferida.

2. BÉTULA (*Betula alleghaniensis*): combate caspa, psoríase, celulite, gordura localizada.

3. CAMOMILA ROMANA (*Anthemis nobilis*): bom para pele sensível, ferida, acne, psoríase.

4. CANELA (*Cinnamomun zeylanicum*): tonificador, antiverruga.

5. CAPIM-LIMÃO (*Cymbopogon citratus*): eficaz para pele oleosa, acne, limpeza.

6. CEDRO (*Juniperus virginiana*): combate acne, sarna, seborreia, caspa, alopecia.

7. CIPRESTE (*Cupressus sempervirens*): trata pele madura, sudorese, celulite.

8. ERVA-DOCE (*Foeniculum vulgare*): tonificador, regenerador, antirrugas.

9. EUCALIPTO (*Eucalyptus globulus*): bom contra pele congestionada, celulite, erupção.

10. GENGIBRE (*Zingiber officinale*): descongestionante, antirrugas.

11. HISSOPO (*Hyssopus officinalis*): renovador, regenerador celular.

12. HORTELÃ-PIMENTA (*Mentha piperita*): combate caspa, cravo, sarna, cabelo oleoso.

13. ILANGUE-ILANGUE (*Cananga odorata*): bom para pele seca e oleosa, eficaz tônico capilar.

14. JASMIM (*Jasminum officinalis*): alivia pele seca, rugas de expressão.

15. JUNÍPERO (*Juniperus communis*): trata pele oleosa, acne, celulite, psoríase, seborreia.

16. LARANJA (*Citrus sinensis*): bom para pele seca, rugas, dermatite, toxinas linfáticas.

17. LIMÃO (*Citrus limonum*): removedor de células mortas, calo e verruga.

18. LOURO (*Laurus nobilis*): anticaspa, tônico e crescimento capilar, antissinais.

19. MANDARINA (*Citrus madurensis*): alivia marcas de expressão, sinais.

20. MANJERICÃO (*Ocimun basilicum*): bom para pele cansada ou maltratada, acne.

21. MELISSA (*Melissa officinalis*): eficaz para cabelo oleoso, calvície.

22. MIRRA (*Commiphora myrrha*): bom contra pele sensível e rachada, degeneração, estrias.

23. OLÍBANO (*Boswellia carteri*): combate pele cansada, rugas, espinhas.

24. PAU-ROSA (Aniba rosaeodara): bom para pele sensível, rugas, sinais.

25. SÁLVIA (Salvia ofcinalis): trata poros dilatados, cabelo opaco, psoríase.

26. SÂNDALO (Santalum album): combate pele desidratada, envelhecida, rugas, acne.

27. TANGERINA (Citrus reticulata): tônico celular, antissinais, antirrugas.

28. TOMILHO (Tymus vulgaris): tônico capilar, bom contra caspa, queda de cabelo.

Vale lembrar que os óleos sugeridos fazem parte de nosso repertório básico; no entanto, nada impede que empregue outros óleos com efeito similar. Por exemplo, em casos de celulite ou gordura localizada, pode-se fazer uma sinergia de junípero, laranja e bétula em um carreador (óleo de semente de uva). Para cabelos oleosos seria aconselhável adicionar ao xampu de sua preferência a seguinte sinergia: alecrim, lavanda e junípero; caso encontre caspa substitua o junípero pelo louro ou cedro. Se a pessoa tiver uma pele enrugada ou ressecada, recomenda-se adicionar ao creme hidratante uma sinergia de rosa, gengibre e sândalo. Em todas as combinações devemos nos valer das devidas proporções ensinadas. Divirta-se.

Pesquisa 6 – H/L

A partir de um dicionário, anote os significados das palavras abaixo:

1. Hipertensão: _____
_____

2. Hipocondria: _____
_____

3. Hipotensão: _____
_____

4. Hipotensor: _____
_____

5. Holismo: _____
_____

6. Incoerência: _____
_____

7. Infecção: _____
_____

8. Inflamação: _____
_____

9. Infusão: _____
_____

10. Intolerância: _____
_____

11. Lascívia: _____
_____

12. Letargia: _____
_____

13. Litotríptico: _____
_____

14. Livre-arbítrio: _____

AUTOAVALIAÇÃO 8

Lição 12 – Pesquisa 6

86) Como produzir um óleo terapêutico para a massagem localizada?
   a) Adicionar 15 gotas de óleo essencial em 30 ml de óleo de amêndoas.
   b) Misturar 5 gotas de óleo essencial para cada 5 ml de um carreador.
   c) Acrescentar 6 gotas de óleo essencial por 100 ml de um carreador.
   d) Todas estão corretas.

87) Durante a cólica menstrual, qual a sinergia aromoterápica indicada?
   a) Uma compressa quente elaborada com alecrim, lavanda e rosa.
   b) Uma massagem feita com canela, gengibre e ilangue-ilangue.
   c) Uma inalação com bergamota, gerânio e tea-tree.
   d) Todas estão corretas.

88) Qual a indicação principal de uma inalação com os óleos essenciais?
   a) Dificuldades respiratórias e digestivas.
   b) Questões de ordem linfática e circulatória.
   c) Problemas psicológicos e respiratórios
   d) Todas estão corretas.

89) Cite a receita de um banho relaxante:
   a) Lavanda, gerânio e tea-tree.
   b) Lavanda, rosa e bergamota.
   c) Lavanda, rosa e alecrim.
   d) Todas estão corretas.

90) Quais óleos essenciais equilibram o chacra frontal?
   a) Gerânio e rosas.
   b) Lavanda e esclareia.
   c) Bergamota e tea-tree.
   d) Todas estão corretas.

91) Por que utilizar óleo essencial em animais?
   a) Eles protegem o ambiente da energia negativa.
   b) Acalma-os, favorece a harmonia da energia ch'i.
   c) Alguns óleos são bactericidas, germicidas, carrapaticidas.
   d) Todas estão corretas.

92) **Para uma festa, que sinergia em um aromatizador seria aconselhável?**
   a) Óleo essencial de ilangue-ilangue, canela, rosa e gengibre.
   b) Óleo essencial de laranja, tangerina, lavanda e bergamota.
   c) Óleo essencial de lavanda, alecrim, rosa e esclareia.
   d) Todas estão corretas.

93) **Para efeitos afrodisíacos, qual vela empregamos?**
   a) Vela laranja ou verde com aroma de laranja ou limão.
   b) Vela carmim ou dourada com aroma de jasmim ou erva-doce.
   c) Vela prata ou lilás com aroma de benjoim ou melissa.
   d) Todas estão corretas.

94) **Qual a dosagem aproximada do óleo essencial para um redutor de celulite:**
   a) Aplicamos 14 gotas em 50 ml do redutor.
   b) Empregamos 26 gotas em 100 ml do redutor.
   c) Misturamos 53 gotas em 200 ml do redutor.
   d) Todas estão corretas.

95) **Quais óleos acrescentamos no xampu anticaspa?**
   a) Alecrim, cedro, tea-tree.
   b) Alecrim, hortelã-pimenta, sálvia.
   c) Alecrim, lavanda, esclareia.
   d) Todas estão corretas.

96) **Qual a diferença entre inflamação e infecção?**
   a) Um é um processo psicossomático; o outro, uma enfermidade.
   b) Um se revela na dor; o outro, na febre.
   c) Um é uma resposta patológica; o outro, vírus ou bactéria.
   d) Todas estão corretas.

97) **O que é o livre-arbítrio?**
   a) A decisão pessoal isenta de qualquer condicionamento, motivo ou causa.
   b) Possibilidade de deliberar e controlar o futuro e o destino.
   c) Autoconhecimento, autocontrole, autoestima, amor-próprio.
   d) Todas estão corretas.

Consulte as respostas na página 330 e somente siga para a próxima lição caso tenha acertado no mínimo NOVE questões. Quando errar, sugiro estudar novamente a referida lição, ler algum livro recomendado na bibliografia e sempre praticar os exercícios sugeridos. O mais importante é que esteja bastante familiarizado com toda a temática proposta.

Se você quer os acertos, esteja preparado para os erros.

Carl Yastrzemski (1939).

CRISTALOTERAPIA

O aspecto transcendente de uma pedra preciosa sempre exerceu grande influência nos povos antigos, principalmente o grupo de cristais. Usada como amuletos ou talismãs, as gemas ofereciam proteção contra fantasmas, repeliam o demônio, preservavam a saúde, protegiam contra a pobreza. Não eram somente os sacerdotes que nutriam uma relação espiritual com os minerais, os nobres e plebeus também observavam tal aplicação. Os cristais têm assegurado um lugar garantido nas religiões, uma vez que adornam relicários, santuários, imagens sagradas e simbolizam a manifestação divina na natureza.

Até o final do Século 19, os minerais, em especial os cristais, também eram administrados regularmente pela medicina alopática – podiam ser colocados na parte doente do corpo, aplicados no alimento, tomados em pequenas doses, ou até a sua simples presença ao lado do enfermo capacitaria a cura. Com o avanço da farmacopeia alopática, o emprego dos cristais foi reduzido drasticamente, restando muito pouco das fórmulas antigas, entre elas, o cristal dolomita que ainda é utilizado como fonte de cálcio. A homeopatia é uma das raras áreas da medicina que ainda se utiliza do reino mineral para a confecção de remédios, todavia, valendo-se basicamente das energias sutis e não do composto físico-químico.

As pedras, de uma forma geral, sempre estiveram conectadas tanto ao universo físico (curas) quanto ao espiritual (proteção). Interessante como uma única pedra pode conter em seu repertório vários aspectos simbólicos, espirituais e terapêuticos. Por exemplo, a pedra ametista se encontra incrustada no anel do professor (Letras) pela razão de simbolizar a sabedoria e a pesquisa; correlaciona-se com o Planeta Júpiter e o signo de Sagitário e ainda favorece a ligação do homem a Deus; também estimula a paciência e a compreensão, protege contra espíritos malignos e forças negativas.

O uso terapêutico dos cristais da forma como conhecemos atualmente surgiu nos Estados Unidos durante a década de 1960. Não se tem notícias de um precursor específico para a cristaloterapia contemporânea – também chamada de gemoterapia, litoterapia ou terapia mineral. No entanto, tem-se o consenso que ela se originou a partir da descoberta das propriedades físico-químicas dos cristais (silicatos). Eles possuem uma estrutura molecular capaz de receber, transmitir, ampliar e armazenar cargas elétricas ou magnéticas a partir de sua característica piezelétrica (produção de energia através da pressão) ou piroelétrica (produção de energia através do calor) de acordo com o eixo cristalográfico (ver Figura 10). Se não fossem tais descobertas científicas não teríamos, por exemplo, o computador, o satélite, a tomografia, o forno de micro-ondas, o monitor de LCD e uma imensa gama tecnológica baseada na utilização dos silicatos. Sim, os cristais saíram de uma visão estritamente de beleza, cores ou significados simbólicos para adentrar em um campo inimaginável no meio do Século 20: a Era Digital.

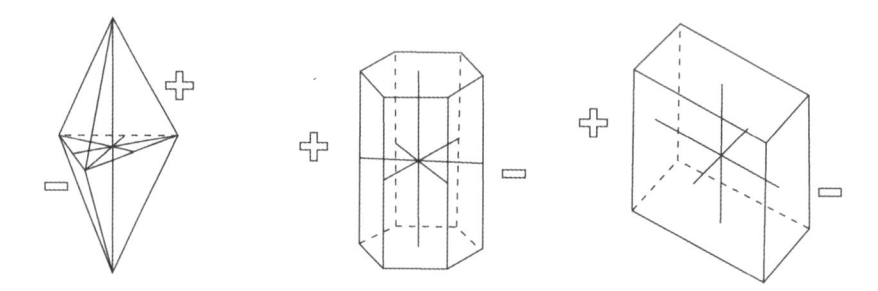

Figura 10 – Eixo cristalográfico

Bem, é dentro desse contexto da revolução tecnológica que surgiu o renascimento do uso dos cristais como fonte de autocura. Essa corrente de pensamento, que floresceu na Califórnia, propunha o equilíbrio de todos os estados emocionais por intermédio do reino mineral ou vegetal; observando, assim, os cristais como canalizadores e condutores de energia espiritual. Dessas ideias associativas e da redescoberta de inúmeros repertórios antigos sobre o reino mineral resultaram infinitas possibilidades de uso terapêutico. Atualmente, o conceito da utilização dos cristais também se baseia na energia telúrica, cósmica, holográfica e a aplicação se expandiu para a cura dos campos áuricos e dos chacras, tanto para os problemas físicos quanto espirituais. De forma semelhante aos aromas

(Lição 11) e aos florais (veremos na Lição 15), os cristais promovem uma purificação no sistema energético, eliminando toda negatividade ou obstrução, melhorando a qualidade da vida emocional e espiritual, trazendo a paz e a harmonia interior.

Essa tônica terapêutica se processa através da *luz* e da *cor* do cristal que são as características mais importantes das gemas. E, embora não seja um diagnóstico para identificá-las, uma pedra com a mesma composição química terá inúmeros tons diferentes de cor. Observamos na INTRODUÇÃO À CROMOTERAPIA (Lição 9) que tudo em nosso Planeta absorve o espectro solar e, na formação estrutural dos cristais, essa condição se torna mais evidente, vejamos:

a) Quando uma gema não absorve o raio luminoso, deixando-o atravessar sua estrutura molecular, teremos as pedras hialinas, incolores e transparentes, como os cristais de rocha.

b) Ao absorver todo o espectro solar de forma simultânea, o cristal torna-se branco-leitoso, como a opala e a ágata branca; ou quando assimila apenas o espectro ultravioleta se torna cinza, como o cristal fumê e a ágata-cinza.

c) Também há um grupo de pedras que absorvem cor a cor, mas sempre iniciando pela tonalidade marrom-escura (ocasionado pelo infravermelho), passando por todas as variações de cores do espectro visível (arco-íris), terminando no roxo mais escuro (ultravioleta). Podemos encontrar a pedra granada nas seguintes cores: vermelha, laranja, amarela, verde, rosa, azul, anil e violeta. Por regra, dizemos que as pedras vermelhas são as mais jovens, as violetas se encontram entre as mais velhas, e milhões de anos de formação geológica separam uma das outras.

d) Por fim, as pedras de cor negra são aquelas que já absorveram o último padrão luminoso (o roxo mais escuro, o ultravioleta) e não estão mais assimilando o espectro solar. Todavia, irradiam a própria energia telúrica e, geralmente, são pedras pirelétricas, como ocorre com a turmalina negra e o ônix. No reino mineral, a cor negra não é a ausência de cor, mas a somática; podemos também considerar essas pedras as mais velhas dentre as que possuem cor.

Para compreender a família dos cristais em um plano terapêutico devemos classificá-la inicialmente em quatro grupos distintos:

1. Cristais energéticos

Esse grupo fornece vitalidade, magnetismo, coragem, disposição e poder pessoal. São os cristais que possuem tons de vermelho, laranja e amarelo; também, as pedras negras e cinzas.

> ⤙ ATENÇÃO: não empregue terapeuticamente a pedra vermelha, laranja e amarela quando o paciente estiver ansioso, nervoso, histérico, desesperado, impaciente, raivoso, rancoroso, vingativo, possessivo, ciumento. Igualmente, em caso de má circulação, coágulo, derrame, cardiopatia, hemorragia, menstruação, erupções na pele, cólicas, hipertensão, estresse, virose, dor, febre, infecção ou inflamação em qualquer parte do corpo.

2. Cristais harmonizadores

Esse conjunto estimula a saúde em geral, o equilíbrio espiritual, o autocontrole, a cooperação e a alegria da vida. São todos os tons de verde e também as pedras de tons rosa e violeta.

> ⤙ ATENÇÃO: não há contraindicação e servem para equilibrar todos os problemas ou distúrbios apresentados; assim como a luz cromática verde, os cristais verdes, rosas e violetas são considerados cores mestras – faz tudo, pode tudo, cura tudo; na dúvida, use-os sempre.

3. Cristais purificadores

Desenvolvem a limpeza energética, trazem proteção à saúde e ao espírito, promovem a pacificação, o bem-estar e o intercâmbio. São os tons de azul e roxo.

> ⤙ ATENÇÃO: não utilize cristais azuis, do claro ao celeste, quando o paciente estiver desesperançado, desvitalizado, desmemoriado, desanimado, preguiçoso, inibido, sentindo-se culpado, fracassado, sem interesse sexual. Também, em casos de má circulação, pressão baixa, derrame, paralisia, imobilidade, gripe, resfriado, depressão, letargia, taquicardia, frigidez, impotência, constipação.

4. Cristais mestres

Nesse grupo somente fazem parte os cristais hialinos (cristais de rocha); podem ser usados em todos os planos e possuem a capacidade de ampliar a capacidade das outras pedras e canalizar energias benéficas para o tratamento.

↪ ATENÇÃO: não há contraindicação.

Obs. 1: É importante saber que para a terapia holística temos de observar, em primeiro lugar, o significado da cor nos cristais, e podemos dizer que é muito semelhante às características estudadas na CROMOTERAPIA (Lição 9); entretanto, para o plano espiritual, devemos empregar unicamente a identidade simbólica, quando houver. Por exemplo: a safira de cor azul pode ser aplicada em todos os chacras para a purificação do sistema emocional ou ajudar na cura de infecções; porém, a safira de cor laranja, somente será utilizada nos três primeiros chacras para tonificar o sistema orgânico ou auxiliar como antidepressivo. Agora, observe, por razões transcendentes, podemos empregar a safira azul na proteção contra espíritos malignos, mas não as safiras de outra cor. O mesmo ocorre com a maioria dos cristais: terão propriedades terapêuticas, particularidades espirituais e até simbólicas.

Obs. 2: No REPERTÓRIO BÁSICO DE ÓLEOS ESSENCIAIS (Lição 11) aplicamos a minimização para um kit devido ao fato de muitos óleos terem a mesma propriedade terapêutica. No REPERTÓRIO BÁSICO DE CRISTAIS também faremos uma redução; porém, por outros motivos. Muitas pedras foram descobertas há pouco menos de um século e ainda se encontram em pesquisa por parte dos terapeutas. Algumas propriedades dessas novas pedras foram canalizadas espiritualmente e necessitam ser revisadas ou testadas pela atual geração. Dessa forma, para não haver qualquer dúvida durante uma aplicação, física ou espiritual, prefira trabalhar com os cristais consagrados pela literatura antiga. Os mais seguros serão apresentados a seguir.

Repertório Básico de Cristais

1. Turmalina negra

CRISTALOGRAFIA: cor preta, prismático, brilho vítreo, pirelétrico, piezelétrico; ciclossilicato, trigonal, silicato de boro e alumínio com ferro (nome real: *schorlita*) – família das turmalinas; palavra originária do cingalês *tumarali* = cabeça.

PLANO FÍSICO: limpa as toxinas orgânicas, ajuda no combate das doenças infecciosas, dos problemas de mobilidade com os pés, tornozelos, pernas; elimina o cansaço e a exaustão.

PLANO PSICOEMOCIONAL: dissipa a negatividade, melhora a concentração; dissolve a angústia e o ressentimento; ativa o instinto de sobrevivência e a autoestima; desenvolve a segurança, a consciência e o altruísmo. Plano espiritual: purifica o corpo astral, eliminando a inveja, o mau-olhado e a feitiçaria; transforma a energia negativa em positiva, estimula o perdão e a transcendência.

- ATENÇÃO: em terapia ou meditação, empregar apenas da cintura para baixo ou no primeiro chacra; como joia ornamental pode ser utilizada em qualquer lugar. Também observar as contraindicações do grupo de cristais energéticos; não administrar em crianças e adolescentes.
- SINERGIA: turmalina negra + ametista + cristal de rocha.
- POSSÍVEIS SUBSTITUTOS:
  - ↬ Ônix
  - ↬ Ágata negra
  - ↬ Cristal fumê

2. Granada vermelha

CRISTALOGRAFIA: cor vermelho-escuro, translúcida, pirelétrica, piezelétrica; nesossilicato, isométrico, silicato de ferro e alumínio (nome real: *almandina*), grupo das granadas.

PLANO FÍSICO: ideal para convalescença, anemia, pressão baixa, arteriosclerose; ativa o sistema circulatório, ajuda nos casos de impotência e frigidez, falta de menstruação ou ovulação; também atua como depurador físico.

Plano psicoemocional: ajuda no combate à depressão, apatia e preguiça; estimula a coragem, a perseverança, o orgulho, a autoconfiança e a paixão pela vida; desenvolve a sexualidade e o prazer orgástico.

Plano espiritual: dissolve o mal que se esconde nas profundezas da alma, como o ódio, a inveja e os ressentimentos; desenvolve a percepção extrassensorial, o amor ao próximo e a coragem de enfrentar a vida.

- Atenção: em terapia ou meditação, usar apenas da cintura para baixo ou no primeiro e segundo chacras; como joia ornamental pode ser utilizada em qualquer lugar. Observar também as contraindicações do grupo de cristais energéticos; não aplicar em crianças e adolescentes.
- Sinergia: granada + ágata-de-fogo + cristal de rocha.
- Possíveis substitutos:
  - ↬ Rubi
  - ↬ Jaspe
  - ↬ Cornalina

3. Opala de fogo

Cristalografia: cor laranja avermelhada, brilho vítreo e leitoso, piezelétrico; tectossilicato, amorfa, óxido de silício – grupo da sílica, família das opalas, mineralóide com moléculas de água em sua composição.

Plano físico: indicado para artrite, reumatismo, bursite; estimula a produção da ovulação e do espermatozoide; bom para casos de esterilidade, impotência, frigidez, falta de leite materno; elimina gazes, constipação, cálculo renal; ajuda a suavizar câimbra ou paralisia muscular.

Plano psicoemocional: dissolve a timidez, o conflito sexual, a passividade, o marasmo, a preguiça, a apatia, o orgulho, a culpa, o ressentimento; estimula a criatividade, a magnanimidade, a autoestima e a alegria de viver.

Plano espiritual: desenvolve a percepção, a sensibilidade, a criatividade, a consideração e o equilíbrio interior; estimula a retidão e o florescimento espiritual.

- Atenção: em terapias ou meditação, usar apenas da cintura para baixo ou no primeiro, segundo e terceiro chacras; como joia ornamental pode ser utilizada em qualquer lugar. Também observar as contraindicações dos cristais energéticos e não aplicar em crianças e adolescentes.

- SINERGIA: opala de fogo + citrino + cristal de rocha.
- POSSÍVEIS SUBSTITUTOS:
  - ↜ Topázio imperial
  - ↜ Pedra-da-lua
  - ↜ Ágata laranja

4. Citrino

CRISTALOGRAFIA: cor amarelo-claro ao dourado, transparente, translúcido, piezelétrico, pirelétrico; tectossilicato, trigonal, óxido de silício com manganês ou alumínio – grupo da sílica, família do quartzo. A palavra citrino é derivada do latim *citrus* = limão.

PLANO FÍSICO: melhora a fadiga em geral; favorece o estômago, o pâncreas e o fígado melhorando a digestão; elimina gazes estomacais; ativa a circulação sanguínea, o sistema nervoso e a oxigenação cerebral.

PLANO PSICOEMOCIONAL: dissolve o estresse, o mau humor, a falta de perspectiva, inclusive de memória; elimina o medo de ficar só ou de não ser aceito; traz sociabilidade, melhor comunicação, cooperação; incentiva ao estudo, estimulando pensamentos claros e objetivos; melhora as metas e diretrizes atuais e futuras.

PLANO ESPIRITUAL: desenvolve a autoconfiança, o discernimento e o autocontrole; estimula a meditação e a compaixão universal; protege contra energias nocivas (mau-olhado e inveja).

- ATENÇÃO: pode ser usado em todos os chacras; contudo, observe as contraindicações dos cristais energéticos; não aplicar em crianças.
- SINERGIA: citrino + esmeralda + ametista.
- POSSÍVEIS SUBSTITUTOS:
  - ↜ Pirita
  - ↜ Calcita amarela
  - ↜ Topázio amarelo

5. Esmeralda

CRISTALOGRAFIA: cor verde intenso, transparente, translúcida, prismático, piezelétrico; ciclossilicato, hexagonal, silicato de alumínio e berílio com césio, cromo ou vanádio; contém fluido e microbolhas de ar – grupo do berilo. A palavra esmeralda provém do grego *smaragdos* = pedra verde da cura.

PLANO FÍSICO: alivia a dor, a febre, a insônia, a fadiga; equilibra o sistema digestório, circulatório e respiratório – todas as patologias correlatas: gastrite, hipertensão, gripe, etc. Ótimo oxigenador e regenerador celular, favorecendo a cicatrização de corte, fratura, cirurgia, contusão, lesão; bom para os casos de hemorragia e cólica, ótimo para eliminar a debilidade em geral.

PLANO PSICOEMOCIONAL: suaviza a emoção, ajuda no combate a síndromes, fobias, depressão, pesadelos; dissolve a nostalgia, algum trauma e ideias negativas; estimula a consciência, a segurança, retidão, individualidade, autoconfiança e o intercâmbio social; inspira novos pensamentos, projetos, ideais ou paradigmas; traz esperança na vida.

PLANO ESPIRITUAL: purificador astral e espiritual; elimina a bruxaria e trabalhos de magia negra; desenvolve a inspiração profética, a vidência, o autocontrole, o discernimento; ajuda na meditação, estimula a transcendência e o poder espiritual.

- ATENÇÃO: pode ser aplicado em todos os chacras; não há contra-indicação.
- SINERGIA: esmeralda + ametista + cristal de rocha.
- POSSÍVEIS SUBSTITUTOS:
    - ↪ Malaquita
    - ↪ Aventurina
    - ↪ Quartzo-verde

6. Quartzo-rosa

CRISTALOGRAFIA: Cor rosa-claro, transparente, translúcido, pirelétrico, piezelétrico; tectossilicato, trigonal, óxido de silício com titânio – grupo do quartzo.

PLANO FÍSICO: tranquiliza o ritmo cardíaco e respiratório; melhora a oxigenação celular, favorecendo a circulação e a pressão sanguínea;

aumenta a fertilidade e a libido; ajuda no combate às doenças sexualmente transmissíveis e a saúde dos órgãos genitais; também ameniza os sintomas da menopausa.

PLANO PSICOEMOCIONAL: desfaz mágoa, orgulho, rancor, raiva, vingança, inveja, ódio, obsessão, nostalgia, depressão, tristeza, angústia; dissolve o medo de amar, o receio da morte, a falta de afeto, a intolerância, a intransigência; controla a síndrome pré-menstrual (TPM); estimula a serenidade, o amor-próprio, a alegria, a felicidade, o afeto, o carinho, a compreensão, a aceitação da vida e o perdão incondicional.

PLANO ESPIRITUAL: polariza todos os corpos áuricos, purifica os chacras da energia nociva criada pela própria pessoa; desenvolve fraternidade, enternecimento, paz interior; estimula o amor incondicional e a elevação espiritual.

- ATENÇÃO: pode ser usado em todos os chacras; não há contraindicação. Mas vale um alerta: é provável que nos primeiros tratamentos a pessoa se sinta deprimida, triste ou até chore, pois está sendo dragada a energia negativa da alma.
- SINERGIA: quartzo-rosa + ametista + cristal de rocha.
- POSSÍVEIS SUBSTITUTOS:
  - ↬ Turmalina rosa
  - ↬ Rodocrosita
  - ↬ Topázio rosa

7. Água-marinha

CRISTALOGRAFIA: cor azul-clara, transparente, opaca, prismático, piezelétrico; ciclossilicato, hexagonal, silicato de alumínio e berílio com ferro – grupo do berilo. O nome da pedra é relativo à própria cor = azul da cor do mar.

PLANO FÍSICO: depurador sanguíneo e celular; atua como anti-inflamatório, antiespasmódico, antisséptico, bactericida; ajuda a combater todos os tipos de febre e dor, melhorando a saúde debilitada; atenua o problema decorrente de acne, abscesso, hemorragia, úlcera, gastrite, azia, cólica, dor na coluna ou de garganta.

PLANO PSICOEMOCIONAL: acalma a ansiedade, o nervosismo, irritação, histeria, estresse, insônia e todas as ideias negativas; dissolve a rigidez e a intolerância; elimina o desequilíbrio da comunicação (tagarelice, timidez, gagueira), melhorando a expressão verbal do sentimento.

PLANO ESPIRITUAL: purifica a alma e todos os campos energéticos; desenvolve a intuição, a expressão profética, a alegria e a vivacidade; estimula a clemência e a lucidez espiritual.

- ATENÇÃO: pode ser aplicada em todos os chacras; contudo, observe as contraindicações do grupo de CRISTAIS PURIFICADORES.
- SINERGIA: água-marinha + quartzo-rosa + ametista.
- POSSÍVEIS SUBSTITUTOS:
    - ⟜ Turquesa
    - ⟜ Quartzo-azul
    - ⟜ Safira azul-clara

8. Sodalita

CRISTALOGRAFIA: cor índigo com traços brancos (calcita), opaca, pirelétrico, piezelétrico; tectossilicato, cúbico, silicato de alumínio e sódio com cloro – grupo do feldspato, família dos *feldspatoides*; a palavra sodalita é derivada de sua composição: *pedra de sódio*, metal alcalino.

PLANO FÍSICO: equilibra o sistema nervoso central; possui propriedade analgésica; melhora qualquer enfermidade da garganta, do olho ou do ouvido do dente; diminui a dor de cabeça, da nuca, problemas no couro cabeludo; indicada para a psoríase.

PLANO PSICOEMOCIONAL: purifica as correntes psíquicas e energéticas do corpo; elimina a confusão mental, crise de identidade, obsessão, ansiedade, ciúme, possessividade, nostalgia; induz a ter maior lucidez, discernimento, organização, praticidade; ajuda na aceitação das mudanças que ocorrem na vida, tais como morte, desemprego, divórcio, menopausa, velhice, adolescência, entre tantas.

PLANO ESPIRITUAL: auxilia no combate às entidades astrais que perturbam as atividades mentais e emocionais; desenvolve a identidade pessoal, objetividade e expressão; estimula o equilíbrio da polaridade espiritual.

- ATENÇÃO: pode ser aplicada nos chacras superiores (quinto, sexto ou sétimo); não há contraindicação.
- SINERGIA: sodalita + ametista + cristal de rocha.
- POSSÍVEIS SUBSTITUTOS:
  - ↔ Lápis-lazúli
  - ↔ Safira azul-marinho

9. Ametista

CRISTALOGRAFIA: cor violeta-claro a escuro, translúcido, transparente, prismático, pirelétrico, piezelétrico; tectossilicato, trigonal, óxido de silício com ferro férrico – grupo da sílica, família do quartzo. A palavra ametista é originária do grego que significa *sóbrio, não ébrio*.

PLANO FÍSICO: purifica o corpo físico; possui qualidade anti-helmíntica, anti-inflamatória, antivirótica, bactericida, germicida; alivia as dores em geral, a febre, a cólica, os distúrbios digestivos (má digestão, diarreia, flatulência) ou respiratórios (gripe, resfriado, asma); auxilia no combate às doenças sexualmente transmissíveis e na desintoxicação orgânica do álcool, drogas, remédios.

PLANO PSICOEMOCIONAL: desfaz qualquer forma de temor, angústia, rancor, raiva, histeria, alucinação, utopia, dispersão ou incoerência nas atitudes; elimina o estresse e a insônia; estimula bons sonhos; traz calma, paciência, compreensão, humildade, pensamentos positivos e aceitação da vida.

PLANO ESPIRITUAL: purificador da aura; elimina feitiços, magias, formas-pensamento negativas; melhora a meditação; estimula a mediunidade, a percepção, a vidência; desenvolve a esperança e a segurança; produz a consciência do perdão e do amor universal. Ajuda na compreensão das doenças incuráveis, recorrentes e nos momentos de transição (separação, demissão, divórcio, morte).

- ATENÇÃO: pode ser usado em todos os chacras; não há contra-indicação.
- SINERGIA: ametista + sodalita + quartzo-rosa.
- POSSÍVEL SUBSTITUTO:
  - ↔ Kunzita

10. Cristal de rocha

CRISTALOGRAFIA: hialino, translúcido, transparente, prismático, pirelétrico, piezelétrico; tectossilicato, trigonal, óxido de silício puro – grupo da sílica, família do quartzo; a palavra cristal provém do grego *krustallos* = gelo eterno.

PLANO FÍSICO: mantenedor da saúde global, energizador dos sistemas e órgãos; estimula as gônadas no equilíbrio da menstruação, na lactação ou produção de espermatozoides, fertilidade; melhora o fluxo sanguíneo, o sistema cardíaco, auxilia na regeneração celular.

PLANO PSICOEMOCIONAL: atenua as crises existenciais, induz na descoberta de novos caminhos pessoais, afetivos ou profissionais; melhora a atenção, a memória, o pensamento, a criatividade; estimula o bem-estar, a autoestima e a vitalidade.

PLANO ESPIRITUAL: direcionador espiritual, encontro de filosofias mais pessoais, luz interior, paz; desenvolve a intuição, a percepção, o equilíbrio; estimula a alegria e a satisfação em viver.

- ATENÇÃO: pode ser empregado em todos os chacras; não há contra- indicação.
- SINERGIA: cristal de rocha + esmeralda + citrino.
- POSSÍVEL SUBSTITUTO:
  - ↞ Diamante

ATENÇÃO!

Para melhor aproveitamento do curso, estude a AULA ELETIVA 5: RADIESTESIA, página 295, antes da próxima lição.

Livros de referência para a Lição 13

QUEM LÊ, SABE MAIS: ao terminar o curso, estude um dos livros indicados para elevar, enobrecer e sedimentar o conhecimento sobre o assunto. As obras sugeridas também contêm fundamentação e propriedade para as Lições 14 e 17.

DUNCAN, Antonio. *O caminho das pedras*. Rio de Janeiro: Nova Era, 2006.

HOLBECHE, Soozi. *O poder das pedras preciosas e dos cristais*. São Paulo: Pensamento, 1994.

LARA, Berenice de. *Elixires de cristais*. São Paulo: Pensamento, 2004.

RAPHAEL, Katrina. *As propriedades curativas dos cristais*. São Paulo: Pensamento, 1993.

SILBEY, Uma. *O guia completo do cristal*. Rio de Janeiro: Nova Era, 2005.

SIMPSON, Liz. *O livro da cura pelos cristais*. São Paulo: Manole, 1999.

AUTOAVALIAÇÃO 9

Lição 13 – Aula eletiva 5

98) O que é cristaloterapia?
a) É o emprego de todo reino mineral de forma terapêutica.
b) É o uso da energia dos cristais para o equilíbrio da saúde.
c) É a utilização das pedras somente para a proteção espiritual.
d) Todas estão corretas.

99) O cristal possui propriedade piezelétrica ou pirelétrica, isto é:
a) Um atributo físico-químico inerente ao reino mineral.
b) A capacidade de receber ou ampliar a carga telúrica.
c) A produção de energia por intermédio da pressão ou do calor.
d) Todas estão corretas.

100) São considerados cristais harmonizadores:
a) Aqueles que possuírem a cor verde, rosa e violeta.
b) Somente os que tiverem a cor azul, índigo e roxo.
c) Unicamente as cores: branco, azul e rosa.
d) Todas estão corretas.

101) No plano psicoemocional, qual a indicação da turmalina negra?
a) Combater a depressão, a preguiça e a timidez.
b) Dissolver a angústia, o ressentimento e a negatividade.
c) Eliminar o medo, o orgulho e a apatia.
d) Todas estão corretas.

102) A granada é um cristal utilizado no plano espiritual para:
a) Eliminar o mau-olhado, a feitiçaria e a inveja alheia.
b) Dissolver o ódio, os ressentimentos da alma e a própria inveja.
c) Estimular a sensibilidade, a intuição e o equilíbrio interior.
d) Todas estão corretas.

103) A opala de fogo, por ser de cor laranja, pertence ao grupo dos:
a) Cristais mestres.
b) Cristais harmonizadores.
c) Cristais energéticos.
d) Todas estão corretas.

104) O citrino pode ser substituído por quais cristais?
   a) Pirita e calcita amarela.
   b) Todos do grupo de cristais energéticos.
   c) Topázio imperial e pedra-da-lua.
   d) Todas estão corretas.

105) Qual a sinergia indicada para a esmeralda?
   a) Ametista, esmeralda, rodocrosita.
   b) Esmeralda, ametista, quartzo-rosa.
   c) Cristal de rocha, esmeralda, ametista.
   d) Todas estão corretas.

106) No plano físico, o quartzo-rosa é recomendado para:
   a) Combater as doenças sexualmente transmissíveis.
   b) Favorecer a circulação, a oxigenação e a pressão sanguínea.
   c) Aumentar a fertilidade, a libido e a potência sexual.
   d) Todas estão corretas.

107) Qual a contraindicação na terapêutica da água-marinha?
   a) Cólica, hipertensão, nervosismo, impaciência.
   b) Gripe, resfriado, inibição, preguiça, má circulação.
   c) Frigidez, taquicardia, estresse, virose.
   d) Todas estão corretas.

108) No plano psicoemocional, a sodalita é recomendada na:
   a) Eliminação da utopia, dispersão, do orgulho, da histeria.
   b) Purificação do caos psíquico, da obsessão, nostalgia.
   c) Dissolução da angústia, amofinação, do desespero.
   d) Todas estão corretas.

109) O cristal de rocha pode ser empregado no plano espiritual para:
   a) Estimular a segurança, a compreensão e o perdão.
   b) Purificar a aura e os chacras de formas-pensamento.
   c) Desenvolver a intuição, a percepção e estimular a alegria.
   d) Todas estão corretas.

110)O que é radiestesia?
   a) Terapêutica que estimula a cura da aura e dos chacras.
   b) Técnica que transforma a manifestação energética em pulsação física.
   c) O emprego exclusivo de pêndulos de cristais.
   d) Todas estão corretas.

111)Quais as duas tendências da radiestesia?
   a) Científica (física) e holística (mentalista).
   b) Uma observa os instrumentos e a outra as convenções.
   c) Estudo das ondas energéticas e do plano mental do pesquisador
   d) Todas estão corretas.

112)O que significa psicotrônica?
   a) Fenômeno cinético produzido pelo radiestesista.
   b) Técnica que se utiliza de gráficos e bobinas radiônicas.
   c) O emprego da energia da mente para mover objetos.
   d) Todas estão corretas.

113)Se o pêndulo tiver um movimento horário indica:
   a) Uma resposta negativa à situação (não).
   b) Uma resposta positiva à questão (sim).
   c) Uma resposta instável ao tema (talvez).
   d) Todas estão corretas.

Consulte as respostas na página 330 e somente siga para a próxima lição caso tenha acertado no mínimo TREZE questões. Quando errar, sugiro estudar novamente a referida lição e ainda ler algum livro recomendado. O mais importante é que esteja bastante familiarizado com toda a temática proposta.

Só as vitórias disputadas com esforço
e perseverança são dignificantes.

Alexandre, O Grande (356-323 a.C.).

PRÁTICA E AUTOCURA (PARTE 5)

Os terapeutas holísticos compartilham a ideia de que o cristal funciona como um diapasão de sintonia natural, fazendo ressonância com os corpos áuricos e os chacras. Se nossos campos energéticos estão fora de sintonia (obstruídos, dilacerados, despolarizados) por causa de algum distúrbio (físico, emocional, espiritual), as vibrações do cristal ajudarão na restauração da vitalidade orgânica e da saúde nos diversos planos. Observamos no estudo da ANATOMIA ENERGÉTICA (Lições 2, 3, 4 e 5) que muitas doenças, físicas ou psíquicas, encontram-se instaladas na aura ou nos chacras. E, por tal razão, muitos distúrbios, considerados simples e de fácil cura, tornam-se recorrentes. Nesse caso, a cristaloterapia, atuando em conjunto com a medicina alopática, dissolve os resíduos energéticos que estiverem impedindo a cura.

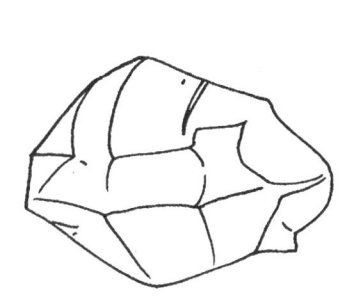

Figura 11 – Fragmento de cristal

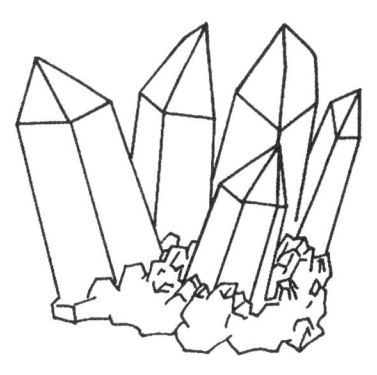

Figura 12 – Drusa de cristal

Os cristais, para uso terapêutico ou pessoal, devem ser do tipo *rolado* (liso, redondo, variando entre 1 a 4 centímetros de diâmetro) ou, ainda, pequenos fragmentos, lascas (veja Figura 11). Não é o tamanho, a lapidação ou perfeição do mineral que influenciará na terapia. Até em um grão poderia realizar a autocura! Não devemos nos esquecer que aplicaremos o mineral em cima do corpo, sendo este um dos motivos de serem leves e pequenos. Para sua ferramenta de trabalho, seria útil possuir, no mínimo, dois cristais de cada indicação do repertório básico. Entretanto, para que possa se beneficiar de todas as técnicas terapêuticas possíveis, o ideal seria ter nove peças dos seguintes minerais: cristal de rocha, ametista, quartzo-rosa e esmeralda; três peças de: citrino, turmalina negra e água-marinha; duas de: granada e opala de fogo. Totalizando 49 peças. Não se espante com a quantidade, não ocuparia mais do que um prato de sobremesa. Já para a proteção ambiental prefira os cristais maiores; por exemplo, uma drusa (vários cristais agregados, veja Figura 12), um geodo (peças ocas com cristal em seu interior) ou até as pedras brutas (pedaços da rocha matriz) que geralmente variam entre 10 a 40 centímetros de comprimento ou largura.

Um passo importante na terapia com os cristais se processa logo em sua aquisição; pois ao adquiri-los, deve-se limpá-los e depois energizá-los. Repetir tal procedimento uma vez por mês. Vejamos o método adequado:

a) LIMPEZA: Deixar o cristal imerso por uma noite em uma solução de água e sal de cozinha ou em água do mar. Tudo é a mesma coisa: cloreto de sódio, um excelente ionizador. Utilize o que for mais conveniente. No dia seguinte lave o cristal e o vasilhame e siga o próximo passo.

b) ENERGIZAÇÃO: Durante o dia, mantenha o cristal imerso em água limpa; podendo estar sob os raios solares ou não, o que for mais conveniente. À noite, lave o cristal novamente, enxugue e guarde, ou se for decorativo coloque onde desejar.

c) REGRAS TERAPÊUTICAS: Antes de utilizar os cristais para a meditação, terapia em si ou em terceiros, você deve lavá-los em água corrente para eliminar as impurezas físicas (poeira) ou energéticas (algum tratamento anterior).

⮞ Se empregar os cristais somente em si, faça os procedimentos 1 e 2 bimestralmente, ou quando achar necessário.

⮞ Se for se valer de diversas pessoas, repita a operação limpeza/ energização uma vez por semana.

⮞ Se atender muitos pacientes em um mesmo dia, tenha vários conjuntos.

↦ Pode guardá-las em um prato, saquinho ou caixa; evite os tecidos sintéticos ou materiais metálicos, pois causam carga eletrostática na pedra.

↦ Com relação às pedras decorativas, repetir a operação mensalmente.

1. Purificação ambiental

Os cristais de uso doméstico (decorativos) servem para ajudar na limpeza espiritual e promover a harmonia entre toda a família ou no ambiente de trabalho; mas não atuará diretamente em uma pessoa. Qualquer um poderá tocar ou contemplar a peça de cristal; uma vez que servem para isso mesmo. Além de enfeitar com sua beleza e brilho, o cristal irá proteger a todos. Não há contraindicação no uso dos cristais quanto ao ambiente. Vejamos algumas aplicações:

a) Sempre indico o uso de uma drusa ou geodo de ametista (Figura 12) próximo da entrada principal ou na sala de estar. Ela irá limpar as energias nocivas oriundas da rua e também dissolverão a inveja, o mau-olhado, a maldição. Para potencializar essa característica, acenda (todos os sábados) um incenso de alfazema, de erva-doce ou de alecrim ao lado da ametista. Para melhor sinergia coloque sobre o cristal 2 gotas de óleo essencial de lavanda.

b) Para os quartos, o mais adequado é ter um cristal bruto de quartzo--rosa (próximo à cama) para ajudar na harmonização das pessoas, e estimular bons sonhos. Para dinamizar essa característica acenda (todas as sextas-feiras) um incenso de rosas, de jasmim ou de erva-doce ao lado da pedra; também coloque sobre o cristal 2 gotas de óleo essencial de ilangue-ilangue (em quarto de adulto), rosas (adolescentes) ou tea-tree (crianças).

c) Para a cozinha, o melhor é uma drusa de citrino para estimular a feitura de bons alimentos, uma vez que cozinhar é um ato de sabedoria e criatividade. Igualmente, estimulará a prosperidade da família. Não utilize incenso na cozinha enquanto estiver preparando alimentos (reveja AULA ELETIVA 5). Todas as quintas-feiras, depois do almoço e com a louça lavada, acenda um incenso de noz-moscada, de canela ou de violeta ao lado do cristal, se desejar, aplique 2 gotas de óleo essencial de bergamota ou limão sobre a pedra.

2. Autoproteção

Quando usamos os cristais em forma de joia, bijuteria ou até como um talismã, eles atuarão somente no campo espiritual, desenvolvendo uma couraça protetora e purificadora das energias nocivas; portanto, para uma cura específica (física ou psicoemocional) é necessário aplicar a terapia adequada. Essa dinâmica ocorre porque, quando estamos em estado beta (atividade), os circuitos energéticos se encontram em vibração de resistência[5]. Ao relaxarmos, entramos em estado alfa, cuja energia se torna uma espécie de capacitor. Por isso, não é aconselhável dormir com uma pedra junto ao corpo, a não ser que seja necessária aquela vibração terapêutica. No uso da pedra como talismã ou joia não há contraindicação, geralmente, usamos um cristal protetor em forma de anel, brinco, pulseira, colar ou uma pedra rolada no bolso ou bolsa, que devem ser limpas e energizadas a cada duas semanas.

Algumas utilidades:

a) Para o ambiente de trabalho é indicado usar uma ametista para eliminar as formas-pensamento negativas, mau-olhado, inveja e, ao mesmo tempo, para proteção. Por ser considerado um cristal-chave, use-o em qualquer lugar.

b) Na escola ou em casa, durante os estudos e pesquisas, é sugerido um citrino ou uma esmeralda para induzir bons fluidos, boas vibrações mentais e concentração.

c) Se estiver procurando um emprego, o citrino é uma boa pedra para carregar consigo, pois ela estimulará a sociabilidade, simpatia e bons fluidos.

d) Para uma festa, reunião ou aniversário, é aconselhável uma opala de fogo ou um quartzo-rosa que, além de proteger contra negatividades, irá estimular a alegria, o bem-estar, a felicidade e a reciprocidade social.

e) Em locais muito carregados de energias negativas, onde há sempre discussões e estresse, o melhor é usar uma turmalina negra; mas, de forma oculta, no bolso. Limpar uma vez por semana.

---

5. Pesquisar em um dicionário as palavras resistência e capacitor na rubrica: eletricidade.

f) No carro, na proteção contra acidentes e roubos, é aconselhável colocar em um saquinho de tecido de algodão (preto ou marrom) os seguintes cristais rolados: ametista, turmalina negra, esmeralda, cristal de rocha; deixe no console.

3. Elixir de cristal

De forma semelhante à água solarizada, ensinada na Lição 10, o elixir de cristal serve como um poderoso auxiliar para qualquer tratamento; inclusive, podemos fazer a sinergia entre as terapias: cromoterapia e cristaloterapia. Por exemplo: utilizar um vidro de cor amarela para a confecção e estocagem do elixir de citrino (cristal de cor amarela). A diferença é que a água solarizada deve ser consumida o mais rápido possível, porque suas vibrações duram poucos dias; no entanto, o elixir de cristal pode ser armazenado por até três anos. Há uma preferência em produzi-lo durante a fase da Lua nova, uma vez que as energias telúricas – princípio dos cristais – estão em sua máxima atividade. Difere, por exemplo, do preparo das essências florais que devem ocorrer durante o período da Lua cheia, quando a flor se encontra em máxima atividade hormonal. Observe que eu disse fase da Lua, o que significa ser a qualquer hora daquele período, não necessariamente durante a noite. A seguir, será fornecida a receita básica na qual a utilização sinergética com a cromoterapia é opcional.

a) Após limpo o cristal, colocá-lo em um recipiente ou copo de vidro incolor e transparente, também lavado. Adicionar 100 ml de água mineral sem gás. Sendo transparente, o vasilhame pode ser da cor da pedra ou envolvido em papel celofane de cor análoga. É importante que o cristal fique imerso na água. Deixe exposto aos raios solares por duas horas, em um local arejado e limpo, longe de lixeira ou lixo, observando que não ultrapasse o horário das dez da manhã. Portanto, inicie o procedimento, no máximo, às 7h45.

↜ Nesse período não deve haver sombra na solução que está sendo preparada, nem da parede, nem das nuvens; caso contrário, deve-se jogar a mistura fora e fazer outra no dia seguinte ou no mesmo dia, se o horário ainda o permitir. Não podemos empregar a luz artificial, como ocorre nos elixires da cromoterapia.

b) Depois de pronto, retire o cristal com uma colher de plástico; pois uma de metal iria conduzir sua energia para o elixir e, em hipótese alguma, coloque o dedo na água. Adicione 50 ml de álcool de cereais ou de conhaque de uva (brandy); esse procedimento serve para evitar a proliferação de bactérias durante a estocagem.

> ⤶ Você pode usar a sinergia dos cristais. Por exemplo, para um elixir de ametista podemos potencializar com a sodalita e o quartzo--rosa; também, nesse caso, se empregarmos a dinamização com a cromoterapia, a cor do vidro teria de ser violeta ou roxa. Assim, a combinação favorecerá as características da ametista.

c) Coloque o elixir em frascos conta-gotas de 30 ml, previamente este-rilizados[6], rotulados com o nome do cristal ou a sinergia utilizada e a data de validade (três anos). Essa receita resulta em cinco frascos. Por 20 dias, guarde-os em local escuro e fresco em que não entrem em contato com a luz. Após esse período a essência-mãe está pronta para ser utilizada. Importante: a essência deve ser mantida em um armário ou gaveta, não pode ser estocada em geladeira.

> ⤶ Os elixires de ametista, esmeralda e quartzo-rosa são os mais in-dicados para se deixar estocados; pois sempre há necessidade de se usar tais cristais, seja no âmbito emocional ou físico.

d) A dosagem normal será sempre de 3 gotas debaixo da língua (sublin-gual), 3 vezes ao dia (ao acordar, outra durante o dia, e a última ao dormir). Mínimo de 20 dias, máximo de 60 dias. Excelente para tomar entre as sessões semanais da terapia holística; contudo, sempre verifique as contraindicações de cada cristal. Se o elixir for emergencial, admi-nistram-se 5 gotas, sublingual, quatro vezes ao dia, por uma semana.

e) Também podemos executar uma sinergia com os elixires; por exemplo, para uma pessoa que apresente um quadro de ansiedade, insônia e dor de cabeça, devemos misturar em partes iguais o elixir de ametista, esmeralda e cristal de rocha. Sempre no máximo de três qualidades.

---

6. Para se esterilizar os vidros, coloque-os abertos, com as tampas, em uma panela com água fria, de modo que fiquem totalmente encobertos. Acenda o fogo e fique atento, pois, no momento em que a água levantar a primeira fervura, deve-se desligar o fogo imediatamente. Aguarde 30 minutos. Escorra o excesso de água dos vidros e dos bicos conta-gotas.

3.1 Fórmulas genéricas

a) EMERGÊNCIA. Elixir preparado com cristal de rocha, ametista e quartzo-rosa. Ideal para atenuar os choques emocionais, traumas, acidentes, desmaios; também nos momentos de uma situação que causou algum pânico, histeria ou síndrome de qualquer natureza. Tomar em uma solução de soro caseiro (um copo de água, uma pitada de sal, duas de açúcar) no máximo por uma semana.

b) DEPURADOR. Elixir elaborado com granada, esmeralda, quartzo-rosa e ametista. Indicado para casos de extremo perigo mental ou físico, como acidentes, machucados, psicose, depressão crônica, doença psicossomática, interferência de energias negativas ou miasmas. Usar a dosagem normal por uma semana.

c) PURIFICADOR. Elixir confeccionado com ametista, turmalina e esmeralda; deve ser estocado em vidro azul-marinho, violeta ou roxo. Recomendado para eliminar magia, bruxaria, maldição, feitiço, afasta entidade maligna e larvas astrais. O elixir pode ser ingerido: 5 gotas debaixo da língua, ao acordar e ao dormir. Misture, ainda, 7 gotas desse elixir, 3 gotas de óleo essencial de lavanda e 3 de rosas em uma vasilha com água morna para jogar no corpo, após o banho. Administrar por uma semana.

4. Terapia integrada

Este é um dos principais objetivos da terapia holística: a integração harmônica entre as diversas formas de tratamento na busca da autocura. Podemos elaborar uma combinação com a anatomia energética (Lição 6), a meditação (Lição 8), a cromoterapia (Lição 10), a aromaterapia (Lição 12), a musicoterapia (Aula eletiva 3) e o incensamento (Aula eletiva 5). Aura, chacras, técnica de imagem, música, luz colorida, incenso, óleos essenciais, cristais – tudo ao mesmo tempo, no qual os diversos elementos estariam em uníssona vibração de cura com uma sinergia altamente poderosa e eficaz.

É importante saber que o uso dos cristais no campo vibracional (aura e chacras) para finalidades terapêuticas deve ser feito em total estado de relaxamento (alfa), com ou sem a meditação criativa. Um dado interessante é que, muitas vezes, quando estamos com cristais em nosso corpo, até adormecemos, mas não nos viramos nem nos mexemos. Ao acordar, observamos que as pedras se encontram na mesma posição. É muito comum entrarmos em um estado teta (sono profundo) para nos restabelecermos em uma sintonia com as vibrações dos cristais. Destarte, o uso como joia, adorno ou decoração não irá atingir tais níveis de cura; mas outros planos, como a proteção espiritual, por exemplo. Vejamos algumas considerações importantes para a terapia integrada:

- Cuidado com a utilização do grupo dos *cristais energéticos* nos tratamentos terapêuticos; observe sempre as contraindicações. Por regra geral, os cristais de cor verde, violeta ou rosa podem ser usados em qualquer caso.

- Nunca empregue em outra sessão de tratamento, um cristal que acabou de usar em si mesmo ou em alguém; sempre os limpe de acordo com o proposto na página 190.

- As pedras que são utilizadas em terapia não devem ficar expostas no ambiente comum às pedras decorativas, adornos ou joias. É importante ter um lugar em separado (unicamente) para que não se confundam no momento da aplicação.

- A qualquer sintoma de choro, angústia, mal-estar ou sensação de pressão das pedras durante um tratamento nos chacras, retire-as e substitua por um cristal de rocha. Encerre a sessão e refaça em outro dia, pois a limpeza energética foi profunda demais naquele momento.

- Também em casos de enjoo, irritação, impaciência, onda de calor ou frio, retire os cristais e encerre a sessão. Nesse caso, houve um excesso de energia, o tempo de aplicação foi além do necessário ou não foram observadas as contraindicações.

Nas técnicas deste capítulo utilizaremos como base os seguintes passos:

a) Desligue o telefone ou qualquer aparelho que possa atrapalhar a concentração; se houver outras pessoas em casa, avise para não ser incomodado. Feche as janelas, caso haja muitos ruídos da rua. O ambiente deve estar tranquilo.

b) Esteja com roupas confortáveis, pois iremos utilizar as técnicas básicas de relaxamento da Lição 3 (MEDITAÇÃO).

c) Deixe tudo à disposição, ao lado da cama ou do local escolhido, aquilo que achar necessário para a autocura: música, luz, incenso, óleo essencial e cristal.

d) Se for usar uma ou várias terapias com os cristais siga a sequência:

↬ Antes de deitar, coloque a música escolhida, use a opção "repetir" no aparelho de som (CD, DVD, MP3); ligue a luz colorida e acenda o incenso (opcionais).

↬ Deite-se, faça respirações profundas, relaxe por alguns segundos; na palma da mão, coloque uma solução de 2 gotas de óleo essencial diluído em ½ colher (café) de um carreador de sua preferência, friccione-as até sentir o calor do atrito. Inale profundamente o aroma e depois passe, em sentido horário, no chacra escolhido para o tratamento ou em todos (opcional).

↬ Coloque os cristais nos chacras ou de acordo com a instrução sugerida.

↬ Induza o relaxamento de acordo com as técnicas do capítulo de meditação ou simplesmente deixe-se levar pelo som da música e dos aromas.

4.1. Técnica depuradora

Recomendada para regular o fluxo energético de todos os chacras e balancear os corpos áuricos; mantém a saúde física e espiritual, ajudando a melhorar a qualidade de vida. Ideal para se fazer uma vez por mês.

a) Ao deitar, coloque uma turmalina negra na proximidade da base de cada pé, um cristal em cada chacra (ver Figura 5, página 51) e um cristal de rocha em cada mão.

b) Deixe as pernas e os braços entreabertos e as palmas das mãos para cima; fique em uma posição de total conforto.

c) Empregue a técnica de relaxamento do arco-íris (página 121).

↬ SUGESTÃO: antes do tratamento, tome o elixir de esmeralda por uma semana seguindo a dosagem normal.

4.2. Técnica harmonizadora

Indicada para acalmar as emoções e eliminar a ansiedade, a mágoa, o ressentimento ou a nostalgia; ajuda a encontrar novas opções de vida e a dissolver a rigidez mental; estimula a capacidade criativa e o encontro da criança interior; melhora os relacionamentos afetivos, profissionais e familiares, trazendo paz e tolerância.

a) Ao deitar, posicione um cristal de rocha na base de cada pé, um quartzo-rosa em cada chacra e uma ametista em cada mão.

b) Mantenha as pernas e os braços entreabertos e as palmas da mão para cima; fique em uma posição de total conforto.

c) Empregue a técnica de limpeza com a sugestão da luz rosa (página 111) e passe óleo essencial de rosas (diluído em um carreador) em todos os chacras.

․ Sugestão: após o tratamento, tomar o elixir de quartzo-rosa por uma semana, seguir a dosagem normal.

4.3. Técnica transcendental

Sugerida para desenvolver maior ressonância no plano espiritual; serve para melhorar a mediunidade, a canalização, a percepção, a intuição ou elevar os chacras para um plano superior; também capacita a fraternidade, a filantropia e o amor universal. Indicado para todos aqueles que buscam o autoconhecimento, pois fará uma limpeza profunda na alma e na psique revelando novos padrões de vida.

a) Ao deitar, acomode uma esmeralda na base de cada pé, uma ametista em cada chacra e um quartzo-rosa em cada mão.

b) Esteja com as pernas e os braços entreabertos e as palmas das mãos para cima; fique em uma posição de total conforto.

c) Utilize a técnica da espiritualidade (página 123), coloque o óleo essencial de lavanda em todos os chacras e acenda um incenso de lótus ou mirra.

․ Sugestão: após o tratamento, tomar o elixir de ametista por uma semana, seguir a dosagem normal.

4.4. Técnica de reajuste

Empregado para alinhar os chacras e deixá-los em uma vibração harmônica; também estimula a autocura e o progresso espiritual. Na Tabela K, a seguir, o reajuste 1 e 2 não possuem contraindicação e podem ser aplicados em todas as idades; já no reajuste 3 precisa ser analisada fielmente a contraindicação do grupo de cristais energéticos e não deve ser empregada em crianças ou em adolescentes.

	REAJUSTE 1	REAJUSTE 2	REAJUSTE 3
	Equilibrar e tonificar	Acalmar e suavizar	Excitar e revigorar
1º chacra	Cristal de rocha + esmeralda	Água-marinha + quartzo-rosa	Granada + turmalina negra
2º chacra	Cristal de rocha + ametista	Água-marinha + ametista	Granada + opala de fogo
3º chacra	Cristal de rocha + esmeralda	Água-marinha + esmeralda	Opala de fogo + citrino
4º chacra	Cristal de rocha + esmeralda	quartzo-rosa + ametista	Citrino + cristal de rocha
5º chacra	Cristal de rocha + quartzo-rosa	Ametista + cristal de rocha	Citrino + cristal de rocha
6º chacra	Cristal de rocha + quartzo-rosa	Ametista + cristal de rocha	Citrino + cristal de rocha
7º chacra	Cristal de rocha + quartzo-rosa	Esmeralda + cristal de rocha	Citrino + cristal de rocha
Visualizar	Cor verde	Cor azul	Cor amarela
Ambiente	Luz verde	Luz azul	Luz amarela
Incenso	Alecrim	Alfazema	Cravo

Tabela K - Reajuste dos chacras

a) Escolha o reajuste desejado.

b) Acenda a luz colorida e o incenso sugerido na tabela.

c) Deite-se e coloque, de acordo com a Tabela K, as combinações de cristais nos respectivos chacras.

d) Use a técnica de limpeza (página 120), mas com a cor indicada.

    → SUGESTÃO: após o tratamento, tomar o elixir de cristal de rocha por uma semana, seguir a dosagem normal.

4.5. Técnica de convergência

Essa é a parte mais importante da cristaloterapia na terapia integrada, e podemos tomar por base o quadro a seguir (Tabela L), sempre observando as contraindicações já relatadas. A terapia de convergência é apenas um aspecto geral e preliminar, uma equivalência de vibrações entre as terapias que podemos seguir na linha vertical. Contudo, nada impede que se use um único óleo essencial e um tipo de cristal em todos os chacras, pois a terapia será uma escolha muito particular, dependendo de cada caso e de suas contraindicações.

TABELA DE CONVERGÊNCIA TERAPÊUTICA – HOLISMO							
Aura	Físico	Emocional	Mental	Astral	Superior	Causal	Espiritual
Chacra	Base	Umbilical	Plexo solar	Cardíaco	Laríngeo	Frontal	Coronário
Sistema	Esquelético	Muscular	Digestório	Circulatório	Respiratório	Metabólico	Endócrino
Glândula	Suprarrenal	Gônadas	Pâncreas	Timo	Tireoide	Pituitária	Pineal
Regência	Sexo	Emoção	Planejamento	Sentimento	Expressão	Sabedoria	Abstração
Sentimental	Ânimo	Prazer	Alegria	Felicidade	Esperança	Tolerância	Harmonia
Mental	Segurança	Autoestima	Dignidade	Amor-próprio	Confiança	Evolução	Magnanimidade
Espiritual	Percepção	Sensibilidade	Poder mental	Autocura	Canalização	Intuição	Transcendência
Cor	Vermelho	Laranja	Amarelo	Verde	Azul	Índigo	Violeta
Óleo	Gerânio	Bergamota	Alecrim	Rosas	Tea-tree	Lavanda	Esclareia
Incenso	Cravo	Erva-doce	Benjoim	Jasmim	Artemísia	Alfazema	Lótus
Cristal	Granada	Opala de fogo	Citrino	Esmeralda	Água-marinha	Sodalita	Ametista
Floral	Grupo 1	Grupo 2	Grupo 3	Grupo 4	Grupo 5	Grupo 6	Grupo 7

Tabela L – Convergência terapêutica

Por exemplo: o cristal citrino serve para equilibrar o sistema digestório, melhorar o planejamento e o poder mental, estimular a alegria e a dignidade. Pode ser combinado com a luz amarela, o óleo essencial de alecrim e o incenso de benjoim; pois todos possuem funções semelhantes. Analise, nos respectivos repertórios, o significado desses elementos. Contudo, também podemos aplicar a sinergia do cristal citrino (+ esmeralda + ametista) e do óleo essencial de alecrim (+ rosas + lavanda). Assim, eles irão atuar diretamente no chacra do plexo solar e no corpo emocional, purificando e equilibrando as energias pertinentes a esses complexos vibracionais e as lacunas dissonantes do estado físico, emocional ou espiritual da pessoa.

Na terapia de convergência, procuramos estabelecer quais chacras estão em desarmonia; para encontrar quais vórtices chácricos necessitam de tratamento, faça o diagnóstico sugerido na AULA ELETIVA 1. Se tratarmos de todos os chacras, não conseguiremos objetivar o tratamento, porque cada qual se ocupará de sua vibração, não permitindo uma sinergia eficaz e rápida. Por isso, em uma terapia, ao empregarmos no máximo três centros energéticos, os outros irão desviar suas energias para os núcleos mais necessitados, havendo maior potencialização na autocura.

Outro exemplo. Para uma pessoa depressiva, negativa e apática, poderíamos utilizar o segundo, quarto e sexto chacras. Ao observar os repertórios holísticos e as contraindicações percebemos que não poderíamos empregar as cores vermelha, laranja e amarela, nem os cristais do grupo energético. Então, aplicaríamos durante a sessão somente as cores, os cristais e os aromas que suprimissem tais distúrbios; ou seja, a luz verde, o cristal ametista ou o quartzo-rosa, o óleo essencial de rosas, o de lavanda ou o de bergamota. Que tal utilizar uma meditação criativa com a técnica de limpeza da luz rosa? Também, o tratamento poderia ser continuado com um ou três elixires de cristais ou até com uma fórmula de florais (estudaremos na Lição 15). Enfim, a escolha será muito pessoal e deve ser analisada com cuidado para um resultado eficaz.

Uma vez selecionados os elementos que comporão a terapia holística, siga todos os passos indicados nas regras deste capítulo; para dar continuidade ao tratamento sempre utilize a água solarizada, os elixires de cristais, os florais ou a sinergia entre eles. O mais importante em uma terapia holística é saber aproveitar todos os elementos.

5. Cura a distância

Uma das possibilidades da cristaloterapia é o uso da cura a distância; pois, uma vez que o quartzo age como receptor e transmissor, ele se torna extremamente adaptável à projeção de uma energia em qualquer extensão. No universo quadridimensional não existe o corpo físico, mas o que transcende a ele; portanto, nossa aura, chacras e todo o universo espiritual estão conectados através de canais de energia, e não do contato físico. Podemos dizer que assim como temos uma impressão digital, nossa energia também é única e exclusiva em todo o universo. Esse padrão energético encontra-se impregnado em nossa roupa, pertences, objetos e na quarta camada áurica (corpo astral) daqueles com quem possuímos contatos físicos, emocionais ou espirituais. Estamos todos interligados pelo nosso inconsciente pessoal ou coletivo. Por isso, todas as práticas de cura espiritual, investigação psíquica ou passes magnéticos são tão eficazes.

Uma mente preparada é capaz de cingir todo o universo energético e quem nega a cura a distância não pode ser um terapeuta holístico; quem não acredita em espiritualidade não é capaz de transmitir o amor da cura e nem de se equilibrar. Entretanto, você não é obrigado a realizar uma cura a distância para ser um bom terapeuta holístico, pois tudo será uma questão de gosto ou dons. Tenha sempre em mente que todo o universo alternativo, holístico e sinergético é baseado na transcendência, na espiritualidade ou em uma filosofia metafísica.

Nas diversas técnicas de cura a distância é necessário *algo* que conecte o terapeuta ao paciente – chamado de *testemunho* – que pode ser uma peça de roupa, um fio de cabelo, uma foto ou uma carta escrita; permitindo, assim, a realização da terapia. O objetivo do testemunho é obter uma representação vibracional do indivíduo que necessita de ajuda e conforto para superar o desequilíbrio. Em casos de grandes problemas físicos ou emocionais o ideal seria a pessoa vestir a roupa depois de imantada pelos cristais; contudo, isso não é fundamental.

Como proceder?

a) Escolhemos um local onde ninguém irá mexer, pode ser uma cômoda, uma mesinha ou um lugar reservado.

b) Primeiro, esteja calmo e tranquilo; seria aconselhável fazer um pequeno relaxamento.

c) Coloque o testemunho em cima de uma bandeja, prato ou pedaço de pano branco; ao lado, acenda um incenso de alfazema, sempre mentalizando a pessoa ou concentrando a energia para o benefício da outra.

d) Coloque em cima do testemunho uma ametista e um cristal de rocha; nesse procedimento, somente usamos esses cristais, não importando o que a pessoa tenha.

e) Por um minuto ou mais aplique a radiestesia ativa em cima do testemunho e dos cristais (AULA ELETIVA 6). Deixe o pêndulo do lado.

f) Feche os olhos e mentalize a cura da pessoa, visualize-a feliz, alegre e bem-disposta; friccione suas mãos, com ou sem o óleo essencial de lavanda, direcione-a para cima dos cristais; depois, faça de novo a operação radiestésica ativa.

g) Encerre; lave suas mãos.

h) Repita todo o processo de cura no dia seguinte, no mesmo horário, ou duas vezes ao dia, por, no mínimo, uma semana.

Pesquisa 7 – M/V

A partir de um dicionário, anotar os significados das palavras abaixo:

1. Miasma: _____

2. Nostalgia: _____

3. Obsessão: _____

4. Paranoia: _____

5. Psoríase: _____

6. Sedativo: _____

7. Sinergia: _____

8. Sudorífero: _____

9. Telúrico: _____

10. Tônico: _____

11. Vermífugo: _____

12. Virose: _____

13. Vírus: _____

14. Vulnerário: _____

AUTOAVALIAÇÃO 10

Lição 14

114) **Qual o procedimento com o cristal antes da terapia?**
a) Expor ao sol da manhã.
b) Lavar em água corrente.
c) Incensá-lo.
d) Todas estão corretas.

115) **Que tipo de cristal é mais indicado para a purificação ambiental?**
a) Drusas e geodos.
b) Cristais rolados.
c) Lapidados, lascados.
d) Todas estão corretas.

116) **Como atua uma joia ou bijuteria de cristal?**
a) Elimina a energia ambiental e nociva.
b) Atrai a prosperidade, a sorte e o amor.
c) Evita ou cura doença aguda ou crônica.
d) Todas estão corretas.

117) **O elixir depurador de cristais serve para eliminar:**
a) Interferência de energias negativas, choque emocional.
b) Doenças psicossomáticas, depressão, miasmas.
c) Obsessões, larvas astrais e feitiçarias.
d) Todas estão corretas.

118) **Quais as principais observações na terapia integrada?**
a) Verificar as contraindicações antes de empregar os cristais.
b) Suspender a terapia se houver início de choro, angústia, irritação.
c) Sempre limpar os cristais antes de qualquer aplicação.
d) Todas estão corretas.

119) **Na técnica harmonizadora que tipo de cristais empregamos?**
a) Quartzo-rosa, cristal de rocha e ametista.
b) Cristal de rocha, ametista e esmeralda.
c) Citrino, turmalina e cristal de rocha.
d) Todas estão corretas.

120)Qual a função terapêutica da técnica de reajuste?
    a) Equilibrar o corpo áurico e a mediunidade.
    b) Dissolver as energias negativas e a magia.
    c) Alinhar os chacras e estimular a autocura.
    d) Todas estão corretas.

121)Qual a convergência indicada para um desequilíbrio no segundo chacra?
    a) Cristal citrino, incenso de benjoim, óleo essencial de alecrim.
    b) Óleo essencial de bergamota, opala de fogo, incenso de erva-doce.
    c) A cor verde, óleo essencial de rosa, esmeralda.
    d) Todas estão corretas.

122)Associe as convergências:
    a) Corpo mental, chacra do plexo solar, sistema digestório, planejamento.
    b) Corpo espiritual, chacra coronário, sistema endócrino, abstração.
    c) Corpo astral, chacra cardíaco, sistema cardíaco, sentimento.
    d) Corpo físico, chacra base, sistema esquelético, sexo.
    e) Corpo causal, chacra frontal, sistema metabólico, sabedoria.
    f) Corpo superior, chacra laríngeo, sistema respiratório, expressão.
    g) Corpo emocional, chacra umbilical, sistema muscular, emoção.

    ( ) Óleo essencial de gerânio, cor vermelha, granada, incenso de cravo.

    ( ) Incenso de alfazema, sodalita, óleo essencial de lavanda, cor índigo.

    ( ) Citrino, óleo essencial de alecrim, cor amarela, incenso de benjoim.

    ( ) Cor violeta, ametista, incenso de lótus, óleo essencial de esclareia.

    ( ) Óleo essencial de bergamota, incenso de erva-doce, Opala de fogo.

    ( ) Cor verde, esmeralda, incenso de jasmim, óleo essencial de rosas.

    ( ) Água-marinha, incenso de artemísia, óleo essencial de tea-tree.

123)Qual a função de um testemunho em uma cura a distância?
    a) Vincular a energia da cura ao indivíduo em desequilíbrio.
    b) Conectar a energia do cristal ao campo energético do paciente.
    c) Obter a vibração espiritual da pessoa que precisa de ajuda.
    d) Todas estão corretas.

124) O que é sinergia?

   a) Associação de dois ou mais elementos ou sistemas.

   b) Ampliação do efeito ou potencialização da ação.

   c) Esforço simultâneo, cooperação, coesão.

   d) Todas estão corretas.

125) Para que serve um medicamento vulnerário?

   a) Recomendado para o distúrbio intestinal, verminose.

   b) Indicado para o tratamento de feridas e contusões.

   c) Sugerido em caso de pânico, fobia, fragilidade emocional.

   d) Todas estão corretas.

Consulte as respostas na página 330 e somente siga para a próxima lição caso tenha acertado, no mínimo, DOZE questões. Quando errar, sugiro estudar novamente a referida lição e ainda ler algum livro recomendado. O mais importante é que esteja bastante familiarizado com toda a temática proposta.

Não basta conquistar a sabedoria: É preciso saber usá-la.

Cícero (106-43 a.C.).

FLORALTERAPIA

A teoria, o conceito e a técnica da terapia floral foram desenvolvidos na Inglaterra, na década de 1930, pelo médico, bacteriologista e também homeopata, Edward Bach (1886-1936). Tudo começou quando fazia pesquisas com flores silvestres, a partir de técnicas homeopáticas, obtendo excelentes resultados na aplicação clínica. Desde esse episódio, viajou por diferentes regiões da Inglaterra a fim de pesquisar novas flores e testá-las em pacientes de camadas sociais distintas. Embora a floralterapia ou terapia floral seja aplicada quase que exclusivamente por terapeutas, a ideia original do Dr. Edward Bach era que pessoas comuns pudessem curar a si mesmas, efetuando a automedicação ou ajudando os semelhantes. Por tal razão, esta lição foi incluída para que o aluno-terapeuta pudesse melhorar ainda mais a capacidade de ajudar a si e ao próximo.

As vibrações sutis desses elixires tendem a atingir primeiro os corpos superiores (sétimo ao quarto campos áuricos), depois os inferiores (terceiro e segundo), alcançam o complexo de meridianos, o plano psicoemocional e, por último, chegam ao corpo físico (primeiro). De acordo com o criador da terapia floral, não há contraindicação alguma no uso das essências; ele postulou que se tomarmos os florais errados ou os que não são necessários, nada acontecerá e tudo ficará inalterado. Também não há efeitos colaterais. Podemos dizer que é a terapia holística mais segura na atualidade.

Reconhecida pela Organização Mundial da Saúde em 1976, os florais são indicados para dissolver os obstáculos psicoemocionais, combater as doenças psicossomáticas, auxiliar na cura de qualquer doença e na recuperação da saúde. Edward Bach, baseado nas ideias de Paracelso (1493-1541) e de Samuel Hahnemann (1755-1843), expôs que as pessoas possuem um mecanismo comportamental que criaria a maioria das doenças as quais denominava de *humor subjacente* ou estado de espírito. A medicina ortodoxa também vem caminhando por esse mesmo raciocínio e, atualmente, já explora a ideia de que fatores psicológicos (mágoa, raiva, ansiedade, nostalgia, entre outros) são causadores de inúmeras patologias (hipertensão, infertilidade, depressão, alergia, etc.).

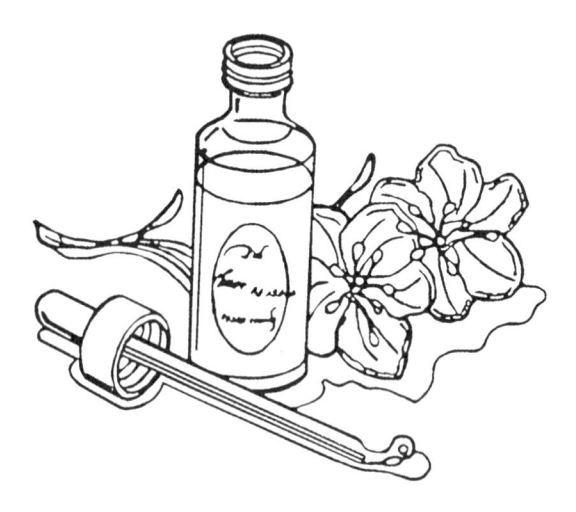

Figura 13 – Floralterapia

A *eficácia* dos florais se encontra na transformação do paradigma comportamental por fazer desabrochar todas as qualidades positivas e efetuar a busca do autoconhecimento – uma dádiva para a medicina holística. Talvez, se Dr. Bach ainda estivesse entre nós, ele mesmo teria ampliado o repertório original; pois muitos outros grupos de florais surgiram para preencher várias lacunas terapêuticas. Alguns dos sistemas criados nas últimas duas décadas do Século 20 foram:

- Florais da Califórnia – FES (EUA); 132 essências, criadora: Patricia Kaminski.
- Florais da Austrália – Bush (Austrália); 68 essências, criador: Ian White.
- Florais do Deserto (EUA); 72 essências, criadora: Cynthia A. K. Scherer.
- Florais do Alaska (Alaska); 72 essências, criador: Steve Johnson.
- Florais da França – Deva (França); 91 essências, criador: Philippe Deroide.
- Florais de Minas (Brasil); 108 essências, criador: Breno Marques da Silva.

- Florais do Havaí – Aloha (Havaí); 70 essências, criadora: Penny Medeiros.
- Florais da Holanda (Holanda); 22 essências, criador: Bram Zaalberg.
- Florais de Raff (Argentina); 128 essências, criador: Jorge Luis Raff.
- Florais da Amazônia (Venezuela); 20 essências, criador: Andreas Korte.
- Florais do Himalaia – Sanjeevini (Índia); 51 essências, criador: Atul Shah.

Existem mais cem sistemas em outros países e outros trinta no Brasil, totalizando mais de 5 mil essências florais em todo o mundo.

Apesar dessa diversificação, nenhum floral é melhor que o outro em seu conteúdo e eficácia. O que promove tamanha quantidade de essências é a multiplicidade de flores em nosso planeta, bem como a necessidade particular de cada ser humano. Existem sistemas que tratam melhor os aspectos psicoemocionais, como os florais de Bach, de Minas, da Austrália e da Califórnia, e outros atuam com mais eficácia em um plano psicoespiritual, como os florais do Deserto, do Pacífico ou do Havaí. Contudo, a maioria dos sistemas se equivale nos repertórios; o que, muitas vezes, ao se dedicar a dois ou três tipos, pode satisfazer amplamente tudo o que se deseja para a autocura e em todos os níveis de consciência. Por exemplo, a essência da flor da rosa-canina é encontrada no sistema de Bach (Wild Rose), de Minas (Rosa Canina), da Califórnia (Wild Rose) e da França (Cerisier Savage), cujas propriedades terapêuticas são idênticas: atenuar o cansaço físico e mental; eliminar a apatia, o marasmo e a resignação face aos inúmeros obstáculos da vida; desenvolver maior positivismo, coragem e fé.

As explicações das essências florais contidas neste curso foram baseadas nos repertórios existentes em total direcionamento terapêutico para o método aqui proposto: *autocura, holismo e sinergia*. Embora fosse possível fazer a classificação completa de mais de 15 sistemas, ensinarei o mais usual: florais de Bach. Dessa forma, o estudante-terapeuta não terá dificuldade alguma em encontrar as essências nas farmácias de manipulação de qualquer parte do país.

Originalmente, Dr. Bach agrupou os florais de acordo com o distúrbio emocional do indivíduo (medo, indecisão, solidão, etc.); no entanto, para melhor compreensão e aplicação ao proposto nessas lições, as essências foram reagrupadas de acordo com as funções chácricas (caso tenha alguma dúvida, reavalie a Lição 4). Observe, também, a *polarização* indicada em cada essência, pois representa o eixo terapêutico no qual a vibração do floral agirá no processo de autocura. Com relação ao quesito *indicação*, não é necessário que se tenha todos os distúrbios relacionados, mas o que mais se aproximar da situação a ser equilibrada. O item *efeito* pode ser similar em muitas essências, uma vez que muitas buscam o equilíbrio psicoemocional. Mais detalhes de aplicação serão fornecidos na Lição 16.

Repertório de Florais: Sistema Bach

Primeiro chacra: chave da vitalidade

CRAB APPLE

Nome científico: *Malus pumilla*; flor da macieira.

Polarização: Impureza – Depuração.

Indicação: intoxicação lenta causada pelo uso regular de drogas, álcool, cigarro; debilidade, baixa imunidade; viroses, infecções, inflamações; aversão à própria obesidade, ansiedade, pessimismo, insegurança, fobias em geral, paranoia, hipocondria.

Efeito: promove a autoestima e a alegria de viver; desenvolve a capacidade de autocura; restaura a coragem.

HORNBEAN

Nome científico: *Carpinus betulus*; flor da carpina.

Polarização: Estagnação – Dinamismo.

Indicação: sedentarismo, preguiça, apatia, negligência com a saúde física ou emocional; falta de ânimo para as tarefas rotineiras, exames de saúde em geral ou algum tratamento; muito útil quando houver insatisfação familiar ou profissional, mas sem a busca de solução alguma.

Efeito: estimula a força interior; focaliza a realização da própria vontade; auxilia nos casos de emagrecimento, impotência e depressão.

MUSTARD

NOME CIENTÍFICO: *Sinapsis arvensis*; flor da mostarda.

POLARIZAÇÃO: Letargia – Ânimo.

INDICAÇÃO: debilidade física, mental e emocional; tristeza, angústia, desesperança ou melancolia sem causa aparente; introversão ou isolamento sem motivo lógico; depressão pós-parto ou endógena, distúrbio endócrino, baixa imunologia; sonolência, mau humor.

EFEITO: promove vigor, regeneração e equilíbrio físico-mental; desenvolve esperança, serenidade e convívio feliz com o meio ambiente.

OLIVE

NOME CIENTÍFICO: *Olea europaea*; flor da oliveira.

POLARIZAÇÃO: Exaustão – Vitalidade.

INDICAÇÃO: esgotamento físico e mental, prostração em todas as áreas, colapso nervoso; longo período de estresse por razão profissional, afetiva, familiar; falta de apetite ou de higiene, longo período sem lazer; estado depressivo ou convalescença sem otimismo.

EFEITO: regeneração da saúde física, mental e emocional; superação dos obstáculos; entusiasmo, autoestima, alegria, satisfação.

WILD ROSE

NOME CIENTÍFICO: *Rosa canina*; flor da rosa-canina.

POLARIZAÇÃO: Marasmo – Vigor.

INDICAÇÃO: cansaço físico e mental, apatia, resignação e submissão; desinteresse pela vida por causa de alguma perda afetiva, familiar ou material; sensação de incapacidade para mudar o próprio futuro, aflição, angústia, monotonia; negativismo, pessimismo, falta de convicção.

EFEITO: restaura o pensamento positivo; revigora o interesse pela vida, a coragem e a fé; estimula a autoconfiança.

Segundo chacra: chave da integração

WILD OAT

NOME CIENTÍFICO: *Bromus ramosus*; flor da aveia silvestre.

POLARIZAÇÃO: Confusão – Objetivação.

INDICAÇÃO: crise existencial, desordem no rumo das ações, em áreas como, profissão, moradia, amor, sexo, política, religião; dificuldade em satisfazer-se nas próprias escolhas; tédio e frustração por não achar uma saída favorável.

EFEITO: promove integração da personalidade, autoestima e alegria nas decisões; estimula a concentração, a objetividade e as escolhas positivas.

WILLOW

NOME CIENTÍFICO: *Salix vitellina*; flor do salgueiro.

POLARIZAÇÃO: Amofinação – Contentamento.

INDICAÇÃO: aborrecimento, ressentimento, lamentação; deselegância, grosseria ou azedume constante; irritação com detalhes insignificantes, ingratidão; mágoa por qualquer desavença; tendência a culpar os outros pelo próprio fracasso.

EFEITO: resgate da criança interior; retorno ao bom humor; estímulo da flexibilidade e da aceitação da vida; perdão, gratidão, esperança.

Terceiro chacra: chave da autoconfiança

ASPEN

NOME CIENTÍFICO: *Populus tremula*; flor do álamo.

POLARIZAÇÃO: Aflição – Serenidade.

INDICAÇÃO: medo de situações abstratas, tais como: sensação de perseguição, presságios ruins; também, temor do fracasso, da solidão, da morte, de fantasma, da escuridão; pessimismo que causa variação do humor, insônia ou pesadelo.

EFEITO: estimula a autoconfiança, a autoestima e o otimismo; desenvolve a coragem, a determinação e a esperança.

LARCH

Nome científico: *Larix decidua*; flor do lariço.

Polarização: Insegurança – Plenitude.

Indicação: temor do fracasso em um novo ciclo que se aproxima, tais como: casamento, gravidez, avaliação escolar ou médica; baixa autoestima, timidez, estagnação; dificuldade de adaptação social, familiar ou profissional.

Efeito: promove autoconfiança, autoexpressão, bravura e adequação em todos os planos; sensação de plenitude e fé no sucesso.

MIMULUS

Nome científico: *Mimulus guttatus*; flor de mímulo.

Polarização: Fobia – Segurança.

Indicação: síndromes e fobias de qualquer natureza, medo inexorável de situações reais, tais como trovão, barata, cachorro, injeção, dentista, assaltos, etc.; útil em histerias, pânico coletivo ou medo de contágio de algum enfermo.

Efeito: promove a fé e a coragem em um novo tempo; estimula a compreensão do limite pessoal e a autoconfiança; serenidade, paz.

RED CHESTNUT

Nome científico: *Aesculus carnea*; flor da castanheira vermelha.

Polarização central: Preocupação – Positividade.

Indicação: pessoas que não pensam em si, preocupação com o bem-estar alheio, imaginando apenas infortúnios; ansiedade ou insônia por pensar no que poderia acontecer de ruim aos que ama; recomendações exageradas.

Efeito: libertação dos problemas negativos e estímulo da segurança emocional; promove confiança, positividade, serenidade.

SCLERANTHUS

Nome científico: *Scleranthus annuus*; flor do craveiro.

Polarização: Hesitação – Decisão.

Indicação: oscilação mental entre opções existentes; medo de escolher errado; hesitação permanente entre o que se deve fazer; desconfiança no resultado, indecisão entre duas situações; pessoas que desejam sempre acertar, mas sem plena convicção; pessimismo, descrença.

EFEITO: clareza mental, escolhas precisas e serenidade após as conclusões; consciência das atitudes, busca do autoconhecimento.

WHITE CHESTNUT

NOME CIENTÍFICO: *Aesculus hippocastanum*; flor da castanheira branca.

POLARIZAÇÃO: Martírio – Lucidez.

INDICAÇÃO: pessoas que creem que tudo é de difícil solução; tortura mental que causa insônia, pensamentos de situações passadas ou do presente que não se resolvem; preocupação excessiva com terceiros ou consigo mesmo; perfeccionismo, criticismo.

EFEITO: desenvolve a clareza e a concentração mental; serenidade, determinação, sincronização com o tempo.

Quarto chacra: chave da harmonia

CHICORY

NOME CIENTÍFICO: *Cichorium intybus*; flor da chicória.

POLARIZAÇÃO: Egoísmo – Altruísmo.

INDICAÇÃO: desejo de atenção permanente, intolerância à solidão; pessoas altamente emotivas e aflitivas (mesmo que não aparentem) devido à possessividade e ao ciúme; superproteção, opressão, dominação e egoísmo; pessoas que se magoam facilmente, "déficit de atenção".

EFEITO: estimula amor-próprio, reciprocidade, altruísmo e afeto; promove lucidez, confiança, serenidade e harmonia.

GENTIAN

NOME CIENTÍFICO: *Gentiana amarella*; flor da genciana.

POLARIZAÇÃO: Derrotismo – Esperança.

INDICAÇÃO: pessimismo, melancolia ou desesperança; desânimo ao menor obstáculo; dúvidas na própria capacidade de amar, trabalhar, produzir ou de se autocurar; preguiça, improdutividade ou falta de determinação por aborrecimentos antigos.

EFEITO: promove motivação positiva, esperança, amor-próprio e harmonia; estimula o carinho ao próximo, e a paz interior.

HEATHER

NOME CIENTÍFICO: *Calluna vulgaris*; flor da urzeira.

POLARIZAÇÃO: Individualismo – Magnanimidade.

INDICAÇÃO: egocentrismo, vaidade, possessividade e prolixidade; pessoas que desejam o máximo de atenção possível ou gesticulam muito e somente falam de seus problemas; que têm dificuldade com autoridades masculinas (pai, irmão, professor, polícia).

EFEITO: estimula altruísmo, fraternidade e harmonia social; promove aceitação, respeito, senso de dever; retorno da serenidade.

HOLLY

NOME CIENTÍFICO: *Ilex aquifolium*; flor de azevinho.

POLARIZAÇÃO: Possessividade – Respeito.

INDICAÇÃO: opressão, ciúme, desconfiança, vingança; necessidade de domínio dos relacionamentos afetivos; sensação de abandono, falta de perspectivas afetivas ou da própria vida; racismo, rudeza, egoísmo.

EFEITO: estimula compaixão, harmonia e amor ao próximo; aprendizado do perdão, encontro da paz interior; promove conexão espiritual.

IMPATIENS

NOME CIENTÍFICO: *Impatiens grandulifera*; flor de impatiens.

POLARIZAÇÃO: Ansiedade – Temperança.

INDICAÇÃO: ansiedade, aflição ou impulsividade; desejo de estar além do tempo cronológico (hora, dia ou mês), impaciência, intolerância, irritação, hiperatividade; desatenção, erros por falta de reflexão; tensão, estresse ou insônia; hipertensão.

EFEITO: estimula paciência, serenidade, calma e clareza mental; promove intercâmbio, diálogo, meiguice e gratidão.

PINE

NOME CIENTÍFICO: *Pinus sylvestris*; flor do pinheiro.

POLARIZAÇÃO: Remorso – Autoperdão.

INDICAÇÃO: arrependimento, angústia ou desgosto; pessoas que creem na própria responsabilidade pelos erros cometidos ou vivem como um mártir assumindo o encargo alheio; autocompaixão, autodestruição, autorrecriminação; frustração, negativismo ou depressão.

EFEITO: estimula amor-próprio, autoestima e perdão incondicional; promove a aceitação dos limites e da própria vida; paz e alegria.

ROCK ROSE

NOME CIENTÍFICO: *Helianthemum nummularium*; flor de heliântemo.

POLARIZAÇÃO: Desespero – Autodomínio.

INDICAÇÃO: aterrorização, susto ou choque emocional de natureza pessoal ou intempérica; notícias de acidentes graves, perdas em geral, tais como, abandono, divórcio, morte; susto por uma gravidez imprevista.

EFEITO: promove autocontrole, elevação espiritual e compreensão da vida; estimula coragem, esperança e muita confiança em novos caminhos.

WALNUT

NOME CIENTÍFICO: *Juglans regia*; flor da nogueira.

POLARIZAÇÃO: Apego – Libertação.

INDICAÇÃO: qualquer período de transformação, radical ou não, em que ocorra aborrecimento ou desesperança, tais como, menopausa, adolescência, velhice; também, qualquer tipo de tratamento, médico ou não.

EFEITO: estimula a aceitação do destino, o amor-próprio e a autoestima; promove harmonia, flexibilidade e novos paradigmas positivistas.

Quinto chacra: chave da expressão

BEECH

NOME CIENTÍFICO: *Fagus sylvatica*; flor da faia.

POLARIZAÇÃO: Perfeccionismo – Compaixão.

INDICAÇÃO: intolerância, hipocrisia, crítica constante das atitudes ou vestimentas alheias; discórdia ou sarcasmo por imposição da própria opinião; pessoas que culpam alguém pelas falhas, não sabem perdoar nem esquecer.

EFEITO: promove flexibilidade, compreensão e fraternidade; estimula o perdão incondicional; melhora a positividade.

CENTAURY

NOME CIENTÍFICO: *Centaurium umbellatum*; flor da centaurea.

POLARIZAÇÃO: Submissão – Independência.

INDICAÇÃO: pessoas que desejam agradar sempre, não sabem dizer "não" por temerem perdas e conflitos; dificuldade de uma expressão objetiva, por vezes, gagueira ou emissão de palavras erradas; influenciada pelo meio ambiente, timidez.

EFEITO: estimula autoexpressão, individualismo e harmonia com o meio ambiente; produz autoestima e amor-próprio.

CERATO

NOME CIENTÍFICO: *Ceratostigma willmotiana*; flor do cerato.

POLARIZAÇÃO: Indecisão – Resolução.

INDICAÇÃO: dúvidas em situações banais, tais como a escolha de uma roupa, sua cor ou até na opção de um filme; hesitação, pouca convicção, necessidade de aconselhamento, mudança de opinião por influência social; medo de se expressar, dependência afetiva.

EFEITO: desenvolve a individualidade, o objetivo da vida e o ponto de vista; autoconfiança, segurança e determinação.

CHERRY PLUM

NOME CIENTÍFICO: *Prunus cerasifera*; flor da ameixeira.

POLARIZAÇÃO: Violência – Diplomacia.

INDICAÇÃO: brutalidade, impulsividade ou ira; pessoas que não medem o poder das palavras ou querem sempre ter razão; impulsividade, ansiedade ou descontrole; obsessão, histeria ou intolerância; incapacidade de amar ou de perdoar.

EFEITO: produz o autocontrole, traz serenidade e diplomacia; estimula reciprocidade, fraternidade e amor ao próximo.

CLEMATIS

Nome científico: *Clematis vitalba*; flor da vinha-branca.

Polarização: Desatenção – Memorização.

Indicação: desperdício do tempo, fantasia de um mundo melhor ou de situações impossíveis; sonolência, distração, imaginação excessiva, afastamento da realidade; pessoas que não expressam o que desejam; dificuldades nos estudos ou exames em geral.

Efeito: promove concentração, determinação e vivacidade; estimula a comunicação, a expressão e o propósito de vida.

VERVAIN

Nome científico: *Verbena officinalis*; flor da verbena.

Polarização: Severidade – Indulgência.

Indicação: exigência da correção incondicional do que acredita ser verdadeiro no âmbito da ciência, da filosofia, da religião ou da política; intolerância, rancor ou agressividade; fanatismo, autopromoção ou prepotência.

Efeito: promove compreensão, serenidade e amizade; estimula a paciência, a cautela, a afetividade e o perdão; elevação espiritual.

VINE

Nome científico: *Vitis vinifera*; flor da uva.

Polarização: Intolerância – Humildade.

Indicação: soberba, sarcasmo ou menosprezo da opinião alheia; convicção da própria razão e da capacidade de autossustentação; autoritarismo, inflexibilidade e dominação; falta de piedade, ambição, paternalismo.

Efeito: estimula tolerância, indulgência, humildade e fraternidade; promove intercâmbio cultural, harmonia e cordialidade.

Sexto chacra: chave da sabedoria

AGRIMONY

Nome científico: *Agrimonia eupatoria*; flor da agrimônia.

Polarização: Dissimulação – Verdade.

Indicação: tristeza oculta por aparente bom humor, dissimulação para falar dos problemas pessoais; uso de álcool, drogas ou remédios como forma de escapismo; medo da solidão, vazio interior não revelado; pessoas que não discutem, não opinam.

Efeito: promove catarse e equilíbrio; produz calma e autoaceitação; estimula a busca da transcendência e da paz interior.

CHESTNUT BUD

Nome Científico: *Aesculus hippocastanum*; broto da castanheira.

Polarização: Distração – Percepção.

Indicação: pressa, distração ou impaciência; pessoas que não desejam entender as experiências da vida; ansiedade, padrões comportamentais repetitivos, ações mecanizadas; influência da propaganda ou de notícias para tomadas de decisões.

Efeito: renovação da capacidade de pensar, analisar e deduzir; estimula a sabedoria, a intuição e a responsabilidade nos atos e atitudes.

ELM

Nome científico: *Ulmus procera*; flor do olmo.

Polarização: Limitação – Ampliação.

Indicação: pessoas que buscam a felicidade eterna ou não concebem a imprevisibilidade, visão limitada ou unilateral do futuro; inflexibilidade, irritabilidade; adversidades e obstáculos que causam incompreensão e intolerância; ansiedade e angústia pelo perfeccionismo.

Efeito: desenvolve a coragem para enfrentar o destino; estimula o retorno à luz interior e à criatividade; promove serenidade e harmonia.

GORSE

NOME CIENTÍFICO: *Ulex europaeus*; flor da tojeira.

POLARIZAÇÃO: Descrença – Coragem.

INDICAÇÃO: colapso mental e espiritual; desânimo, angústia, pessimismo, perda da fé perante situações crônicas em que se tentou de tudo para resolver e nada adiantou; sensação de se ter chegado ao final da linha ou fundo do poço, sem esperança alguma.

EFEITO: promove a verdadeira fé, a esperança e a coragem para continuar o caminho; estimula a restauração dos objetivos e a paz interior.

OAK

NOME CIENTÍFICO: *Quercus robur*; casca do carvalho.

POLARIZAÇÃO: Obstinação – Suavidade.

INDICAÇÃO: esforço contínuo para obter o sucesso no trabalho, no estudo, em uma competição, etc.; busca incessante de reconhecimento pessoal e da fama; exaustão causada pela sobrecarga da rotina; compulsão ou idealismo.

EFEITO: elimina a corrida contra o tempo; promove flexibilidade, meditação e harmonia com o meio ambiente; estimula a serenidade.

ROCK WATER

NOME CIENTÍFICO: *Acqua petra*; água mineral da rocha.[7]

POLARIZAÇÃO: Inflexibilidade – Fraternidade.

INDICAÇÃO: rigidez moral, social ou religiosa causando severidade em si e nos outros; pessoas perfeccionistas, pragmáticas, que buscam o reconhecimento; autorrepressão, preconceito; aridez emocional, insensibilidade.

EFEITO: promove a flexibilidade, a compreensão do meio ambiente; estimula a autoaceitação e a reciprocidade; perdão, fraternidade, confiança.

---

7. Única essência que não é produzida a partir do reino vegetal.

Sétimo chacra: chave da transcendência

HONEYSUCKLE

Nome científico: *Lonicera caprifolium*; flor da madressilva.

Polarização: Saudosismo – Atualidade.

Indicação: nostalgia ou recordação de um período bom (infância, amor, trabalho, diversão) ou ruim (demissão, divórcio, falecimento); dificuldades em aceitar as mudanças da vida (adolescência, orfandade, velhice, etc.); medo da morte, da solidão, de não ser amado.

Efeito: resgata a esperança, a autoestima e a alegria de viver; estimula a libertação do passado, a renovação da alma e o perdão incondicional.

STAR OF BETHLEHEM

Nome científico: *Ornithogalum umbellatum*; flor da estrela-de-belém.

Polarização: Perturbação – Autocontrole.

Indicação: choque emocional de fatos recentes causando susto, histeria, paralisia, catalepsia, cegueira ou amnésia; perdas irreversíveis, situações inesperadas, notícia negativa, tais como morte, demissão, divórcio, acidente, doença incurável.

Efeito: retorno ao autocontrole mental e emocional; promove aceitação do destino, elevação espiritual, serenidade e esperança.

SWEET CHESTNUT

Nome científico: *Castanea sativa*; flor do castanheiro-da-europa.

Polarização: Desolação – Renovação.

Indicação: corpo e mente no limite da resistência e sem vontade para recomeçar; crise existencial, dificuldade em assimilar as experiências; estado de angústia, desolação por perdas afetivas ou materiais; sentimento de solidão, negativismo, depressão.

Efeito: revitalização, resgate da paz interior; instauração da fé, autotransformação e renovação da vida.

WATER VIOLET

NOME CIENTÍFICO: *Hottonia palustris*; flor da violeta d'água.

POLARIZAÇÃO: Arrogância – Humildade.

INDICAÇÃO: isolamento por considerar as outras pessoas inferiores, preconceito em geral (classe social, raça, cor, opção sexual, política); indiferença às mazelas humanas ou desprezo ao próximo; taciturnidade, orgulho, vaidade, arrogância.

EFEITO: estimula humildade, modéstia e respeito ao próximo; promove magnanimidade, fraternidade, harmonia e elevação espiritual.

ATENÇÃO!

Para melhor aproveitamento do curso, estude a AULA ELETIVA 6: ERVA MEDICINAL, página 303, antes da próxima lição.

Livros de referência para a Lição 15

QUEM LÊ, SABE MAIS: ao terminar o curso, estude um dos livros indicados para elevar, enobrecer e sedimentar o conhecimento sobre o assunto. As obras sugeridas também contêm fundamentação e proprie-dade para as Lições 16 e 17.

BACH, Dr. Edward. *Os remédios florais do Dr. Bach*. São Paulo: Pensamento, 1999.

BELLUCO, Dr. Wagner; Bear, Dra. Jessica. *Florais de Bach: o livro das fórmulas*. São Paulo: Pensamento, 2005.

LAMBERT, Dr. Eduardo. *Os estados afetivos e os remédios florais do Dr. Bach*. São Paulo: Pensamento, 1997.

NAIFF, Nei. *Florais do mundo*. Rio de Janeiro: Nova Era, 2006.

VENNELLS, David. *A terapia floral e seus benefícios*. Rio de Janeiro: Nova Era, 2005.

VLAMIS, Gregory; Graham, Helen. *Remédios florais de Bach para animais*. São Paulo: Pensamento, 2001.

WHEELER, F.J. *Repertório dos remédios florais do Dr. Bach*. São Paulo: Pensa-mento, 1993.

AUTOAVALIAÇÃO 11

Lição 15 – Aula eletiva 6

126) Qual a função da terapia floral?
- a) A utilização energética das ervas na autocura.
- b) A ressonância positiva de todo reino vegetal.
- c) Dissolver distúrbios psicoemocionais e psicossomáticos.
- d) Todas estão corretas.

127) O que ocorrerá se ministrarmos um floral equivocadamente?
- a) Nada. A essência atuará somente onde for necessário.
- b) Nada. Não ocorrerão os resultados desejados na terapia.
- c) Nada e também não possui efeitos colaterais.
- d) Todas estão corretas.

128) Reconhecido pela OMS, em 1976, quem criou o sistema floral?
- a) Dr. Samuel Hahnemann, na década de 1810.
- b) Dr. Edward Bach, na década de 1930.
- c) Dr. Paracelso, na década de 1520.
- d) Todas estão corretas.

129) Quantas essências o sistema dos florais de Bach possui?
- a) 36
- b) 34
- c) 38
- d) Todas estão corretas.

130) Qual o significado da polarização terapêutica?
- a) Grupos de classificação do Dr. Edward Bach.
- b) O eixo negativo-positivo do processo de autocura.
- c) O diagnóstico do chacra e seu equilíbrio.
- d) Todas estão corretas.

131) Quais florais são indicados para preguiça, cansaço, debilidade?
- a) Red Chestnut, Scleranthus, Aspen.
- b) Hornbean, Olive, Mustard.
- c) Centaury, Clematis, Vervain.
- d) Todas estão corretas.

132) **Qual a diferença de aplicação entre o Aspen e o Mimulus?**
   a) Um para o medo de situações abstratas; o outro, de reais.
   b) Um para o temor do fracasso pessoal; o outro, do familiar.
   c) Um para a insônia; o outro, para o sonambulismo.
   d) Todas estão corretas.

133) **Em caso de ciúme, possessividade e opressão podemos empregar:**
   a) Chicory ou Heather.
   b) Heather ou Holly.
   c) Holly ou Impatiens.
   d) Todas estão corretas.

134) **Qual a diferença de aplicação entre o Beech e o Vervain?**
   a) Um sugere haver hipocrisia e sarcasmo; o outro, fanatismo e severidade.
   b) Os dois são recomendados para amenizar a agressividade verbal.
   c) Ambos são indicados para flexibilizar a intolerância e a criticidade.
   d) Todas estão corretas.

135) **Derrotismo, desesperança, depressão: qual floral pode ser recomendado?**
   a) Wild Rose ou Mustard.
   b) Gorse ou Sweet Chestnut.
   c) Gentian ou Pine.
   d) Todas estão corretas.

136) **Nostalgia de amores e paixões perdidas: qual floral pode ser indicado?**
   a) Honeysuckle.
   b) Gorse.
   c) Elm.
   d) Todas estão corretas.

137) **O que é recomendado saber ao escolher uma erva medicinal?**
   a) A procedência e o nome popular.
   b) Se é importada e cultivada sem agrotóxicos.
   c) O nome popular e a nomenclatura científica.
   d) Todas estão corretas.

138) Como se prepara um chá por infusão?

a) A erva medicinal é fervida com a água.

b) A água quente é adicionada em cima da erva medicinal.

c) Macere folhas frescas em um pouco de água.

d) Todas estão corretas.

139) Para a tensão pré-menstrual qual chá composto é recomendado?

a) Camomila + mentrasto + capim-cidreira + confrei + erva-doce.

b) Erva-doce + camomila + hortelã + alecrim + mentrasto.

c) Hortelã + erva-doce + confrei + capim-cidreira + camomila.

d) Todas estão corretas.

140) Qual grupo é estomáquico e carminativo?

a) Alecrim, hortelã, manjericão, mil-folhas, poejo.

b) Artemísia, bardana, eucalipto, urucum, mentrasto.

c) Camomila, capim-cidreira, quebra-pedra.

d) Todas estão corretas.

Consulte as respostas na página 330 e somente siga para a próxima lição caso tenha acertado no mínimo TREZE questões. Quando errar, sugiro estudar novamente a referida lição e ainda ler algum livro recomendado. O mais importante é que esteja bastante familiarizado com toda a temática proposta.

O futuro dependerá daquilo que fizermos no presente.

Mahatma Gandhi (1869-1948).

PRÁTICA E AUTOCURA (PARTE 6)

O Dr. Edward Bach postulou que os florais elevam as vibrações da alma, abrindo o canal do autoconhecimento; igualmente, deveríamos preencher a natureza pessoal com a virtude necessária para dissolver as falhas que causam o sofrimento. Ele orientou que não existirá a cura verdadeira e o retorno à felicidade se não houver a derradeira mutação do paradigma pessoal. Acrescentou que as essências florais podem contribuir para a abertura da compreensão e do discernimento, mas jamais terão qualquer ação capaz de destruir as causas sem que se deseje. Na década de 1990, uma pesquisa da Flower Essence Society (Califórnia, EUA), sobre os efeitos da terapia floral, identificou que a essência atua em quatro estágios:

I. Relaxar

Inicialmente há uma tendência no apaziguamento mental e emocional, uma espécie de relaxamento, como se o problema emocional a ser tratado ficasse anestesiado, suspenso. Podem ocorrer bocejos, sonolência, sono profundo ou lassidão, e, se forem casos mais crônicos ou de longa data, é normal haver crises de choro, aumento ou diminuição do apetite. Mas, lembre-se de que todas essas sensações ocorrem nos três primeiros dias, no máximo.

II. Reconhecer

Esse estágio tende a ocorrer simultaneamente ao primeiro, mas não é uma regra. Trata-se do momento em que se percebe conscientemente um pequeno ato, um gesto, uma palavra, uma sutil alteração comportamental ou, até, o alívio de algum problema persistente; mas sempre em um sentido positivo do tratamento. Também é possível surgir novas ideias ou o desejo de não desistir dos objetivos terapêuticos em longo prazo, e, nesse contexto, talvez identificar novos projetos ou paradigmas.

III. Reagir

Nesse ponto, estando em contato com as dificuldades aparentes de uma nova realidade, muitas pessoas desistem do tratamento ou descuidam das dosagens. Porém, essa conduta não é um sintoma exclusivo da terapia floral; muitos pacientes da alopatia tendem a desistir da droga quando ela não age da forma desejada. É importante acentuar que a função do floral não é apagar as lembranças ou os sentimentos indesejados, mas efetuar um processo dinâmico de polarização de todos os conflitos. Em um linguajar mais simbólico, essa fase representa a luta do bem e do mal, da felicidade e da tristeza, da saúde e da doença, na qual toda dinâmica se concentra em um duelo entre o modelo comportamental antigo e o surgimento de uma nova maneira de ser.

IV. Renovar

Um aspecto muito interessante dos sintomas do tratamento é que, no primeiro e segundo estágios, a pessoa vive (profundamente) o presente momento; no terceiro, tudo se volta (exclusivamente) para os aspectos do passado; e, nesse último, o indivíduo se projeta (construtivamente) em novos ideais para o futuro. O quarto estágio ocorre (no máximo) entre a quarta e a oitava semana do tratamento. É muito raro alguém tomar a mesma fórmula por mais de dois meses, geralmente recomenda-se trocar. Nessa última fase, o indivíduo se fortalece de tal forma que todas as atitudes positivas são visíveis aos olhos de familiares e amigos. Contudo, muitas vezes, o próprio indivíduo pode negar que tenha se beneficiado das mudanças, porque o uso do floral nem sempre é acompanhado da percepção do novo comportamento.

1. Aplicação geral

Os florais são energias vibracionais e a melhor maneira de experimentar o poder de cura dessas essências é cercar-se delas. Assim, podemos usar algumas gotas no alimento, na cosmética, na roupa, no banho ou, ainda, adicioná-las na sinergia dos óleos essenciais e dos elixires de cristais. Na terapia holística podemos fazer de tudo, basta precaver-se das contraindicações. No entanto, desejando efetuar uma fórmula específica para um problema pessoal ou existencial, a melhor forma de relacionar os florais necessários é ler o repertório e anotar os que forem mais adequados para a situação desejada. Se quiser, poderá se direcionar mais rapidamente para os grupos de florais a partir do diagnóstico chácrico da AULA ELETIVA 1 (página 263). O ideal é que pondere uma fórmula contendo entre três essências (mínimo) e sete essências (máximo). Com relação às dosagens e à forma de aquisição veja no item II desta lição (receituário). Vejamos as diversas possibilidades de aplicação.

1.1. Relativo à personalidade

Buscamos, por intermédio das especificidades do floral, algo que se assemelhe ao comportamento natural de uma pessoa. Assim, para alguém tímido que tivesse problemas na expressão de suas ideias e sentimentos, poderíamos escolher os seguintes florais: Cerato, Larch, Mimulus, Scleranthus, Wild Oat.

1.2. Situação-problema recente

É importante para essa escolha que se analise os florais, determinando quais se aproximam do distúrbio apresentado. Caso fosse alguém que tivesse sido demitido ou perdido um negócio financeiro ou uma empresa, seria aconselhável empregar a fórmula: Gorse, Holly, Impatiens, Rock Rose, Star of Bethlehem.

1.3. Situação-problema antiga

O mesmo exemplo anterior, só que com muitos meses ou anos de amofinação da referida perda/mudança: Gentian, Holly, Honeysuckle, Olive, Pine.

1.4. Diagnóstico dos chacras

A partir do questionário da página 265, buscam-se os três chacras que irão equilibrar todo o sistema energético. Supondo que se chegou ao resultado dos chacras 1, 3 e 4, deve-se ler atentamente os referidos grupos de florais (vitalidade, autoconfiança e harmonia) buscando apenas uma essência de cada. No final, ao escolher as três que comporão a fórmula, é necessário acrescentar o floral Walnut e o Chestnut Bud que servem para dinamizar e auxiliar o processo de autocura. E, caso eles sejam a primeira opção, é imperioso escolher outros similares para que a fórmula sempre totalize cinco essências.

1.5. Limpeza de casa

Podemos acrescentar os florais no detergente, na cera, no lustra-móveis, sempre com o intuito de limpeza, harmonização, proteção. Por exemplo, na Lição 12, foi exposto um procedimento para limpar/desinfetar o piso com os óleos essenciais (tea-tree, gerânio, lavanda) o qual poderíamos, também, adicionar três gotas da seguinte fórmula: Crab Apple, Beech e Holly. Essa combinação cria uma poderosa ferramenta para retirar toda a negatividade espiritual do ambiente (inveja, mau-olhado, miasmas).

1.6. Cosmética e remédios

De forma semelhante aos óleos essenciais, também, podemos empregar os florais em produtos de beleza, gel ou cremes hidratantes ou medicamentosos. Adicionando, dessa forma, uma seiva energética ao produto e aceleração dos resultados desejados. A proporção (floral/produto) deve obedecer às mesmas regras estabelecidas na página 145 para os óleos essenciais. Exemplos: adicionar, a um xampu anticaspa de 100 ml, 25 gotas da fórmula composta de Crab Apple, Impatiens, Star of Bethlehem; para um creme rejuvenescedor de 50 gramas: 20 gotas da fórmula Aspen, Mimulus, Red Chestnut.

1.7. Festas e reuniões

Na fórmula para festas (página 162), para melhor sinergia, é aconselhável acrescentar 3 gotas do floral Centaury, Mustard e Hornbean. Isso fará com que todos se divirtam, fiquem em perfeita harmonia e falem alegremente de tudo.

1.8. Tratamento continuado

O uso dos florais pode ser ou não combinado com as outras técnicas; geralmente se faz o uso para aperfeiçoar a terapêutica que esteja sendo assistida pela cristaloterapia, aromaterapia e cromoterapia. Vejamos, para uma pessoa com depressão por causa do divórcio ou da perda do emprego, poderíamos fazer uma sessão de meditação criativa com a luz verde e o incenso de alfazema; aplicaríamos, também, o óleo essencial de rosas e o cristal ametista no segundo, terceiro e quarto chacras. Após a sessão, pelos próximos 20 dias, ela tomaria uma fórmula, em dosagem normal, com os seguintes florais: Honeysuckle, Star of Bethlehem, Walnut, Willow, White Chestnut. E, a partir da segunda sessão, trocaríamos os florais dependendo da resposta do tratamento, e, talvez, usar a fórmula Sinergia do Perdão ou do Sucesso (ver item 3 deste capítulo).

2. Receituário

Por ser considerado uma essência vibracional e classificado com caráter naturista pelo Ministério da Saúde, o floral pode ser solicitado por todos aqueles que desejam se beneficiar dessa técnica holística. A maioria das farmácias de manipulação e homeopática confecciona os florais em um ou dois dias. Deve-se levar a receita contendo as seguintes informações:

1) Nome do paciente.

2) Especificação da embalagem e do veículo.

Recomenda-se sempre que seja feito em um *vidro conta-gotas de 30 ml.* No entanto, o veículo – líquido no qual a essência floral será diluída – deve ser solicitado da seguinte forma:

- Crianças e adolescentes – *veículo: vinagre de maçã.*
- Jovens e adultos – *veículo: brandy.*
  - ↪ Atenção. Caso haja alguma restrição ao vinagre ou ao álcool, recomenda-se uma fórmula exclusiva com água mineral, neste caso, a validade será de uma semana, ao passo que as demais se estenderão por 30 dias.

3) Especificação da dosagem:

- NORMAL: Em geral é o mais usado, podendo ser aplicado por 30 dias. Indicado para os casos de tratamento em longo prazo, como, por exemplo, uma doença crônica, um aspecto psicoemocional profundamente plantado na alma; polarizar os aspectos negativos da personalidade; fobias, crises existenciais. Indique na receita: 4 gotas 3 vezes ao dia: manhã, tarde, noite; sublingual.

- ESPECIAL: Sugerido em emergências ou ocorrências esporádicas, como, por exemplo, cirurgia, fratura, acidente; choque emocional, exames médicos ou escolares; crises e fobias. Indique na receita: 5 gotas ao levantar, 5 ao deitar, sublingual.

- DIURNA: Recomendada para casos em que se deseje acentuar aspectos positivos da personalidade; também para equilibrar algum momento delicado da vida. Indique na receita: 7 gotas ao levantar, sublingual.

- NOTURNA: Idem ao anterior. Indique na receita: 7 gotas ao deitar, sublingual.

- PECULIAR: Dosagens que acompanhem casos específicos, como meditação, oração, terapia. Indique na receita: 5 gotas uma hora antes da atividade.

4) A relação dos florais de Bach desejados, de preferência em ordem alfabética.

5) Data da receita.

6) O nome, endereço e telefone do aluno-terapeuta.

MODELO:

Paciente: **Maria de Fátima Santos**

Dosagem: 5 gotas sublingual, ao deitar.

Fórmula: 30 ml, veículo: vinagre de maçã.

FLORAIS DE BACH

- Crab Apple
- Gentian
- Hornbean
- Larch
- Walnut

Rio de Janeiro, 4/11/2008

J. Silva

João da Silva
Rua das Macieiras, 227
Telefone: (00) 0000-0000

---

3. Fórmulas especiais

Ao longo de minha carreira como terapeuta, fui desenvolvendo fórmulas especiais, tanto para mim quanto para os meus clientes. Para o presente trabalho selecionei algumas muito úteis e de interesse geral:

a) Sinergia da Purificação

- FÓRMULA – Chestnut Bud, Crab Apple, Gorse, Honeysuckle, Mustard. Indicado para a limpeza da aura e dos chacras nos tratamentos terapêuticos geralmente na primeira sessão. Podemos colocar 1 gota em cada chacra e/ou ser aspergido na aura ou no ambiente durante o relaxamento. Muito útil para ser ingerido diariamente até a segunda sessão; assim, a pessoa estará mais receptiva ao tratamento necessário. Pelo alto efeito depurativo e catártico dessa sinergia, deve ser utilizada no máximo por 20 dias, dosagem especial.

b) Sinergia do Perdão

- FÓRMULA – Chicory, Gorse, Holly, Honeysuckle, Sweet Chestnut. Deve ser usada após passar por grande mudança na vida, como, por exemplo, divórcio, separação, demissão, inimizade, traição; no entanto, o ressentimento e a revolta perduram no coração e atormentam os pensamentos. Essa fórmula ajudará a dissolver todos os obstáculos emocionais, fazendo surgir a esperança, a fé. Administrar por 45 dias, dosagem normal.

c) Sinergia da Sexualidade

- FÓRMULA – Centaury, Cerato, Crab Apple, Wild Oat, White Chestnut. Sugerido para os que possuem dificuldade em se expressar sexualmente, tanto na copulação quanto na aceitação de si ou do outro; indicado, também, para qualquer tipo de trauma sexual. Essa sinergia desenvolve o afeto sexual, o amor-próprio, a satisfação e a descoberta do verdadeiro papel sexual em um relacionamento e na sociedade. Tomar essa fórmula por 90 dias, dosagem normal.

d) Sinergia do Sexo

- Fórmula – Gentian, Hornbean, Larch, Olive, Wild Oat.
  Excelente quando a impotência ou a frigidez é de origem psicológica; indicado para a falta de libido ou o desgaste natural de uma relação; também, quando se esquece da vida afetivo-sexual por motivos religiosos ou profissionais. Não é indicada para os casos em que haja depressão, desarmonia, perdas, nem para adolescentes ou terceira idade. Utilizar por 30 dias, dosagem normal. Repetir por mais 30 dias, dosagem diurna.

e) Sinergia da Comunicação

- Fórmula – Centaury, Cerato, Clematis, Crab Apple, Walnut. Desbloqueia qualquer obstáculo na comunicação verbal, expressão sentimental, medo de falar em público, diálogo em língua estrangeira. Essa fórmula estimula a autoconfiança e a reciprocidade; ajuda na dislexia e na gagueira, deixando a pessoa mais calma para se expressar. É recomendável não usar essa fórmula em crianças e adolescentes. Administrar por 45 dias, dosagem normal; se desejar, após o tratamento, use a fórmula Sinergia do Sucesso.

f) Sinergia da Felicidade

- Fórmula – Beech, Honeysuckle, Oak, Willow, White Chestnut. Para os que buscam a felicidade no amor, na profissão, no trabalho e possuem as melhores das intenções; porém, reclamam de tudo, e observam somente a imperfeição. Essa sinergia trará um estado de graça espiritual, conseguindo se adaptar às imperfeições do mundo; trará prosperidade e muito amor. Utilizar por 45 dias, dosagem normal; se achar conveniente, tome a fórmula Sinergia da Comunicação antes de usar essa fórmula (15 dias, dosagem normal).

g) Sinergia do Sucesso

- Fórmula – Crab Apple, Gentian, Hornbean, Larch, Walnut. Dificuldade de conseguir o que deseja: trabalho, casamento, estudo, bens ou até um divórcio, demissão, mudança de casa. Essa sinergia provoca uma ressonância áurica positiva, trazendo magnetismo, esperança, alegria; melhora a comunicação e a autoestima. Administrar por 30 dias, dosagem normal; se achar conveniente, utilize a fórmula

Sinergia da Comunicação antes de tomar essa fórmula – dez dias, dosagem normal. Repetir o processo após concluir o tratamento.

h) Sinergia da Meditação

- FÓRMULA – Cerato, Impatiens, Scleranthus, Walnut, White Chestnut. Combinação indicada para as técnicas de meditação, de ioga, de relaxamento; pois, durante o estado alfa, facilita atingir níveis mais elevados de consciência e de espiritualidade. Purifica todo campo energético, beneficiando a vibração de energias positivas; também pode ser usada para orar, ter bons sonhos. Administrar entre 30 minutos e uma hora do evento, dosagem peculiar.

i) Sinergia da Antimagia

- FÓRMULA – Centaury, Chestnut Bud, Clematis, Crab Apple, Walnut. Indicada para eliminar as energias negativas, feitiços ou magias; útil para dissolver o mau-olhado, a inveja e a vingança; anula a negatividade e afasta os inimigos. Essa sinergia purifica o corpo e a alma, atrai boa sorte, saúde e prosperidade. Comece a tomar na Lua cheia e termine na Lua nova (21 dias), dosagem especial. Durante esse tratamento, dilua 7 gotas dessa fórmula, acrescida de 7 gotas de óleo essencial de lavanda em um litro de água e despeje no corpo inteiro, após o banho.

j) Sinergia do Autoconhecimento

- FÓRMULA – Aspen, Cerato, Clematis, Chestnut Bud, Scleranthus. Ótima para aqueles que se encontram na senda espiritual, uma vez que estimula os estudos esotéricos (livros, aulas, grupos). Pode ser usada antes dos rituais wiccanianos, xamânicos, cabalísticos, mágicos; de uma consulta de tarô, runas, búzios, mapa astral (todos os oráculos). Essa fórmula melhora o contato espiritual, a intuição e a canalização. Tomar 5 gotas antes de iniciar o trabalho desejado.

k) Sinergia do Terapeuta

- FÓRMULA – Centaury, Cerato, Crab Apple, Walnut, Willow. Deve ser usada por quem aplica uma terapia: tomar 3 gotas antes e 3 depois. Limpa e purifica todas as energias negativas que transitaram durante o tratamento; dissolve o cansaço, o sono, a dor de cabeça ou a desvitalização após a consulta; também pode ser usada após qualquer tipo de ritual (wicca, xamânico, mágico, espírita) ou oráculo (tarô, astrologia, numerologia) para se desconectar de qualquer fluxo do astral negativo.

l) Sinergia do Antiestresse

- FÓRMULA – Gorse, Hornbean, Impatiens, Mimulus, White Chestnut. Muito útil para a ansiedade, a irritação ou a insatisfação comum dos grandes centros urbanos – trânsito, multidão, prédios, poluição; medo de pessoas estranhas, assalto, acidente; pessoas que não suportam filas, esperar algo de terceiros nem de vizinhos. Ajuda no combate à síndrome do Pânico, à claustrofobia e à acrofobia. Essa sinergia estimula a paz de espírito, a compreensão e a tolerância. Tomar por 15 dias, dosagem diurna; aguardar 10 dias e repetir o tratamento; administre esse procedimento até sentir a melhora.

m) Sinergia da Antidependência Química

- FÓRMULA – Crab Apple, Gentian, Heather, Mustard, Walnut. Elimina os agentes nocivos provocados pelo álcool, drogas, tabaco ou remédios; dissolve as energias negativas da psique, da alma e do plano espiritual. Estimula o autocontrole e a sociabilidade. Muito útil para aqueles que largaram recentemente algum vício ou que realmente o desejam fazer; pode ser usado em qualquer idade. Tomar por 90 dias, dosagem especial; mesmo se houver reincidência, continue o tratamento.

n) Sinergia Ambiental Empresarial

- FÓRMULA – Cerato, Impatiens, Mimulus, Scleranthus, Wild Oat. Essa fórmula estimulará maior fluxo de clientes, fornecedores e negócios. A importância dessa sinergia se encontra na ressonância de vibrações positivas que eliminam as dúvidas no ato da negociação com os fornecedores (quando aspergido na sala de reunião), a hesitação de um cliente na hora da escolha ou até o seu retorno (deve ser pulverizado na loja); também melhora o rendimento e a integração dos funcionários. Atrai prosperidade e sucesso. Aplicar todos os dias, dosagem diurna.

Observações importantes:

- A floralterapia, como todas as outras terapias desta obra, tem por finalidade tratar quaisquer perturbações físicas, psíquicas ou emocionais; contudo, jamais devemos substituir um tratamento convencional, a menos que um profissional de medicina indique tal fato. Porém, como terapia auxiliar, em paralelo com a alopatia, pode acelerar os resultados desejados no retorno à saúde.

- Estando-se diante de qualquer outra variação emocional ou problema adicional, além do exposto neste capítulo, deve-se buscar o aconselhamento de um profissional. Também, se você já estiver fazendo algum tratamento com florais, espere terminá-lo ou converse com o terapeuta sobre o assunto. Não é aconselhável efetuar ambos simultaneamente.

- A diferença básica entre as diversas terapias que observamos neste livro se encontra no plano energético de cura que, combinado, cria um poderoso acelerador da autocura. Campo de atuação:

  ⤷ Sutil – do corpo espiritual ao astral → florais, incenso

  ⤷ Etéreo – do corpo astral ao emocional → cristais, meditação

  ⤷ Denso – do corpo emocional ao físico → aromas, cores, ervas

---

ATENÇÃO!

Para melhor aproveitamento do curso, estude AULA ELETIVA 7: BREVIÁRIO, página 321, antes da próxima lição.

AUTOAVALIAÇÃO 12

Lição 16 – Aula eletiva 7

141) Qual fase da terapêutica se concentra no eixo passado-futuro?
a) 1ª e 3ª, relaxar e reagir.
b) 2ª e 4ª, reconhecer e renovar.
c) 3ª e 4ª, reagir e renovar.
d) Todas estão corretas.

142) De que forma podemos utilizar os florais?
a) Pulverizando-os no ambiente e nas roupas.
b) Por inalação, ingestão direta ou com o alimento.
c) Em banhos, compressas e cremes.
d) Todas estão corretas.

143) Qual a diferença entre a fórmula sinérgica do sexo e da sexualidade?
a) A primeira é mais bem aplicada em casos depressivos.
b) Uma é indicada para a libido; a outra, para a expressão.
c) Ambas servem para casos de frigidez/impotência.
d) Todas estão corretas.

144) Em alguém raivoso há muitos anos devido ao abandono, aplicaríamos:
a) Beech, Impatiens, Aspen.
b) Gentian, Oak, Vervain.
c) Holly, Honeysuckle, Heather.
d) Todas estão corretas.

145) A alguém que fosse subserviente e tímido, recomendaríamos:
a) Centaury, Cerato, Larch.
b) Cerato, Clematis, Mimulus.
c) Larch, Scleranthus, Wild Rose.
d) Todas estão corretas.

146) A fórmula da sinergia antiestresse é sugerida para qual finalidade?
a) Em situações de extremo desconforto ao andar na rua.
b) Pessoas que vivem no caos urbano ou tenham alguma fobia.
c) Estimular o autoconhecimento e os estudos metafísicos.
d) Todas estão corretas.

147) Em uma fórmula, o que significa a palavra veículo?
a) Elemento utilizado em receitas de adultos e adolescentes.
b) Somente quando empregado o brandy (conhaque de uva).
c) Produto no qual a essência floral será diluída.
d) Todas estão corretas.

148) O que a terapia floral jamais poderá efetuar?
a) Não tem contraindicação, pode fazer tudo.
b) Substituir um tratamento convencional, à revelia.
c) Auxiliar a alopatia e todo tipo de medicamento.
d) Todas estão corretas.

149) Em qual campo energético o floral atua/vibra primeiro?
a) Denso.
b) Etéreo.
c) Sutil.
d) Todas estão corretas.

150) Quais as terapias fundamentadas nos meridianos?
a) Tui-ná, quiropraxia.
b) Acupuntura, do-in, shiatsu.
c) Cinesiologia, reiki.
d) Todas estão corretas.

151) Iridologia e kirliangrafia são considerados:
a) Diagnóstico e terapia holística.
b) Terapia e tratamento holístico.
c) Diagnóstico holístico.
d) Todas estão corretas.

152) O que há em comum com a geoterapia e a hidroterapia?
a) Ambas são terapias preventivas e alopáticas.
b) As duas se utilizam do recurso mineral e telúrico.
c) Somente o fato de serem naturais.
d) Todas estão corretas.

Consulte as respostas na página 330 e somente siga para a próxima lição caso tenha acertado no mínimo DEZ questões. Quando errar, sugiro estudar novamente a referida lição e ainda ler algum livro recomendado. O mais importante é que esteja bastante familiarizado com toda a temática proposta.

Ninguém educa ninguém, ninguém educa a si mesmo, os homens se educam entre si, mediatizados pelo mundo.

Paulo Freire (1921-1997).

REPERTÓRIO HOLÍSTICO

O repertório desenvolvido neste capítulo facilitará o encontro de elementos necessários para uma sinergia segura e eficaz; contudo, é fundamental saber a forma de aplicação (massagem, inalação, ingestão, vaporização, banho), como empregar tais sugestões nos chacras ou durante um relaxamento e ainda ministrar a terapêutica entre uma sessão e outra. Em todos esses procedimentos, é de suma importância conhecer as contraindicações e as observâncias relatadas em cada lição apresentada neste curso.

Outro aviso importante é que as terapias foram reunidas de modo a funcionarem em completa integração sinergética; dessa forma, se for empregar apenas uma das indicações, pode não surtir o efeito indicado no repertório. Tudo foi analisado sistematicamente para cobrir todos os campos energéticos em cada item diagnosticado. Marque novas aplicações ou pesquisas no campo anotações para estudos futuros.

Vale sempre lembrar ao aluno-terapeuta que todas as referências desta obra são terapias complementares as quais ajudam ao bem-estar, aceleram o retorno ao equilíbrio da saúde e resgatam uma boa qualidade de vida. Jamais deixe de obter uma orientação médica no caso de doença crônica, recorrente ou se o sintoma não desaparecer. Nunca substitua um tratamento alopático pelo complementar.

Desejo boa sorte e muita saúde física e espiritual.

NEI NAIFF

REPERTÓRIO: SINTOMAS FÍSICOS						
Sintoma	Chacra	Cor	Óleo	Cristal	Floral	Erva
Acne	1°	Violeta	Tea-tree	Ametista	Crab Apple	Babosa
Anemia	1°	Vermelha	Alecrim	Granada	Centaury	Confrei
Apetite (falta)	3°	Laranja	Bergamota	Opala de fogo	Crab Apple	Manjericão
Artrite	2°	Amarelo	Alecrim	Citrino	Water Violet	Guaco
Asma	4°	Verde	Eucalipto	Esmeralda	Scleranthus	Eucalipto
Azia	3°	Verde	Limão	Ametista	Chestnut Bud	Camomila
Bronquite	4°	Verde	Esclareia	Esmeralda	Scleranthus	Assa-peixe
Cálculo biliar	3°	Verde	Bergamota	Citrino	Red Chestnut	Carqueja
Cálculo renal	1°	Verde	Bergamota	Opala de fogo	Rock Water	Quebra-pedra
Calo	1°	Laranja	Tea-tree	Esmeralda	White Chestnut	Saião
Celulite	2°	Verde	Alecrim	Esmeralda	Crab Apple	Babosa
Cistite	2°	Violeta	Eucalipto	Ametista	Centaury	Eucalipto
Colesterol	4°	Amarelo	Rosa	Esmeralda	Clematis	Panaceia
Cólica abdominal	2°	Verde	Rosa	Ametista	Cherry Plum	Camomila
Cólica biliar	3°	Azul	Lavanda	Ametista	Red Chestnut	Boldo
Cólica renal	1°	Azul	Gerânio	Ametista	Rock Water	Bardana
Contusão	2°	Verde	Alecrim	Esmeralda	Crab Apple	Babosa
Coração/afecção	4°	Verde	Limão	Esmeralda	Honeysuckle	Urucum
Corte	1°	Violeta	Tea-tree	Esmeralda	Crab Apple	Saião
Dep. Química	6°	Índigo	Gerânio	Sodalita	Crab Apple	Panaceia
Diabetes	3°	Verde	Eucalipto	Esmeralda	Centaury	Pata-de-vaca
Diarreia	2°	Violeta	Lavanda	Ametista	Crab Apple	Camomila
Dor (cabeça)	6°	Azul	Lavanda	Ametista	White Chestnut	Confrei
Dor (garganta)	5°	Verde	Eucalipto	Água-marinha	Honeysuckle	Hortelã
Dor (muscular)	2°	Verde	Alecrim	Esmeralda	Impatiens	Eucalipto

Eczema	2°	Violeta	Lavanda	Ametista	Crab Apple	Babosa
Endócrino/afecção	1°	Verde	Esclareia	Ametista	Mustard	Pata-de-vaca
Enjoo	3°	Verde	Rosa	Esmeralda	Aspen	Erva-doce
Fadiga física	1°	Laranja	Gerânio	Opala de fogo	Hornbean	Chapéu-de-couro
Febres	4°	Azul	Tea-tree	Ametista	Impatiens	Capim-cidreira
Flatulência	2°	Amarela	Alecrim	Citrino	Impatiens	Hortelã
Fratura	1°	Verde	Lavanda	Esmeralda	Crab Apple	Dente-de-leão
Frieira	1°	Violeta	Tea-tree	Esmeralda	White Chestnut	Saião
Furúnculo	1°	Violeta	Tea-tree	Ametista	Crab Apple	Saião
Gastrite	3°	Verde	Alecrim	Esmeralda	Impatiens	Camomila
Gota	2°	Azul	Rosa	Esmeralda	Crab Apple	Chapéu-de-couro
Gripe	4°	Violeta	Esclareia	Ametista	Crab Apple	Eucalipto
Hemorroidas	1°	Azul	Lavanda	Esmeralda	Agrimony	Babosa
Hepatite	3°	Verde	Limão	Ametista	Centaury	Losna
Hipertensão	4°	Azul	Limão	Quartzo-rosa	Impatiens	Panaceia
Hipotensão	4°	Amarelo	Alecrim	Citrino	Clematis	Urucum
Impotência	2°	Vermelho	Gerânio	Granada	Hornbean	Manjericão
Indigestão	3°	Amarelo	Alecrim	Esmeralda	Chestnut Bud	Capim-cidreira
Infecção	1°	Violeta	Tea-tree	Água-marinha	Crab Apple	Losna
Inflamação	1°	Azul	Lavanda	Ametista	Crab Apple	Confrei
Intoxicação	3°	Verde	Alecrim	Ametista	Crab Apple	Losna
Laringite	5°	Verde	Eucalipto	Água-marinha	Scleranthus	Hortelã
Letargia	1°	Laranja	Gerânio	Turmalina negra	Hornbean	Chapéu-de-couro
Menopausa	2°	Violeta	Rosa	Quartzo-rosa	Rock Rose	Camomila
Náuseas	3°	Verde	Lavanda	Esmeralda	Scleranthus	Erva-doce
Nevralgia	2°	Verde	Gerânio	Ametista	Rock Water	Guaco
Obesidade	1°	Amarelo	Alecrim	Ametista	Hornbean	Panaceia

Osteoporose	1°	Verde	Alecrim	Esmeralda	Crab Apple	Dente-de-leão
Ovários/afecção	2°	Azul	Rosa	Ametista	Honeysuckle	Confrei
Próstata/afecção	2°	Verde	Rosa	Ametista	Honeysuckle	Confrei
Pulmão/afecção	4°	Verde	Eucalipto	Esmeralda	Scleranthus	Agrião
Queimadura	2°	Violeta	Lavanda	Água-marinha	Crab Apple	Babosa
Resfriado	4°	Verde	Eucalipto	Ametista	Crab Apple	Alecrim
Reumatismo	2°	Amarelo	Alecrim	Opala de fogo	Impatiens	Chapéu-de-couro
Rins/afecção	1°	Violeta	Bergamota	Água-marinha	Cherry Plum	Pata-de-vaca
Rouquidão	5°	Verde	Eucalipto	Esmeralda	Scleranthus	Hortelã
Sangue/afecção	4°	Violeta	Rosa	Ametista	Centaury	Panaceia
Sinusite	6°	Verde	Eucalipto	Ametista	Chestnut Bud	Eucalipto
Tosse	5°	Verde	Alecrim	Esmeralda	Centaury	Assa-peixe
TPM	2°	Verde	Gerânio	Quartzo-rosa	Crab Apple	Mentrasto
Urticária	2°	Violeta	Bergamota	Ametista	Crab Apple	Panaceia
Variz	4°	Verde	Gerânio	Quartzo-rosa	Agrimony	Pata-de-vaca
Verminose	2°	Violeta	Tea-tree	Ametista	Larch	Losna
Verruga	1°	Violeta	Tea-tree	Ametista	Crab Apple	Saião
Vômito	3°	Verde	Limão	Esmeralda	Aspen	Erva-doce

Anotações:

REPERTÓRIO: SINTOMAS PSICOEMOCIONAIS

Sintoma	Chacra	Cor	Óleo	Cristal	Floral	Erva
Abandono	4°	Índigo	Rosa	Quartzo-rosa	Holly	Poejo
Aflição	2°	Azul	Esclareia	Ametista	Red Chestnut	Poejo
Agressividade	1°	Azul	Lavanda	Água-marinha	Cherry Plum	Camomila
Alienação	6°	Amarelo	Limão	Opala de fogo	Clematis	Eucalipto
Amargura	4°	Rosa	Gerânio	Quartzo-rosa	Gentian	Chapéu-de-couro
Ansiedade	2°	Azul	Bergamota	Água-marinha	Impatiens	Capim-cidreira
Angústia	4°	Rosa	Lavanda	Quartzo-rosa	Sweet Chestnut	Camomila
Apatia	1°	Laranja	Limão	Granada	Hornbean	Manjericão
Apego	4°	Rosa	Rosa	Quartzo-rosa	Larch	Hortelã
Arrependimento	4°	Violeta	Lavanda	Esmeralda	Pine	Panaceia
Arrogância	3°	Amarelo	Esclareia	Ametista	Rock Water	Boldo
Choque emocional	2°	Azul	Rosa	Ametista	Sweet Chestnut	Poejo
Ciúmes	2°	Violeta	Rosa	Sodalita	Chicory	Erva-santa-maria
Conflito	4°	Verde	Limão	Quartzo-rosa	Heather	Mentrasto
Crítica	3°	Índigo	Gerânio	Água-marinha	Beech	Boldo
Culpa	4°	Rosa	Esclareia	Quartzo-rosa	Aspen	Pata-de-vaca
Depressão	6°	Verde	Rosa	Sodalita	Gentian	Confrei
Desânimo	2°	Amarelo	Tea-tree	Granada	Olive	Alecrim
Desesperança	4°	Verde	Rosa	Quartzo-rosa	Gorse	Quebra-pedra
Desespero	2°	Verde	Lavanda	Esmeralda	White Chestnut	Camomila
Desilusão	6°	Violeta	Esclareia	Ametista	Willow	Camomila
Desorientação	3°	Amarelo	Alecrim	Sodalita	Wild Oat	Capim-cidreira
Desvitalização	1°	Verde	Limão	Esmeralda	Olive	Chapéu-de-couro
Dúvida	3°	Amarelo	Eucalipto	Citrino	Larch	Boldo
Egoísmo	5°	Rosa	Esclareia	Ametista	Vervain	Quebra-pedra

Estagnação	1°	Vermelho	Alecrim	Turmalina negra	Wild Rose	Confrei
Estresse	3°	Verde	Gerânio	Água-marinha	Olive	Camomila
Exaustão	1°	Laranja	Gerânio	Granada	Olive	Chapéu-de-couro
Fanatismo	6°	Índigo	Rosa	Ametista	Vervain	Camomila
Fobias	6°	Violeta	Lavanda	Esmeralda	Mimulus	Capim-cidreira
Frustração	4°	Verde	Bergamota	Citrino	Gentian	Mentrasto
Ganância	3°	Violeta	Gerânio	Ametista	Sweet	Chestnut Boldo
Hesitação	5°	Amarelo	Limão	Citrino	Scleranthus	Alecrim
Histeria	1°	Rosa	Lavanda	Ametista	Crab Apple	Camomila
Hostilidade	1°	Azul	Lavanda	Quartzo-rosa	Beech	Boldo
Ilusão	3°	Violeta	Esclareia	Sodalita	Clematis	Poejo
Imaturidade	3°	Ametista	Alecrim	Esmeralda	Clematis	Panaceia
Impaciência	3°	Azul	Bergamota	Água-marinha	Impatiens	Camomila
Inadequação	2°	Índigo	Esclareia	Esmeralda	Clematis	Erva-doce
Sintoma	Chacra	Cor	Óleo	Cristal	Floral	Erva
Incoerência	6°	Índigo	Esclareia	Sodalita	Scleranthus	Alecrim
Indecisão	3°	Verde	Limão	Citrino	White Chestnut	Alecrim
Inércia	1°	Laranja	Alecrim	Granada	Olive	Chapéu-de-couro
Infelicidade	4°	Rosa	Rosa	Quartzo-rosa	Crab Apple	Erva-de-santa-maria
Inquietação	2°	Azul	Lavanda	Cristal de rocha	Crab Apple	Capim-cidreira
Insegurança	1°	Amarelo	Gerânio	Turmalina negra	Cerato	Bardana
Insônia	3°	Azul	Lavanda	Ametista	Impatiens	Poejo
Intolerância	5°	Índigo	Rosa	Ametista	Water Violet	Boldo
Inveja	3°	Violeta	Esclareia	Esmeralda	Clematis	Carqueja
Irritabilidade	5°	Azul	Lavanda	Água-marinha	Beech	Losna
Letargia	1°	Vermelho	Alecrim	Granada	Hornbean	Chapéu-de-couro
Martírio	4°	Azul	Lavanda	Quartzo-rosa	Honeysuckle	Camomila

Medo	2º	Violeta	Tea-tree	Esmeralda	Mimulus	Hortelã
Mesquinharia	3º	Verde	Esclareia	Sodalita	Sweet Chestnut	Carqueja
Negatividade	6º	Violeta	Lavanda	Esmeralda	Aspen	Erva-doce
Nervosismo	5º	Azul	Bergamota	Água-marinha	Impatiens	Mentrasto
Nostalgia	4º	Violeta	Rosa	Quartzo-rosa	Honeysuckle	Confrei
Obsessão	3º	Rosa	Esclareia	Sodalita	Holly	Boldo
Ódio	4º	Azul	Rosa	Quartzo-rosa	Holly	Boldo
Orgulho	3º	Violeta	Lavanda	Ametista	Water Violet	Quebra-pedra
Paranoia	6º	Índigo	Esclareia	Sodalita	Crab Apple	Losna
Perfeccionismo	3º	Verde	Esclareia	Quartzo-rosa	Beech	Carqueja
Pessimismo	6º	Violeta	Lavanda	Água-marinha	Gentian	Erva-de-santa-maria
Possessividade	1º	Rosa	Rosa	Sodalita	Holly	Boldo
Raiva	1º	Azul	Lavanda	Ametista	Holly	Boldo
Remorso	4º	Rosa	Rosa	Ametista	Pine	Erva-doce
Ressentimento	4º	Rosa	Bergamota	Quartzo-rosa	Willow	Camomila
Sexualidade	2º	Verde	Gerânio	Opala de fogo	Scleranthus	Manjericão
Solidão	3º	Rosa	Rosa	Citrino	Sweet Chestnut	Confrei
Subserviência	5º	Azul	Tea-tree	Água-marinha	Centaury	Eucalipto
Susceptibilidade	5º	Índigo	Limão	Citrino	Centaury	Eucalipto
Tensão	3º	Verde	Limão	Esmeralda	Impatiens	Capim-cidreira
Timidez	5º	Azul	Alecrim	Água-marinha	Agrimony	Pata-de-vaca
Tristeza	4º	Amarelo	Bergamota	Quartzo-rosa	Willow	Camomila
Vaidade	2º	Índigo	Esclareia	Citrino	Crab Apple	Carqueja
Vício	6º	Violeta	Rosa	Sodalita	Crab Apple	Panaceia

Anotações:

REPERTÓRIO: AUTOCONHECIMENTO						
Sintoma	Chacra	Cor	Óleo	Cristal	Floral	Incenso
Alegria	2°	Amarelo	Limão	Opala de fogo	Willow	Erva-doce
Altruísmo	1°	Rosa	Esclareia	Turmalina negra	Sweet Chestnut	Lírio
Amizade	4°	Amarelo	Alecrim	Água-marinha	Vervain	Jasmim
Amor	4°	Verde	Rosa	Quartzo-rosa	Gentian	Rosas
Amor-próprio	4°	Rosa	Lavanda	Citrino	Centaury	Sândalo
Anima/feminino	2°	Rosa	Gerânio	Quartzo-rosa	Clematis	Rosa
Animus/masculino	2°	Verde	Tea-tree	Esmeralda	Clematis	Sândalo
Atenção	3°	Amarelo	Limão	Citrino	Hornbean	Alecrim
Autenticidade	3°	Laranja	Alecrim	Opala de fogo	Centaury	Esclareia
Autoaceitação	4°	Violeta	Rosa	Ametista	Honeysuckle	Violeta
Autocura	4°	Violeta	Rosa	Cristal de rocha	Crab Apple	Arruda
Autoestima	3°	Amarelo	Bergamota	Citrino	Clematis	Artemísia
Autoexpressão	5°	Azul	Tea-tree	Água-marinha	Wild Oat	Eucalipto
Autovalorização	4°	Verde	Rosa	Cristal de rocha	Centaury	Noz-moscada
Clareza mental	3°	Amarelo	Alecrim	Citrino	Chestnut Bud	Alecrim
Compaixão	4°	Rosa	Rosa	Ametista	Chicory	Rosas
Comunicação	5°	Azul	Tea-tree	Água-marinha	Scleranthus	Jasmim
Concentração	3°	Índigo	Alecrim	Citrino	Clematis	Benjoim
Confiança	2°	Amarelo	Lavanda	Quartzo-rosa	Red Chestnut	Violeta
Cooperação	3°	Rosa	Gerânio	Citrino	Centaury	Lótus
Coragem	2°	Laranja	Gerânio	Granada	Centaury	Cravo
Criança interior	4°	Rosa	Esclareia	Quartzo-rosa	Sweet Chestnut	Rosas
Criatividade	6°	Amarelo	Bergamota	Cristal de rocha	Wild Rose	Benjoim
Decisão	3°	Índigo	Eucalipto	Citrino	Scleranthus	Alecrim
Desapego	4°	Rosa	Rosa	Ametista	Holly	Vileta

Determinação	3°	Amarelo	Alecrim	Citrino	Hornbean	Cravo
Entusiasmo	2°	Laranja	Gerânio	Granada	Sweet Chestnut	Cânfora
Equilíbrio interior	6°	Verde	Lavanda	Esmeralda	Clematis	Alfazema
Espiritualidade	6°	Violeta	Esclareia	Ametista	Honeysuckle	Lótus
Eu interior	6°	Violeta	Rosa	Cristal de rocha	Clematis	Mirra
Fé	6°	Violeta	Lavanda	Quartzo-rosa	Gorse	Lótus
Felicidade	4°	Laranja	Alecrim	Quartzo-rosa	Impatiens	Jasmim
Filantropia	5°	Rosa	Rosa	Ametista	Chicory	Lírio
Flexibilidade	3°	Amarelo	Limão	Esmeralda	Rock Water	Rosa
Fraternidade	4°	Rosa	Rosa	Água-marinha	Agrimony	Alfazema
Harmonia	4°	Azul	Lavanda	Esmeralda	White Chestnut	Rosa
Honestidade	3°	Violeta	Tea-tree	Ametista	Agrimony	Violeta
Honra	3°	Violeta	Esclareia	Esmeralda	Centaury	Lótus
Humor	2°	Laranja	Gerânio	Opala de fogo	Willow	Almíscar
Idealismo	6°	Índigo	Limão	Esmeralda	Gentian	Alecrim
Lealdade	4°	Rosa	Esclareia	Quartzo-rosa	Heather	Artemísia
Libertação	4°	Amarelo	Rosa	Ametista	Sweet Chestnut	Cânfora
Liderança	1°	Laranja	Alecrim	Turmalina negra	Clematis	Canela
Meditação	6°	Violeta	Lavanda	Cristal de rocha	Impatiens	Sândalo
Morte e vida	6°	Violeta	Esclareia	Ametista	Rock Rose	Lótus
Motivação	2°	Amarelo	Gerânio	Granada	Olive	Cravo
Otimismo	3°	Verde	Limão	Opala de fogo	Aspen	Benjoim
Paciência	3°	Violeta	Lavanda	Quartzo-rosa	Impatiens	Artemísia
Paz interior	6°	Índigo	Rosa	Água-marinha	Rock Rose	Violeta
Perdão	4°	Violeta	Rosa	Quartzo-rosa	Honeysuckle	Rosas
Purificação	6°	Violeta	Lavanda	Ametista	Chestnut Bud	Arruda
Receptividade	3°	Amarelo	Limão	Quartzo-rosa	Heather	Lírio

Relacionamento	3°	Verde	Rosa	Citrino	Chicory	Jasmim
Relaxamento	6°	Violeta	Lavanda	Ametista	Impatiens	Mirra
Responsabilidade	1°	Verde	Gerânio	Esmeralda	Clematis	Esclareia
Segurança	1°	Índigo	Alecrim	Turmalina negra	Vervain	Noz-moscada
Sensibilidade	4°	Rosa	Lavanda	Cristal de rocha	Honeysuckle	Mirra
Tolerância	6°	Violeta	Lavanda	Quartzo-rosa	Impatiens	Alfazema
Transcendência	6°	Violeta	Esclareia	Ametista	Rock Rose	Violeta
Verbalização	5°	Azul	Tea-tree	Água-marinha	Centaury	Alecrim
Vida espiritual	6°	Violeta	Esclareia	Ametista	Sweet Chestnut	Artemísia
Vida familiar	4°	Amarelo	Rosa	Quartzo-rosa	Centaury	Rosas
Vida social	3°	Verde	Alecrim	Esmeralda	Cerato	Erva-doce

Anotações:

AUTOAVALIAÇÃO 13
Revisão final – Todas as lições

Coloque verdadeiro (v) ou falso (f) para cada enunciado.

153) Terapia holística.
( ) A medicina holística se preocupa em identificar o órgão afetado.
( ) Um médico alopata busca sempre cuidar do mundo psicológico.
( ) A terapia holística converge para uma formação religiosa.
( ) A medicina ortodoxa não deve ser substituída pela holística.
( ) A OMS considera a terapia holística como uma medicina complementar.

154) Meditação.
( ) Um relaxamento eficaz ocorre somente em estado alfa ou delta.
( ) A meditação criativa se utiliza de imagens simbólicas.
( ) A respiração e o ritmo cardíaco aceleram quando relaxamos.
( ) Um relaxamento associado a uma música suave é mais eficaz.
( ) A meditação ou o relaxamento faz dormir durante a aplicação.

155) Cromoterapia.
( ) A cromoterapia se utiliza das cores do espectro solar visível.
( ) O azul, o índigo e o violeta são considerados cores frias.
( ) O verde e o rosa possuem várias restrições de utilização.
( ) As cores quentes não possuem contraindicação, são energéticas.
( ) Os alimentos verdes limpam todo o sistema orgânico.

156) Anatomia energética.
( ) O corpo astral e o chacra cardíaco operam em sintonia energética.
( ) Os meridianos da bexiga, fígado e rins laboram com o chacra base.
( ) O chacra coronário se relaciona com todos os meridianos.
( ) O meridiano do estômago absorve a energia do chacra do plexo solar.
( ) O corpo emocional e o meridiano do intestino grosso atuam juntos.

157) Anatomia energética.
( ) O amor, a ansiedade e o ódio estão impregnados no chacra cardíaco.
( ) Todos os registros da vida se encontram no corpo astral.
( ) As ideias profissionais e afetivas estão alojadas no corpo causal.
( ) O saber atávico e a fé podem ser reconhecidos no corpo superior.
( ) O corpo físico é a condensação dos corpos áuricos e chácricos.

158) Aromaterapia.

( ) Devemos empregar o óleo essencial, mesmo não gostando do aroma.

( ) Durante a gravidez os melhores óleos são: angélica, artemísia e alecrim.

( ) Receita básica/massagem: 5 gotas de óleo para cada 5 ml de carreador.

( ) Combate à celulite: óleo essencial de gerânio, de bergamota e de rosa.

( ) Equilíbrio dos cabelos oleosos: óleo essencial de rosa e esclareia.

159) Cristaloterapia.

( ) Os cristais energéticos estimulam a saúde física e o equilíbrio espiritual.

( ) Para limpar um cristal é necessário lavá-lo com água e sabão neutro.

( ) A esmeralda e a granada podem ser aplicadas em todos os chacras.

( ) A cromoterapia e os cristais possuem contraindicações divergentes.

( ) O elixir de cristal só pode ser elaborado durante a Lua cheia.

160) Floralterapia.

( ) Se tomados errado, os florais podem intoxicar o fígado e o coração.

( ) Dosagem normal dos florais: 4 gotas sublingual, 3 vezes ao dia.

( ) Os florais de Bach não contêm contraindicação alguma.

( ) Sinergia da felicidade: Centaury, Cerato, Clematis, Crab Apple, Walnut.

( ) Os florais auxiliam no equilíbrio psicoemocional do indivíduo.

161) Diagnóstico.

( ) Uma anamnese é fundamental para uma excelente terapia holística.

( ) A radiestesia é um bom veículo para um diagnóstico seguro.

( ) O hemograma é importante para a escolha de uma terapia holística.

( ) Nas terapias holísticas, a doença é um desequilíbrio energético.

( ) Diagnóstico holístico: iridologia, cinesiologia, pulsologia, kirliangrafia.

162) Musicoterapia.

( ) Na musicoterapia existem dois métodos de aplicação: receptivo e ativo.

( ) Um terapeuta holístico pode tratar psicóticos se usar a música.

( ) O poder da música evoca imagens e sensações agradáveis ou não.

( ) A terapia com a música estimula a autocura e a autodescoberta.

( ) A meditação é mais eficaz sem a música clássica ou new age.

163) Feng Shui.
( ) Para curar um ch'i negativo sempre empregamos a cor branca.
( ) A energia ch'i representa a prosperidade, o casamento e o amor.
( ) Cores estimulantes: amarelos, vermelhos, alaranjados.
( ) Yin e yang simbolizam as forças equilibradoras do universo.
( ) Feng Shui quer dizer: vento e água, respectivamente.

164) Incensos.
( ) Prosperidade: incenso de cravo durante o cozimento de alimentos.
( ) Amor: incenso de rosas, cedro, eucalipto ou alecrim, no quarto.
( ) Saúde: incenso de artemísia na técnica de vitalidade.
( ) Dinheiro: incenso de canela, durante o banho.
( ) Espiritualidade: incenso de lótus, sândalo ou alfazema, na meditação.

165) Radiestesia.
( ) Encontramos duas formas de diagnóstico: forma passiva e forma ativa.
( ) Existem duas correntes radiestésicas: científica e holística
( ) Há duas modalidades na radiestesia: radiônica e psicotécnica.
( ) Movimento irregular do pêndulo indica: diagnóstico sem resposta.
( ) Instrumentos da radiestesia: pêndulo, forquilha ou barômetro.

166) Ervas medicinais.
( ) A fitoterapia emprega substâncias naturais, sintéticas ou híbridas.
( ) As ervas colhidas na montanha, à beira da estrada, são as melhores.
( ) Método eficaz no uso da planta: chá, tintura, unguento ou compressa.
( ) Chá por infusão: coloque a água quente em cima da erva escolhida.
( ) Na terapia holística, o nome científico de uma planta não é importante.

167) Repertório holístico.
( ) Medicina chinesa: reflexologia, tai chi chuan, auriculoterapia.
( ) Medicina ocidental ortodoxa: cardiologia, oncologia, reumatologia.
( ) Medicina japonesa: shiatsu, acupuntura, reiki, sei-tai.
( ) Medicina indiana: ayurveda, chacra, nadis.
( ) Medicina ocidental complementar: aromaterapia, florais, radiestesia.

168) Aplicação terapêutica.

( ) Floral de Bach – fobia: Crab Apple, Mimulus, Oak ou Beech.

( ) Aromaterapia – raiva: jasmim, rosa ou camomila.

( ) Cristaloterapia – apatia: opala de fogo ou água-marinha.

( ) Cromoterapia – desânimo: vermelho, laranja e amarelo.

( ) Fitoterapia – carminativa: hortelã, alecrim ou erva-doce.

169) Aplicação terapêutica.

( ) Cristaloterapia – ressentimento: turmalina negra ou granada vermelha.

( ) Cromoterapia – desvitalização: vermelho, verde e índigo.

( ) Floral de Bach – angústia: Mustard, Wild Rose, Elm ou Gorse.

( ) Fitoterapia – aperiente: mentrasto, quebra-pedra ou saião.

( ) Aromaterapia – acne: lavanda ou tea-tree.

170) Aplicação terapêutica.

( ) Fitoterapia – calmante: boldo, camomila ou capim-cidreira.

( ) Floral de Bach – egoísmo: Wild Oat, Chicory, Heather ou Holly.

( ) Cromoterapia – antivirótico: índigo ou violeta.

( ) Aromaterapia – autoconfiança: alecrim, lavanda ou tea-tree.

( ) Cristaloterapia – nostalgia: quartzo, verde ou rosa.

Consulte as respostas na página 330. Caso tenha errado mais de QUATRO questões, sugiro revisar o referido assunto e ainda ler algum livro recomendado do mesmo tópico. Em todo caso, MEUS PARABÉNS, você é um vitorioso por ter chegado à etapa final de nosso curso, sem pular uma única lição ou orientação! O caminho foi árduo, repleto de estudo, prática e pesquisa; no entanto, tenho absoluta certeza de que todo o aprendizado elevou o seu saber a um plano transcendental inimaginável de autocura e de ajuda ao próximo. Continue sempre no aperfeiçoamento desse conhecimento.

O terapeuta deve ter em mente que o paciente está ali para ser tratado e não para verificar uma teoria.

Carl Gustav Jung (1875-1961).

LIÇÕES COMPLEMENTARES

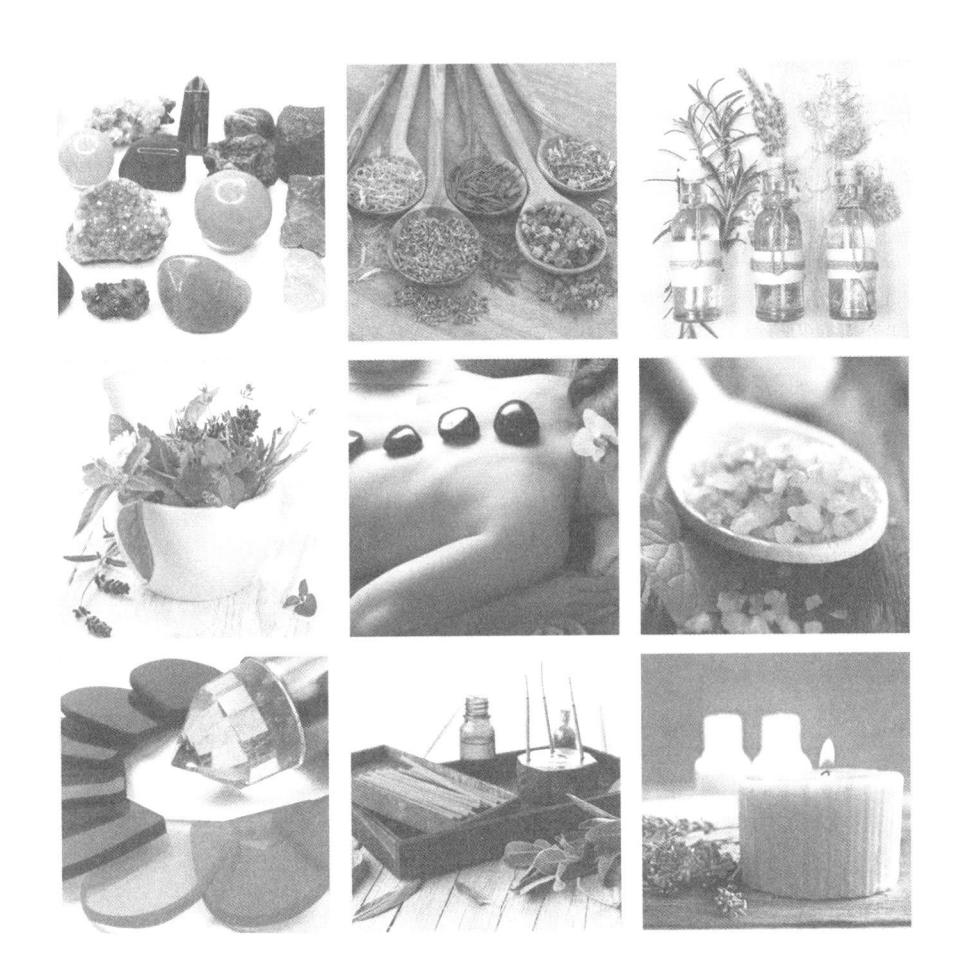

DIAGNÓSTICO

Em qualquer diagnóstico ou anamnese para autoajuda ou terapia, o mais importante objetivo consiste em identificar a causa. Os procedimentos pelos quais se chega a uma avaliação correta são diferentes e variam de acordo com o sistema escolhido – radiestesia, iridologia, cinesiologia, pulsologia, kirliangrafia, entre tantas. Até a astrologia e o tarô podem ser úteis em uma avaliação holística. Outro fator admirável para um bom diagnóstico é a experiência acumulada do terapeuta; às vezes, possuímos um bom conhecimento teórico, mas nos falta a prática para não nos enganarmos com alguns sintomas muito similares.

Podemos dizer que toda avaliação é basicamente um método de observação, logicidade ou até um processo de autoconhecimento para identificar o distúrbio que originou a desarmonia na saúde física, emocional ou espiritual. Para tal objetivo, sempre começamos com perguntas sobre o histórico da pessoa, sintomas recorrentes, rotina e, principalmente, a dificuldade específica que motivou a consulta. É salutar prestar a devida atenção a todo o conteúdo expresso, revelado, detalhado. Por vezes, o cliente começa se queixando de uma determinada situação, mas foi outra que o levou para o ponto deficitário em que se encontra. Por isso, não se engane, se estiver buscando a autocura ou o auxílio ao próximo, seja o mais prático, objetivo e honesto possível. No entanto, pode-se afirmar que a maioria das técnicas holísticas consegue determinar a origem/causa do distúrbio sem necessariamente ter de detalhar o histórico; e até você notará essa peculiaridade com a prática. Por exemplo, é comum ouvir que se está com gastrite. Bem, tal patologia indica estresse e ansiedade por não conseguir realizar os próprios desejos, não possuir a vida planejada, passar um longo período sem férias ou lazer. Problemas estomacais, de modo geral, indicam o desequilíbrio no terceiro chacra, no terceiro corpo áurico e nos meridianos relacionados. No caso, o paciente necessitaria de tolerância e compreensão para atingir a paz de espírito e, com isso, melhorar os problemas digestivos. Assim, para tal objetivo terapêutico utilizaríamos floralterapia, aromaterapia, meditação criativa, entre outras técnicas a serem estudadas neste curso.

Como observamos até o momento, nas terapias holísticas, a doença, em vez de ser especificamente tratada, é observada como um aviso do desequilíbrio energético e indica qual localidade ou nível de consciência se encontra desativado, hiperativo ou dissonante. A partir desse ponto, tratamos e orientamos para que o indivíduo tente estancar a fonte de energia nociva; assim o diagnóstico se torna um meio de compreender a pessoa em sua totalidade e não a designação única de alguma doença. É lógico que não devemos substituir um tratamento convencional por um alternativo, mas usá-lo como complementar. E, também, existem casos em que a doença já se instalou no corpo físico exigindo a interferência alopática. Por exemplo, enquanto existir uma gastrite é possível tratá-la com a terapia holística, apoios psicológicos, mudança alimentar e antiácidos comuns da farmacopeia ortodoxa; contudo, quando evoluir para uma helcose (ulceração), somente um médico especializado poderá intervir. A terapia holística ajuda a evitar inúmeras doenças físicas e psicológicas; mas quando estas já se encontrarem alojadas, somente poderá atuar como auxiliar em seu tratamento.

Devido às inúmeras possibilidades para se executar um diagnóstico, optei por dois caminhos que considero os mais práticos e menos teóricos. O primeiro se estabelecerá no questionário a seguir para identificar as áreas em desarmonia (aura e chacras); o segundo se encontra no uso da radiestesia, que também se aprenderá no momento oportuno (Aula eletiva 5). Os dois são poderosos auxiliadores na busca do desequilíbrio a ser tratado. O questionário a seguir é mais óbvio devido ao seu conteúdo, já o uso do pêndulo dependerá de certo grau de familiaridade e prática da radiestesia. As duas técnicas chegarão ao mesmo resultado. Use como *modelo* o questionário a seguir:

QUESTIONÁRIO TERAPÊUTICO	
Nome:	
Idade:	
Indique somente as palavras que se aplicam ao seu estado nos últimos três meses.	
Tenho:	**Considero-me:**
1. Dor de cabeça	26. Ambicioso
2. Palpitações	27. Perfeccionista
3. Preguiça	28. Chato
4. Falta de apetite	29. Briguento
5. Pesadelos	30. Nervoso
6. Insônia	31. Possessivo
7. Mioma, cisto	32. Tenso
8. Conflito existencial	33. Tímido
9. Dor de garganta	34. Avarento
10. Depressão	35. Atraente
11. Problema digestivo	36. Ciumento
12. Falta de libido	37. Inseguro
13. Problema no ovário	38. Desesperançado
14. Diabetes	39. Ansioso
15. Artrite, reumatismo	40. Confiante
16. Rinite/alergia	41. Intolerante
17. Constipação	42. Incapaz
18. Asma/bronquite	43. Sem sorte
19. Fadiga	44. Desorientado
20. Tonturas	45. Nostálgico
21. Flatulência	46. Ingênuo
22. Pressão no peito	47. Inútil
23. Falta de memória	48. Feio
24. Cálculos nos rins	49. Desconfiado
25. Cistite	50. Cético

Indique quais das afirmações a seguir se aplicam atualmente:
51. Tenho sentimento de inferioridade.
52. Não consigo emprego.
53. Não me satisfaço sexualmente.
54. Sinto raiva de alguém.
55. Tenho dificuldade de me relacionar.
56. Não sou compreendido por ninguém.
57. Tomo bebidas alcoólicas todos os dias.
58. Sinto-me só, mas tenho um relacionamento.
59. Sinto culpa pelo que aconteceu comigo.
60. Ajudo a todos, mas ninguém me auxilia.
61. Sempre planejo tudo em minha vida.
62. Tenho medo de ficar sem dinheiro.
63. Não consigo falar o que sinto.
64. Não gosto de férias, nem de feriados.
65. Não tenho amigos.
66. Tenho medo de amar ou ser rejeitado.
67. Desejo o poder e o controle de minha vida.
68. Nunca esqueço o passado.
69. Gostaria de voltar ao antigo trabalho.
70. Tenho medo de sair sozinho.
71. Só serei feliz se tiver dinheiro.
72. Sempre rezo, mas Deus não me atende.
73. Guardo mágoas e ressentimentos.
74. Ainda amo a pessoa que me abandonou.
75. Não sei pedir nada a ninguém.

Atenção!

- Cada resposta vale um ponto, mas cada pergunta está relacionada a um chacra. O vórtice energético que receber maior pontuação seria o foco do distúrbio; o segundo e o terceiro indicariam que estão sendo afetados pelo primeiro; desconsideramos os outros.

- Se houver empate em mais de três, siga como regra verificar qual chacra recebeu maior pontuação das respostas de 1 a 25; insistindo na irresolução, verifique o grupo de 26 a 50. Havendo novamente igualdade, observe o grupo de 51 a 75.

- No momento apenas encontre os chacras a serem tratados, pois à medida que avançarmos nas lições você observará com exatidão como proceder com os resultados obtidos.

- Não há indicação do chacra coronário, porque somente o utilizamos no caso de doenças crônicas ou hereditárias.

- Organizado os três chacras, busque nos repertórios de cada capítulo a melhor solução para o equilíbrio energético, sempre verifique as contraindicações e as técnicas de utilização.

Relação pergunta/chacra

1. 1	14. 3	27. 3	40. 6	53. 2	66. 4
2. 4	15. 2	28. 2	41. 5	54. 4	67. 1
3. 1	16. 5	29. 1	42. 2	55. 5	68. 4
4. 1	17. 2	30. 5	43. 6	56. 6	69. 4
5. 6	18. 5	31. 1	44. 6	57. 2	70. 1
6. 3	19. 1	32. 2	45. 4	58. 4	71. 1
7. 2	20. 1	33. 5	46. 2	59. 2	72. 3
8. 2	21. 2	34. 1	47. 1	60. 4	73. 4
9. 5	22. 4	35. 2	48. 1	61. 3	74. 4
10. 6	23. 3	36. 2	49. 1	62. 1	75. 5
11. 3	24. 1	37. 1	50. 4	63. 5	
12. 2	25. 1	38. 4	51. 1	64. 2	
13. 2	26. 3	39. 3	52. 3	65. 6	

Resultado final

Pontuação dos chacras

Base _____ pontos

Umbilical _____ pontos

Plexo Solar _____ pontos

Cardíaco _____ pontos

Laríngeo _____ pontos

Frontal _____ pontos

Tratamento

Primeiro lugar _____

Segundo lugar _____

Terceiro lugar _____

Livros de referência para a Aula eletiva 1

QUEM LÊ, SABE MAIS: ao terminar o curso, estude um dos livros indicados para elevar, enobrecer e sedimentar o conhecimento sobre o assunto. As obras sugeridas contêm fundamentação e propriedade para todas as lições e aulas eletivas apresentadas.

BERRY, Carmen Renee. *Memória corporal*. Rio de Janeiro: Nova Era, 2005.

BRENNAN, Barbara Ann. *Mãos de luz*. São Paulo: Pensamento, 1996.

GANEM, Eliane. *Os florais do Dr. Bach e o eneagrama*. Rio de Janeiro: Nova Era, 1999.

HAY, Louise L. *Você pode curar sua vida*. Rio de Janeiro: BestSeller, 2001.

LAMBERT, Dr. Eduardo. *Os estados afetivos e os remédios florais do Dr. Bach*. São Paulo: Pensamento, 1997.

LAWRENCE, Richard. *A magia da cura*. Rio de Janeiro: BestSeller, 2003.

MCLAREN, Karla. *A aura e os chakras: manual do proprietário*. São Paulo: Pensamento, 2001.

SCHNEIDER, Meir. *Movimento para a autocura*. São Paulo: Cultrix, 2005.

MUSICOTERAPIA

Um poderoso auxiliar na terapêutica holística é a música. Pode-se não perceber ou ter consciência, mas o ritmo musical e a tonicidade instrumental provocam reverberações tanto no ambiente quanto no corpo físico e emocional. Já reparou que quando uma música se encontra muito alta, em um ambiente fechado, ela tende a fazer vibrar a porta, a janela e algum objeto? O poder do som não atinge somente os ouvidos, mas todo o recinto. E, mesmo que o som esteja baixo, irá modular o lugar de forma suave. Assim, a vibração gerada pela música ou pelo instrumento musical invade imediatamente a aura e os chacras, da mesma forma que os sentimentos e os pensamentos. Isso ocorre porque os vórtices chácricos são receptores e modulares de energia, e toda espécie de reverberação elétrica ou magnética irá interagir com o sistema energético de forma benéfica ou maléfica.

Alguém duvida que a música tenha o poder de alterar o estado de espírito, o humor ou os pensamentos? Creio que não precisamos ser terapeutas nem cientistas para responder que não temos desconfiança alguma. Quantas vezes uma música nos irrita e outras nos fazem alegres? Muitas. Ao ouvir uma melodia, pode-se chorar, rir, acelerar o ritmo cardíaco ou até ficar com raiva. Música evoca sentimentos bons e maus. Qual a razão de um hospital possuir som ambiente com músicas clássicas e os bares noturnos ritmos dançantes? Alguém duvidaria também que um samba pudesse induzir o desenvolvimento da libido e que um canto gregoriano à devoção? A música estimula diversos efeitos psíquicos, desde o mais afetuoso até o mais instintivo. Com o som musical podemos seduzir, induzir, recordar e até curar!

Na Antiga Grécia a música era considerada o remédio da alma – e talvez ainda o seja. Contudo, a arte de empregar a música como um instrumento de cura ganhou notoriedade na Segunda Guerra Mundial, com o trabalho das enfermeiras americanas Harryet Seymor e Isa Maud Ilsen. Elas usavam a música clássica para ajudar no alívio da dor física e psicológica dos feridos em batalha. Atualmente, o processo terapêutico através da música também vem obtendo excelentes resultados no tratamento do estresse, da depressão, dos distúrbios do sono e da fala, da deficiência auditiva, da timidez, da coordenação motora, entre outros.

Tecnicamente podemos dizer que as ondas sonoras são capitadas pelo pavilhão auricular, chegando ao tímpano, cujas vibrações atingem o ouvido médio, onde são convertidas em impulsos nervosos. Estes, por sua vez, ressoam até o cérebro pelo nervo óptico e ali são interpretados por células nervosas que entendem tais estímulos. O deslocamento das vibrações sonoras no líquido cerebrospinal e nas cavidades de ressonância do cérebro termina em um tipo de massagem sônica que, segundo o tipo de som (voz, grito, tom, risada, canto, música), produz efeitos positivos ou negativos na rede neural.

O poder da música evoca quase que inconscientemente imagens e sensações em que o tempo e o espaço desaparecem ou ganham uma nova dimensão. A música possui o poder de arrebatar o indivíduo, mesmo que por minutos, de seu mundo real para um universo criativo, imaginário e sensorial. Ela gera desde a recordação, quase que viva, de fatos importantes, até a visão de sonhos que se desejaria realizar em um futuro próximo. O som da música tem o poder para despertar o mais belo sentimento ou acalmar o mais brutal dos momentos.

A musicoterapia possibilita ao ser humano a abertura de canais de comunicação/reabilitação de necessidades físicas, psicoemocionais e cognitivas, as quais propiciam o desenvolvimento do autoconhecimento, da autocura e da autoestima. Tudo isso fornece elementos importantes para melhor socialização do indivíduo. O processo terapêutico pode se desenvolver de acordo com vários procedimentos. É chamado de receptivo o método em que apenas se ouve a música, deixando que o corpo e a mente acompanhem as vibrações para se atingir o equilíbrio vibracional necessário. Esse procedimento é o que utilizaremos em todas as técnicas deste livro. Contudo, na maior parte dos casos, junto aos profissionais graduados, a musicoterapia se encontra em um método ativo, ou seja, o próprio paciente toca os instrumentos musicais (Figura 14), canta, dança ou realiza outras atividades junto ao musicoterapeuta. Vejamos alguns benefícios da musicoterapia na autocura e na autodescoberta:

- Antiestresse;
- Antineurose;
- Antidistônico;
- Sonífero e tranquilizante;
- Analgésico e anestésico;
- Regulador psicossomático;
- Estimulador da criatividade e da imaginação;
- Equilibrador do sistema cardiovascular;
- Balanceador do sistema energético.

Por intermédio de um profissional habilitado (tecnicista ou graduado) pode ainda ser aplicada nos seguintes casos:

- Autismo, afasia, processos neuróticos ou psicóticos;
- Deficiência mental e todos os seus quadros alternativos;
- Perturbações motoras e suas sequelas neurológicas;
- Deficiências sensórias, principalmente a cegueira e a surdez;
- Afecções psicossomáticas;
- Geriatria;
- Enfermos terminais.

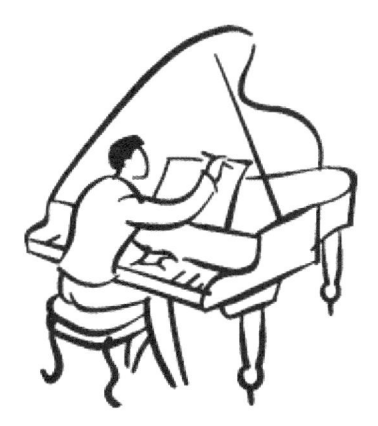

Figura 14 – Piano, método ativo

Baseada nos estudos da musicoterapia clássica, o psiquiatra inglês Robert Schaffer observou os seguintes efeitos dos instrumentos:

PIANO – combate a depressão e a melancolia; estimula a autoconfiança.

VIOLINO – combate a sensação de insegurança; estimula a autoestima.

FLAUTA DOCE – combate o nervosismo e a ansiedade; estimula o autocontrole

VIOLONCELO – combate a raiva e a culpa; estimula o amor-próprio.

METAIS DE SOPRO – combate o medo e a inércia; estimula a segurança.

Aplicações das músicas clássicas:

- *Afeto, harmonia (estimular)*
  - ✧ Mozart – *Concerto para piano nº 2, K.467, andante.*
  - ✧ Bach – *Ar, suíte nº 3.*

- *Alegria, bem-estar (estimular)*
  - ✧ Bach – *Concerto de Brandenburgo nº 3 em lá maior, BWV-1048, allegro.*
  - ✧ Schubert – *Quinteto em dó maior, D.667, Opus 114; temas e variações.*

- *Amor, desejo (estimular)*
  - ✧ Rodrigo – *Concerto de Aranjuez para violão e orquestra, 2º movimento.*
  - ✧ Donizetti – *Andante sustenido para oboé e harpa em fá menor.*

- *Ansiedades (dissolver)*
  - ✧ Brahms – *Sinfonia nº 1 em dó.*
  - ✧ Schubert – *Opus 90, nº 3, em sol maior, piano.*

- *Apatia, preguiça (dissolver)*
  - ✧ Beethoven – *Opus 129, piano.*
  - ✧ Haydn – *Serenata, Opus 3, nº 5, H3/17.*

- *Cansaço físico ou psíquico (dissolver)*
  - ✧ Tchaikovsky – *Concerto nº 1 em si bemol menor.*
  - ✧ Vivaldi – *As quatro estações, Opus 8 nº 1 a 4 (inteira).*

- *Insônia (dissolver)*
  - ✧ Albinoni – *Adágio para órgão e violino. Grieg – Melodias para orquestra, Op. 34: nº 2.*

- *Otimismo e calma (estimular)*
  - ✧ Mozart – *Concerto para piano nº 23, K.488, 2º movimento.*
  - ✧ Vivaldi – *As quatro estações, Opus 8 nº 1; ato: Primavera.*

- *Tensão Nervosa (eliminar)*
  - ✧ Schubert – *Canção para voz e violino, D.957, nº 4.*
  - ✧ Beethoven – *Sonata para piano nº 14, Opus 27 nº 2; adágio sustenido.*

TABELA TERAPÊUTICA – CHACRA X MÚSICA		
Chacra	Em caso de dilaceração: acalmar	Em caso de obstrução: tonificar
Base	CHOPIN. *Noturno nº 2 em mi bemol maior, Opus 9/2.*	VIVALDI. *Concerto Grosso, Opus 3 nº 8; allegro.*
Umbilical	BACH. *Sinfonia oratório de natal, BWV 248*	MOZART. *Serenata nº 13 em sol maior, K.525; allegro.*
Plexo Solar	MOZART. *Concerto para clarinete em dó maior, K.622; adágio*	BEETHOVEN. *Sinfonia nº 6, Pastoral; allegro ma non tropo.*
Cardíaco	BACH. *Sinfonia nº 3 em fá maior, BWV 1068; "Ar".*	BEETHOVEN. *Romance para violino e orquestra nº 2 em fá maior; Opus 50.*
Laríngeo	MOZART. *Concerto para clarinete em dó maior, K.622; adágio.*	MOZART. *Sinfonia nº 29 em lá maior, K.201; allegro moderato.*
Frontal	ALBINONI. *Adágio para órgão, violino e cordas em si menor.*	MAHLER. *Sinfonia nº 1 em fá maior (Titan); 3º movimento.*
Coronário	SCHUBERT. *Sinfonia nº 8 em ré maior; D.759; andante.*	PACHELBEL. *Concerto para violino em fá maior; cânon.*

Tabela M – Musicoterapia e os chacras

Também podemos utilizar músicas esotéricas (*new age, world music*) para harmonizar ou equilibrar os chacras. Os CDs são facilmente encontrados em casas do ramo, sejam lojas de disco ou esotéricas. Existe uma infinidade de músicas a escolher; cada qual possui um ritmo ou vibração apropriados para determinados fins. Vejamos alguns exemplos:

- Brainscape; álbum: *Chacradancer* (Higher Octave Music, EUA). Uma canção para cada chacra, do primeiro ao sétimo; músicas estimuladoras e vibrantes; indicado para autocura, terapia tonificante; desenvolve autoestima, prazer, alegria.

- David & Steve Gordon; álbum: *Music of the Tarot* (Sequoia Sound, EUA). Estimulador do sexto e do sétimo chacras; indicado para meditação, estudo, técnicas de autoconhecimento, relaxamentos em geral; desenvolve boas vibrações no ambiente, harmoniza as emoções.

- John Richardson; álbum: *Spirit of the Redman* (New World Music, Inglaterra). A primeira música age no segundo e quinto chacras; a segunda, no terceiro e sexto chacras; canções estimuladoras, aconselhadas para a meditação criativa, terapias de limpeza e purificação; desenvolve concentração e transcendência.

- Luz da Ásia; álbum: *Light Wings* (Azul Records, Brasil). Equilibrador do primeiro ao quarto chacras; estilo indiano, aconselhado para a meditação, reflexão, e exercícios do autoconhecimento; acalma as emoções e estimula o pensamento.

- Mike Oldfield; álbum: *Voyager* (Reprise Records, Inglaterra). Equilibrador do segundo e do terceiro chacras; músicas harmônicas e alegres, estilo céltico, indicado para terapia tonificante, reflexão, autoanálise; estimula a tolerância e o bem-estar; bom para reuniões e ambientes.

- Mosakasu Yoshizawa; álbum: *Zen Garden* (Avalon Music, EUA). Equilibrador dos sete chacras; músicas relaxantes, estilo japonês; indicado para todo tipo de terapia (sedante, tonificante); meditação criativa, estimula o bem-estar, a paz e a harmonia; bom para o ambiente e o estudo.

- Pacini; álbum: *Blue Sky* (Nueve de Copas S/A, Brasil). Harmonizador do segundo, quarto e sexto chacras; indicado para meditação criativa, terapias sedantes, relaxamentos em geral; acalma as pessoas, bom para o ambiente; elimina a ansiedade e melhora a concentração.

- Professor Trance & The Energisers; álbum: *Shaman's Breath* (Island Records, EUA). Canções vibrantes e estimuladoras do primeiro e segundo chacras; indicado para as danças energéticas ou xamânicas, limpa energias negativas, tonifica os meridianos, desenvolve a vitalidade e a alegria.

- Stig MØller; álbum: *Seven Keys* (FØnix Music Forlag, Dinamarca). Uma canção para cada chacra, do primeiro ao sétimo; aconselhado para a meditação criativa, terapia sedativa, reflexão, exercícios do autoconhecimento; calmante, suavizante, relaxamentos em geral.

- Wim van Gervem; álbum: *Gregorian Chant* (Sony Music, Holanda). Harmonizador do sexto e sétimo chacras; músicas introspectivas, estilo religioso; indicado para terapia sedante, reflexão, limpeza energética; técnicas de autoconhecimento ou desenvolvimento espiritual.

Livros de referência para a Aula eletiva 2

QUEM LÊ, SABE MAIS: ao terminar o curso, estude um dos livros indicados para elevar, enobrecer e sedimentar o conhecimento sobre o assunto. As obras sugeridas também contêm fundamentação e propriedade para as Lições 7, 9, 11, 13 e todas as aulas práticas, se necessário.

BENENZON, Rolando. *Teoria da musicoterapia*. São Paulo: Summus, 1997.

OLIVEIRA, Ricardo. *Música, saúde e magia*. Rio de Janeiro: Nova Era, 1990.

QUEIROZ, José Pereira de. *O equilíbrio do temperamento através da música*. São Paulo: Cultrix, 2000.

FENG SHUI

As palavras "feng" e "shui" são chinesas e significam, respectivamente, vento e água, dois elementos essenciais para a manutenção da vida. Feng Shui (pronuncia-se /fon/ /su'ei/), trata-se de uma técnica oriental de harmonização entre o homem e o meio ambiente que aportou no Ocidente nas últimas décadas do Século 20. A filosofia chinesa diz que a energia invisível chamada ch'i (pronuncia-se /tshi'/), oriunda do centro da terra, é responsável pela prosperidade, proteção, saúde e riqueza. Ela se move suavemente pelo ambiente e se molda ao espaço por onde circula. Se houver algum obstáculo, como uma mesa ou uma parede, por exemplo, ela irá contornar e tentar encontrar uma saída; entretanto, se não houver possibilidade de evasão alguma, a energia ch'i ficará estagnada e distorcerá o fluxo natural da harmonia no ambiente.

Os chineses dizem que se houver na residência um bom fluxo de energia ch'i, haverá boas vibrações na vida das pessoas; caso contrário, acenará com uma negatividade constante. Podemos dizer que essa premissa se assemelha com o que os esotéricos ocidentais postulam sobre a energia telúrica. Dessa forma, o segredo do Feng Shui é *equilibrar a energia do local*; pois o processo de alinhamento energético removerá os obstáculos que impedem a realização dos desejos, a harmonia, a saúde e todo o sucesso na vida.

Existem dezenas de linhas de pensamento sobre o Feng Shui e as mais tradicionais são as escolas: Taoista, Cantonesa, Budista, das Três Harmonias, do Chapéu Negro, das Nove Estrelas, da Bússola, da Pirâmide. Algumas são consideradas místicas, outras filosóficas; não existi a melhor, porque todas possuem estruturas similares. Contudo, há uma tendência nos Estados Unidos e na Europa em criar novos conceitos para o

Feng Shui, de acordo com uma visão ocidental, incorporando o uso de cristais, de óleos essenciais e até a modificação de algumas cores. Vejamos.

- Os orientais observam a cor preta como benéfica e símbolo do sucesso profissional; esse tom cromático no Ocidente possui uma característica negativa, por mais explicações esotéricas positivas que se possa fornecer. Quem pintaria uma loja comercial de preto? Assim, é comum haver a substituição pela cor verde, laranja ou dourada, que, para nós, possui o significado de prosperidade. Dessa forma, nunca devemos usar aquilo que achamos ser ruim, por mais que alguém nos diga que é maravilhoso – fazer coisas a contragosto também acarreta ch'i negativo.

- Os chineses acreditam que morcegos trazem sorte; no entanto, para o Ocidente, é um símbolo nefasto. Quem usaria a figura de um morcego na sala de estar ou no quarto? Bruxas e feiticeiras, talvez. Mas estamos falando de uma arte que deve ser usada por todos os mortais. Assim, é comum a troca pelo trevo de quatro folhas ou a nossa brasileiríssima "figa"(!). Sim, este é um dos passos mais importante para um bom Feng Shui: usar somente coisas que acreditamos serem benéficas!

Existem centenas de possibilidades de se harmonizar a energia ch'i por intermédio do Feng Shui. As instruções para o alinhamento energético se processam desde a mudança da planta da casa ou da disposição do mobiliário, passando por objetos decorativos e pintura das paredes. Em muitos casos em que não é possível mudar a cor do ambiente, a posição de um móvel ou a introdução de um objeto serão sempre aconselhadas como uma forma de "curar" a energia negativa. Dizemos "curar" quando algo for efetuado para eliminar o ch'i desarmônico (negativo); pois, para o Feng Shui, sempre haverá uma a saída, sempre.

Exemplo 1

O fogão (elemento Fogo) não pode estar em frente ou ao lado da geladeira (elemento Água); pois acarreta atraso financeiro, bloqueios profissionais. Nesse caso, seria necessário mudá-los de lugar para eliminar o ch'i negativo ou, na impossibilidade, colocar vasos de plantas (elemento Terra) entre eles ou em cima da geladeira para efetuar a cura energética.

Exemplo 2

Outro ch'i negativo é a porta do banheiro (elemento Água) na frente da porta do quarto (elemento Madeira); assim, a forma para eliminar o desequilíbrio energético é colocar plantas (elemento Terra) ao lado do vaso sanitário e deixar a porta do banheiro sempre fechada; principalmente à noite. Também, ao deitar, os pés devem estar na direção da porta do quarto, jamais a cabeça.

Feng Shui significa, antes de tudo, harmonia e beleza; mas, devido à grande possibilidade de se curar um ambiente, as pessoas têm pecado pelo excesso. Um sino dos ventos, um pêndulo de cristal, uma placa radiônica, um leque e um vaso de planta podem ter o mesmo significado na arte curativa. Já tive a oportunidade em observar salas de visitas ou quartos que mais pareciam uma loja esotérica, devido à grande quantidade de elementos curadores. Assim, em vez de melhorar o ch'i, terminam por piorá-lo. Basta apenas um elemento curador que combine com o ambiente e, principalmente, sem destoar da decoração ou da cor da parede.

Todos os conceitos arquitetônicos, decorativos e filosóficos do Feng Shui estão baseados na filosofia taoista do yin-yang (Figura 15), dos cinco elementos e dos oito trigramas (baguá) que podem ou não estar adaptados com a nossa cultura, dependendo da escola chinesa que se venha a usar. Contudo, a base para um bom Feng Shui se encontra primeiro nas cores das paredes; elas em si, por ficarem mais tempo no campo visual, estimularão o inconsciente a despertar padrões de pensamentos, sentimentos e emoções que poderão ser bons ou não. Móveis, objetos e tecidos, por serem de fácil locomoção e substituição, são considerados secundários. Portanto, nesta lição complementar, iremos nos ater somente ao campo das cores ambientais baseadas na cultura ocidental, para estimular o máximo de bem-estar em nosso lar.

Quando se tratar de ambientes, alguns conselhos deveriam ser muito úteis na hora de se pensar em decorar a

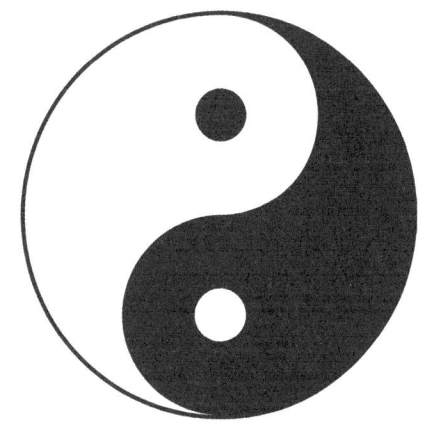

Figura 15 - Simbolo taoista

casa, pois a cromoterapia ocidental aplicada ao Feng Shui tradicional poderia ajudar a estimular diversos aspectos positivos da vida cotidiana. Por exemplo: o azul-claro é lindo e trata-se de uma cor calmante e relaxante; colocado na sala de estar, serviria como um convite para dormir no sofá; em uma festa, os convidados iriam para outro ambiente ou ninguém da casa conseguiria conversar por muito tempo naquele local. Portanto, o melhor uso de cores aconchegantes e tons frios é para os quartos. Vejamos a divisão primária das cores:

DIVISÃO PRIMÁRIA DAS CORES NA DECORAÇÃO		
Tons quentes excitantes	Tons neutros equilibradores	Tons frios calmantes
Vermelho	Branco	Azul
Laranja	Verde	Índigo
Amarelo	------	Violeta
OBSERVAÇÃO 1: O branco diminui o poder estimulante dos tons quentes (vermelho + branco = rosa-claro); aumenta a tranquilidade dos tons frios (azul + branco = azul-claro).		
OBSERVAÇÃO 2: O verde aumenta a excitação dos tons quentes (verde + amarelo = verde limão); mas diminui a tranquilidade dos tons frios (verde + azul = esmeralda).		

Tabela N – Divisão primária

A cor influencia em nosso estado de espírito, mas também pode projetar o que somos ou o que apreciamos. É muito comum alguém gostar da cor amarela em um tom muito claro e suave, e desejar pintar toda a casa ou apartamento. Comumente, se diz: "É uma cor neutra, benzinho... Combina com tudo!" Não, ela é estimulante e aconchegante, considerada uma cor quente; ótima para a sala, escritório ou banheiro e ruim para o quarto de dormir do bebê, por exemplo. As únicas cores neutras são os tons claros e suaves de verdes e brancos; e não é mero acaso que todos os hospitais sejam dessas cores. Atualmente, algumas clínicas são pintadas em tons claros da cor azul ou violeta, por serem tonalidades frias e calmantes. Contudo, você jamais verá uma sala de emergência ou uma UTI pintada de laranja vivo ou escarlate. Isto causaria pânico nos pacientes, pois são tonalidades quentes e excitantes! Por isso, cada ambiente requer uma tonalidade diferente. Vejamos uma segunda classificação.

DIVISÃO SECUNDÁRIA DAS CORES NA DECORAÇÃO	
Aspectos energéticos	Cores e tons similares
Quentes, vigorosas	Vermelhos, amarelos, alaranjados; verde-limão, ciano
Sexuais, vibrantes	Laranja-vivo, carmim, magenta
Estimulantes, excitantes	Amarelos, vermelhos, alaranjados, verdes; turquesa, mostarda
Românticas, afetuosas	Rosa, vermelho-claro, laranja-claro, verde-folha
Suavizantes, calmantes	Verde-claro, azul-claro, rosa-claro, pêssego
Frias, tranquilizantes	Azuis, malva, verde-piscina, lavanda, violeta, lilás
Sobriedade, introspecção	Cinza, marrom, camurça, verde-escuro
Neutralizadoras	Branco, bege, creme, verde-claro
Espiritual, protetor	Dourado, violeta, branco, amarelo-claro, azul-claro, azul-celeste, azul-real

Tabela O – Divisão secundária

A decoração é algo muito pessoal, gosto não se discute. Assim, como relatado, uma das regras básicas no Feng Shui é nunca usar uma cor que não agrade, por mais que se comente sobre os seus benefícios. Nesse caso, sempre substitua por uma cor análoga. Por exemplo: se não gostar dos tons avermelhados, use os alaranjados ou os amarelos; todas são cores quentes e terminam por vibrar o mesmo ch'i. Porém, seria bom saber que algumas cores podem ser depressivas, como os tons de violeta ou cinza, se colocadas em todas as paredes de uma sala de estar, uma vez que são mais indicadas para os quartos. Contudo, se fizer questão de usá-las na sala, deveria se encontrar apenas em detalhes, como por exemplo: o teto na cor violeta-claro e as paredes em tom de amarelo bem suave. Há ainda cores que estimulam o apetite, como a cor laranja, se pintada na cozinha; mas deixaria o ambiente muito agressivo e nervoso, se fosse colocada em toda a sala de estar.

Sabemos que cada cômodo possui sua função, pois não é hábito tomarmos banho na cozinha ou jantarmos no banheiro, correto? Nosso organismo está biologicamente condicionado a determinadas tarefas em nosso lar, e a mente capta todos os estímulos visuais que possam ter ao redor. O ideal seria que cada cômodo correspondesse cromaticamente a sua função, evitando, assim, pintar a casa inteira da mesma cor. Por exemplo: pinte a sala e o banheiro em tom de marfim, a cozinha em tom de pêssego, o quarto do casal em um tom muito suave de rosa e o dos filhos em tom de azul bem claro; fachadas e rol de entrada em tom de mostarda e detalhes em branco. Use sua criatividade, mude a cor da vida!

DIVISÃO TERCEÁRIA DAS CORES NA DECORAÇÃO		
Cômodos	Classificação	Busque um tom de:
Recepção, entrada	Quente/neutro	Vermelho, laranja, amarelo, verde, branco
Sala de estar, saleta	Quente/neutro	
Sala de jantar, copa, cozinha	Quente/neutro	
Quarto de adulto	Quente/ frio	Azul, violeta, rosa, amarelo, verde
Quarto de adolescente	Neutro/frio	Creme, verde, branco, azul-claro
Quarto de criança	Frio/neutro	Azul-claro, rosa-claro, verde-claro
Estúdio, biblioteca, escritório	Quente/neutro	Branco, creme, verde suave, azul
Banheiro	Quente/frio	Dourado, violeta, branco, amarelo

Tabela P – Divisão terciária

VALE UMA DICA. As cores vivas, fortes, quentes ou frias e tons muito próximos – laranja-vivo/amarelo-gema; vermelho/carmim/magenta/pink; esmeralda/verde-limão; turquesa/anil; roxo/púrpura; preto, marrom, dourado – devem compor apenas detalhes da parede, como uma coluna, recorte, sanca, rodapé, porta ou portal. Se todo o ambiente for pintado com essas cores, elas tendem a irritar o estado emocional com o passar do tempo; contudo, são grandes estimuladores se usados apenas em acabamentos de detalhes.

Por exemplo.

- Sala de estar
  Parede pintada na cor mostarda-claro, teto na cor creme e rodapé em laranja; cortinas e sofás nos mesmos tons do teto, almofadas laranja e vermelha, vasos com flores brancas. Essa combinação criará um

ambiente claro, arejado, aconchegante e alegre; estimulará a reunião da família e a comunicação.

- Quarto de adulto
Parede na cor verde-claro, teto na cor lilás-claro, tendendo ao rosáceo; rodapé em dourado ou laranja; cortinas e colchas em tons de bege ou verde, detalhes em tecido dourado na cama, vasos com rosas vermelhas ou zínias laranja. Essa combinação criará um ambiente aconchegante, tranquilo e, ao mesmo tempo, afetivo e encantador para as trocas de carícias.

- Quarto dos filhos
Parede na cor azul bem claro, teto branco, rodapé anil; cortinas, colchas, almofadas e enfeites em tons azuis, violetas e branco. Essa combinação criará um ambiente ameno, calmo, tranquilo e, ao mesmo tempo, aconchegante e equilibrado para o estado de espírito tão tumultuado dos jovens.

- Fachadas, paredes externas
Não há problema algum em utilizar cor viva, forte, quente ou fria em ambiente externo. Tons de verde, laranja ou amarelo trazem prosperidade e muitas visitas; vermelhos ou rosas, a harmonia, o amor e a reunião da família; azuis ou violetas, a proteção, a paz e a saúde para a família. Brancos, cinzas, cremes e beges, não influenciam em nada.

Pode-se desejar pintar a casa inteira de branco, bege ou cinza-claro por não gostar de paredes coloridas em cada cômodo. Sem problemas. Transfira todos os aspectos da cromática do Feng Shui para a decoração: cortinas, almofadas, tapetes, enfeites, quadros; enfim, busque seguir o mesmo padrão cromático para cada cômodo criando uma harmonia visual. Em uma sala de estar, totalmente branca, decoraríamos com tecidos (cortinas, almofadas, tapetes), quadros ou flores com os tons de laranja, vermelho e/ou amarelo. O quarto do casal poderia ter vários matizes verdes, rosas ou violetas; o das crianças, em tons de azul, índigo e violeta. Enfim, crie suas cores baseadas no Feng Shui da cor e viva melhor!

Livros de referência para a Aula eletiva 3

QUEM LÊ, SABE MAIS: ao terminar o curso, estude um dos livros indicados para elevar, enobrecer e sedimentar o conhecimento sobre o assunto. As obras sugeridas contêm fundamentação complementar as Lições 9 e a 13.

MICKLE, Kathryn. *Feng Shui para uma vida melhor*. Rio de Janeiro: Nova Era, 2005.

SANTOPIETRO, Nancy. *Feng Shui: harmonia dos espaços*. Rio de Janeiro: Nova Era, 2006.

SHARP, Damian. *Iniciação ao Feng Shui*. Rio de Janeiro: Nova Era, 2000.

INCENSOS

A terapia holística estaria incompleta se não soubéssemos empregar corretamente o incensamento ambiental. Sabe-se que a aplicação da fumaça aromática remonta às antigas civilizações, as quais utilizavam o incenso na cura ou no exorcismo e, ainda, no contato espiritual com os antepassados, os anjos e os deuses. Os sacerdotes e curadores queimavam folhas, flores, raízes e resinas com a intenção de que a fumaça perfumada chegasse aos céus e agradasse aos deuses; dessa forma, as oferendas e as súplicas poderiam ser ouvidas. Podemos assegurar que, até nos dias atuais, o emprego do incenso se encontra agregado aos valores transcendentais, sendo amplamente utilizado em templos, igrejas e mesquitas; igualmente em casa ou em qualquer lugar que se deseje boas energias ressonando no ambiente. Sua função, além de perfumar maravilhosamente, será a de nos conectarmos ao universo espiritual, fazer com que os pensamentos e os desejos mais nobres sejam atendidos por uma força maior; no entanto, não opera milagres, mas pode ser o verdadeiro condutor de nossa fé e devoção.

Não existe um incenso melhor do que o outro, pois a escolha de um aroma é algo muito particular, no qual cada pessoa busca a própria necessidade. E, apesar de ser algo esotérico, acender um incenso sem um propósito é como jogar dinheiro no lixo; não adianta comprar uma fragrância que traga a prosperidade se não faz nada para melhorar a vida. Por isso a importância em canalizar um pensamento positivo, uma oração ou uma solicitação do fundo do coração, no momento em que for acender um incenso. Outro detalhe importante é que a magia do incenso se encontra na periodicidade do uso e no procedimento com que se estimula o elo espiritual.

Utilizar o incenso durante uma terapia holística é algo extremamente positivo, pois ele atua diretamente na aura e nos campos mais sutis do ser humano; sem contar a emanação benéfica que ressoa no ambiente.

Pois, quando estamos em meditação, relaxamento, oração, contemplação ou recebendo vibrações da cromoterapia, da aromaterapia ou da cristaloterapia, os benefícios do incenso se multiplicam criando uma aceleração energética ou ampliando a luz divina que reside em nós. E, a partir dessa ligação, atingimos o ponto de conexão da autocura e das bênçãos dos mestres espirituais.

Também, durante uma terapia, pode-se acender o incenso e passar em volta ou ao redor do corpo, entre 20 a 30 cm de distância; ou ainda, sobre os chacras para purificá-los das energias nocivas. Deixe-o aceso perto da pessoa enquanto aplica o restante da terapia; se o tratamento terminar antes do incenso, pode-se apagá-lo em água. Não se preocupe com as cinzas, sopre-as no ar pela janela ou jogue-as em alguma planta de sua residência. Por exemplo: para uma pessoa que se encontra obcecada por um amor do passado poderíamos fazer três sessões, uma a cada semana, com a técnica de limpeza da luz azul (página 111), acrescida de óleo essencial de rosas em todos os chacras. Após o relaxamento, e antes de aplicar qualquer procedimento, acenderíamos um incenso de alfazema para purificar a aura e os chacras. Terminada a sessão, indicaríamos a continuidade do tratamento com o floral da Sinergia do Perdão (página 235).

Sei que muitas pessoas empregam o incenso para eliminar o cheiro do cigarro ou da gordura que fica impregnado no ambiente. Essa não é a melhor solução, pois o incenso não elimina as moléculas fétidas, apenas as empurra para o teto criando uma película de sujeira ou gordura, escurecendo a pintura da parede; igualmente, deixa, dia a dia, o local mais carregado com aquele odor desagradável. Isso é percebido quando você fecha a casa, sai para trabalhar e, quando retorna, sente o cheiro ruim do ambiente, por mais incenso que se acenda.

Para esses casos a solução é sempre utilizar um aromatizador (veja página 162) com uma combinação de 3 gotas de óleo essencial de bergamota e 3 de tea-tree dissolvidas em 2 colheres de água. Esses óleos podem ser substituídos pelo de limão ou de gerânio. Assim, além de verdadeiramente higienizar o ambiente com propriedades antissépticas, seus vapores irão destruir as moléculas malcheirosas e empurrá-las para o chão que sempre está sendo varrido, limpado e desinfetado. Uma variação do aromatizador é colocar em um spray manual uma combinação de 6 gotas de óleo essencial de bergamota, 6 de tea-tree ou rosas em 200 ml de água; chacoalhar a mistura e borrifar o ambiente. Também pode variar usando outros óleos antissépticos, bactericidas, germicidas e desodorantes do repertório básico sugerido.

Nesse ponto de aprendizado é importante reconhecer a diferença entre um incenso e um aromatizador. O aroma do incenso é transportado pela fumaça (fogo) e o do aromatizador pelo vapor (água); o primeiro possui uma conexão espiritual (fogo, divindade); o segundo, humana (água, animismo). Dessa forma, o conteúdo do óleo essencial pode verter para o mundo terreno (terapia, vapores – desce) ou divino (espiritualidade, combustão – sobe) dependendo de como se usa o aroma.

Conselhos úteis:

a) A fumaça do cigarro e a do incenso não se combinam de forma alguma. Use um ou outro, pois, quando estão juntos, surge um terceiro aroma mais forte, fétido, seco e causticante para a narina. Prefira os aromatizadores.

b) Não produza alimentos nem se alimente quando houver na cozinha a queima de incensos, pois a tendência é sentir enjoos, perda do apetite, desconcentração e dispersão nas conversas. A junção do vapor dos alimentos com a fumaça do incenso não combina, um quer descer e o outro subir; dessa forma, cria-se uma espécie de atrito energético no ambiente.

c) Incensos no banheiro após a evacuação, nem pensar. Os vapores do corpo, gazes, fezes ou urina permanecem no ambiente em atrito com a fumaça do incenso (semelhante ao item anterior); a mistura cria um cheiro mais insuportável ainda. Use o spray manual ensinado anteriormente, é fantástico para o banheiro; ou, ainda, os famosos desodorizadores de ambiente vendidos em qualquer supermercado.

d) Para reuniões, comemorações, festas ou encontros amorosos, prefira os aromatizadores e velas; os incensos tendem a irritar ou a inibir as iniciativas dos convivas. A vela se propaga através do calor da chama, não há fumaça, e os vapores dos óleos são liberados beneficiando o ambiente.

Os incensos podem ser encontrados em varetas (palitos de madeira ou bambu, ver Figura 16), tabletes (pó ou resina) ou até in natura (compostos de ervas secas). As varetas e os tabletes contêm substâncias de autocombustão, basta acendê-las com um fósforo ou isqueiro; já os in natura necessitam de um incensário com carvão aceso. Ao ser queimado, um incenso deve ter o aroma indicado em sua embalagem. Se durante o processo de combustão sentir somente o cheiro de madeira, indica que está vencido e não se obterá vantagem alguma nele. Apague-o e jogue fora toda a caixa. É muito comum sentir o delicioso perfume quando o incenso se encontra armazenado na embalagem e, no momento da queima, não sentir nada. Na verdade, são de baixa qualidade, feitos de forma imprópria ou estão fora do prazo de validade.

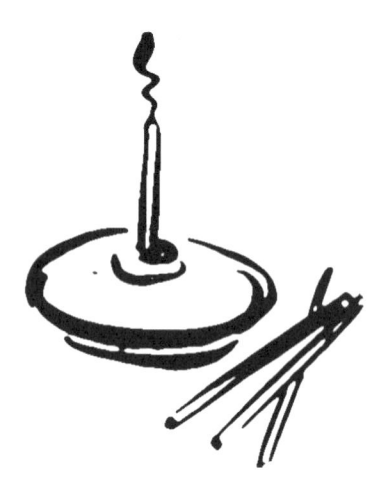

Figura 16 – Vareta de incenso

Existem dezenas de incensos, e cada qual possui propriedades espirituais em particular; para este curso foi escolhida uma seleção dos que são facilmente encontrados em lojas do ramo e arranjados em dois grandes grupos. O primeiro purifica o ambiente de energias nocivas, do negativismo pessoal, mau-olhado, inveja, conferindo a autocura e a harmonização; o segundo, favorece a sorte, a prosperidade, o crescimento, trazendo os benefícios e a felicidade. São dois conjuntos tentadores, mas não queira acender todos de uma única vez; só podemos empregar ao mesmo tempo, três tipos diferentes para uma boa sinergia espiritual. Por exemplo, quando alguém falece por algum tipo de doença, podemos elaborar uma sinergia, acendendo em cada cômodo os incensos de arruda, alfazema e cânfora; se estiver abrindo um negócio podemos criar a sinergia entre a erva-doce, a canela e a noz-moscada.

Grupo de Purificação e Harmonia

1. ALECRIM – purifica o astral, afasta a inveja, limpa o ambiente de formas-pensamento negativas, canaliza energias positivas.

2. ALFAZEMA – depura o ambiente e a aura de toda energia nefasta, feitiços, entidades negativas; acalma e harmoniza as pessoas.

3. ARRUDA – elimina a energia negativa do ambiente, o mau-olhado, miasmas da aura e dos chacras; confere proteção espiritual.

4. ARTEMÍSIA – limpa os planos espirituais, a aura e os chacras de formas-pensamento negativas; bom para a saúde, capta vibrações positivas para a mente e o corpo.

5. CÂNFORA – afasta todo tipo de energia negativa, miasma, larva astral, mau-olhado, inveja, feitiço; suaviza o ambiente.

6. CEDRO – purifica o ambiente de energias nocivas para a prática de estudos de autoconhecimento, pois atrai vibrações de harmonia.

7. ERVA-DOCE – muito eficaz contra o mau-olhado, inveja, maldição, intriga, fofocas; promove a harmonia e paz.

8. EUCALIPTO – depura o ambiente de energias nocivas ligadas a doenças e pensamentos negativos; promove o bem-estar.

9. ROSAS – limpa o ambiente, a aura e os chacras de toda espécie de energia maléfica; estimula o afeto, a paz e o bem-estar.

10. VIOLETA – purifica as energias negativas do ambiente fazendo vibrar a harmonia; estabelece um cinturão de proteção ao redor.

Grupo de Sucesso e Prosperidade

1. ALMÍSCAR – produz vibrações positivas para aumentar a sorte do sucesso afetivo e o encontro da pessoa amada.

2. BENJOIM – estimula o estudo, a pesquisa e a criatividade em trabalhos artísticos ou escritos; confere bem-estar.

3. CANELA – emana o poder da criação material trazendo sorte para as questões financeiras e o comércio em geral.

4. CRAVO – abre os caminhos profissionais atraindo dinheiro e segurança; também o afetivo, atraindo o sexo e o prazer.

5. JASMIM – melhora o plano astral do ambiente e das pessoas; atrai a proteção angelical para os negócios, reuniões e viagens.

6. LÍRIO – estimula a paz interior, trazendo a compreensão, o bem-estar, a fraternização; desenvolve uma aura de proteção ao redor.

7. LÓTUS – ajuda a elevação do espírito, ao encontro do amor incondicional; auxilia nas meditações de autoconhecimento.

8. MIRRA – torna acessível o universo espiritual, facilitando a intuição e a percepção nos estudos e pesquisas transcendentais.

9. NOZ-MOSCADA – atrai bons negócios, favorece o crescimento material, estimula a prosperidade e confere carisma.

10. SÂNDALO – protege durante uma meditação ou trabalho mágico, canaliza os anjos e abre os caminhos espirituais.

Ao utilizar um incenso com finalidades transcendentais, tente sempre acendê-lo de acordo com o dia mais favorável conforme a tabela a seguir.

INFLUÊNCIA ESPIRITUAL PARA OS INCENSOS		
Dia	Regência	Significado
Segunda	Lua	Prosperidade, sorte, saúde, negócios em geral
Terça	Marte	Limpeza do ambiente, combater a inveja, mau-olhado
Quarta	Mercúrio	Comércio, trabalho, profissão, crescimento
Quinta	Júpiter	Dinheiro, fama, negócios em geral
Sexta	Vênus	Afeto, amor, harmonia, relacionamentos
Sábado	Saturno	Limpeza do ambiente, eliminar a negatividade, magias
Domingo	Sol	Família, relacionamentos, sucesso em geral

Tabela Q – Influência planetária

Livros de referência para a Aula eletiva 4

QUEM LÊ, SABE MAIS: ao terminar o curso, estude um dos livros indicados para elevar, enobrecer e sedimentar o conhecimento sobre o assunto. As obras sugeridas também contêm fundamentação e propriedade para as Lições 7, 9, 11, 13 e todas as aulas práticas, se necessário.

CALAND, M. E. *O uso mágico e espiritual de incensos e defumadores*. São Paulo: Pensamento, 1999.

CONWAY, D.J. *Velas: magia e ritual*. Rio de Janeiro: Nova Era, 2004.

SMITH, Steven R. *O livro dos incensos: uma cartilha sobre magia*. São Paulo: Roca, 1994.

RADIESTESIA

A palavra radiestesia é uma combinação da palavra grega *radius* (radiações, ondas) e do latim *esthese* (sensibilidade, sensações). Essa técnica indica o ato de transformar as manifestações energéticas em efeitos físicos, sendo receptora ou geradora das radiações do ser humano ou do meio ambiente. Embora exista há séculos, foi somente entre 1892 e 1919, por intermédio dos trabalhos dos abades Alex Bouly, Aléxis Mermet e Jean Jurion, que se tornou uma técnica com fundamentação científica, sendo reconhecida, inicialmente, em 1920, pela Academia de Ciências de Paris.

O abade Alex Bouly, considerado o pai da radiestesia, inventou esse termo depois de uma viagem à Índia onde descobriu que a arte conhecida como rabdomancia (previsão com varinha mágica, forquilha, pêndulo) podia ser usada para fins científicos; como, por exemplo, a prospecção de lençóis de água ou jazidas de metais. Na década de 1960, o físico Yves Rocard aplicou o método científico para estudar essa nova modalidade e descobriu sensores que podem detectar variações de campo magnético da ordem de 5 gauss (unidade de densidade de fluxo magnético) no corpo humano – o que equivale a 10 mil vezes menos que o potencial do campo terrestre (50 mil gamas).

Em um plano geral, essa técnica funciona da seguinte forma: quando entramos em sintonia com as vibrações energéticas do ambiente, o sistema nervoso capta e envia as informações para o sistema neuromuscular, provocando uma ressonância nas mãos que movimentará o instrumento que estiver sendo utilizado. A prática da radiestesia não tem nada de misteriosa, depende apenas de uma educação mental e constante observação das vibrações que ocorrem no material utilizado (pêndulo, forquilha, vareta).

O instrumento mais comum da radiestesia, que consiste em um peso amarrado a uma linha, chama-se pêndulo. Para a correta utilização, devemos segurá-lo na extremidade oposta ao seu peso fazendo um ângulo de 90º. Por convenção, determina-se que, se houver um movimento no sentido horário ou na vertical, indicará uma resposta positiva ou a presença de energias benéficas (Figura 17-A). Se a rotação estiver em forma anti-horária ou na horizontal, seria uma indicação de anormalidade ou de vibrações nocivas (Figura 17-B). Movimentos irregulares (vai e volta em todas as direções). Ou, totalmente inerte, indicarão que a operação não foi bem realizada ou que pode ter havido alguma interferência (Figura 17-C); nesse caso, deve-se repetir o procedimento.

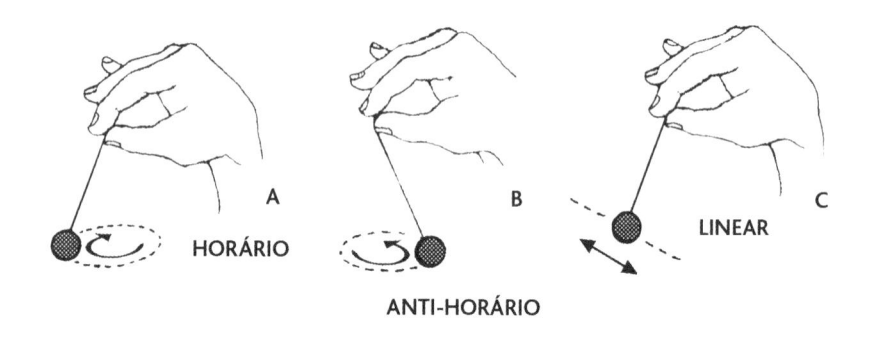

Figura 17 – Movimento do pêndulo

Segundo estudiosos da área, o operador faz uso de sua faculdade suprassensorial através do tato; às vezes, até espiritual ou paranormal, mas sem que isso ocorra de forma consciente. As respostas se originam do inconsciente da própria pessoa; pois ela formula questões e avalia as respostas através do movimento do pêndulo. Assim, o radiestesista pode ser considerado como um grande sensitivo pela relação energia-objeto. Devido a esse fator, algumas situações podem influenciar na resposta correta, tais como:

- Fadiga física e mental (excesso de trabalho, preocupações, hesitações);
- Estados emocionais alterados (ansiedade, medo, angústia, depressão);
- Doenças de qualquer espécie (gripe, má digestão, dores, febres);
- Interferência espiritual ou psíquica (formas-pensamento, entidades).

Atualmente, existem duas grandes tendências no mundo sobre o uso da radiestesia:

I. Científica (física)

Observa com maior importância os instrumentos de captação, o tipo de pêndulo, o comprimento do fio, os raios eletromagnéticos, as ondas energéticas e as cores emitidas pelos objetos e seres.

II. Holística (mentalista)

Considera mais valorosa e prática a maneira de mentalizar, visualizar, induzir; também a forma da convenção dos movimentos, a sequência de investigação do ambiente ou do testemunho, o plano mental do pesquisador e a formulação das perguntas.

No decorrer do Século 20, as pesquisas no campo radiestésico tomaram rumos significativos, o que determinou duas novas modalidades de uso, tanto para a radiestesia científica quanto para a holística:

a) RADIÔNICA: Essa subdivisão emprega toda a técnica radiestésica; no entanto, utilizando-se exclusivamente de aparelhos ou circuitos pseudoeletrônicos para neutralizar ou ampliar campos energéticos. Nessa área não existe interferência direta do operador, pois o aparelho ou o gráfico, por si só, estimulará ou reorganizará as ondas emitidas no ambiente. Geralmente o radiestesista, ao investigar com seu instrumento (pêndulo, forquilha, *aurameter, dual road*) uma casa ou uma pessoa, aconselha-a a usar determinados circuitos para manter ou equilibrar a energia benéfica. Por exemplo: para eliminar as energias nocivas provenientes da rede elétrica e dos aparelhos eletroeletrônico, deve-se colocar o *Gráfico André Philippe* (Figura 18) sob cada aparelho (computador, TV, aparelho de som, geladeira, micro-ondas, etc.).

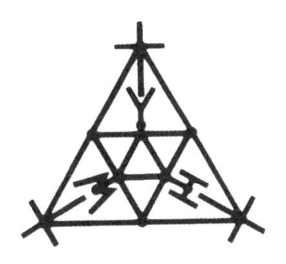

Figura 18 – Gráfico André Philippe

b) Psicotrônica: Significa o estudo e a utilização de instrumentos que produzem fenômenos ondulatórios ou cinéticos a partir da energia psíquica do radiestesista. Essa modalidade indica que o operador pode tanto diagnosticar quanto interferir diretamente na ressonância para reorganizar a energia, a cura e o equilíbrio. Dessa forma, a psicotrônica seria o resultado da integração das técnicas radiestésicas com as radiônicas. Por exemplo: quando desejamos melhorar a saúde de uma pessoa ou até protegê-la de energias negativas podemos fazer uso do gráfico de nove círculos (Figura 19). Colocamos um testemunho (fotografia, cabelo, peça de roupa) sobre ele e induzimos o pêndulo a girar no sentido horário para produzir aspectos benéficos na aura da pessoa.

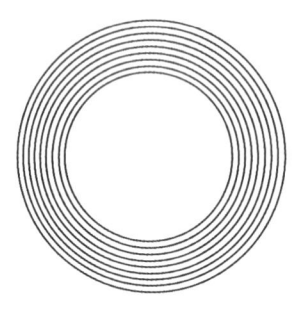

Figura 19 - Gráfico psicotrônico

Diagnóstico Radiestésico

Chamamos de *radiestesia* passiva quando nos concentramos, deixamos que as energias boas ou más vibrem por intermédio de um pêndulo ou forquilha e revelem o quadro de sintomas em que a pessoa se encontra; denominamos de *radiestesia ativa* quando induzimos a força de atuação e criamos o movimento desejado. A radiestesia passiva serve para diagnosticar e a ativa, para curar. Esses dois arranjos permeiam todas as classificações da radiestesia.

1. Forma passiva

Segure o pêndulo um pouco acima do objeto a ser pesquisado, podendo ser uma foto, uma peça de roupa, um mapa, um remédio; qualquer coisa que sirva de parâmetro para o campo de investigação desejada. Relaxe o corpo e a mente; faça a pergunta ou deixe o pêndulo agir para obter o significado da vibração existente. A resposta será variável dependendo da codificação.

Exemplos:

a) Caso questione a observância sobre tomar algum medicamento, deve-se escrever o nome do remédio em um pedaço de papel ou posicionar o pêndulo em cima da referida substância, perguntado: *Devo tomar esse produto?* Se o giro for ao sentido horário ou ao vertical, revelará que *sim, deve-se tomar o remédio*; se ocorrer a forma anti-horária ou a horizontal, sugere que não.

b) Por outro lado, se você estiver investigando um chacra, o movimento do pêndulo em sentido horário diagnosticaria que está bom e equilibrado; o ritmo anti-horário indicaria que se encontra ruim e desarmônico. Em todos os exemplos, se o pêndulo ficar inerte ou em movimentos desordenados, advertiria que a averiguação não foi bem elaborada. Para tal diagnóstico, o paciente pode estar deitado ou em pé, e o terapeuta posicionará o pêndulo na altura do vórtice que deseja diagnosticar.

c) Também, pode-se investigar cada cômodo de uma casa ou do trabalho para observar as radiações positivas e negativas; se encontrar energias dissonantes coloque um cristal ametista no local, acenda incenso de alfazema, borrife o elixir de ametista com uma mistura de óleo essencial de lavanda, rosas e alecrim. No dia seguinte, reveja a energia, repita se necessário. Para tal método, caminhe muito lentamente pelo cômodo, pare nos cantos, nas portas, nas janelas, em cima de algum móvel. É importante que vá anotando todos os pontos pesquisados.

Outra variação de resposta que se torna importante, à medida que dominamos a técnica radiestésica passiva, será a velocidade e a amplitude circular com que o pêndulo irá se movimentar; às vezes, mesmo girando no sentido horário, mas de forma muito fraca e com pouco arco de circunferência, pode indicar o princípio de algum distúrbio. Também, o movimento no sentido anti-horário, de forma acelerada e com grande abertura circular, sugere que o desequilíbrio se encontra em um grau máximo. Contudo, essa variação somente é válida para diagnosticar a saúde; para outras modalidades as respostas serão sempre através do binômio sim/não, bom/ruim. Compare e estude a Tabela R.

Tipos de respostas	Movimento horário ou alinhamento vertical	Movimento anti-horário ou alinhamento horizontal
	Sim; bom; certo ou saúde	Não; ruim; errado ou doença
Círculo ou linha pequena (menos de 8 cm de raio ou comprimento)	Início da normalidade; equilíbrio	Início do desequilíbrio; problema
Círculo ou linha média (entre 8 e 12 cm de raio ou comprimento)	Bom equilíbrio; estado normal	Desequilíbrio; obstrução
Círculo ou linha grande (acima de 12 cm de raio ou comprimento)	Ótima vitalidade; excesso de energia	Gravidade; dilaceração

Tabela R – Abertura do pêndulo

Como orientado, para diagnosticar todos os chacras a pessoa pode estar em pé ou deitada, ou, se não estiver presente, podemos elaborar um desenho anatômico em qualquer pedaço de papel. Se estiver deitada ou usarmos um desenho, devemos posicionar o pêndulo bem acima do vórtice desejado (reveja a Lição 2) a 10 cm, aproximadamente; se estiver em pé, realizamos o diagnóstico na altura do chacra, mas a uns 20 cm de distância. Relaxamos e aguardamos o movimento do pêndulo (radiestesia passiva). Em ambos os casos começamos pelo chacra base e terminamos no coronário. Anotamos e determinamos qual chacra devemos trabalhar; se um chacra estabelecer uma ressonância anti-horária, com grande abertura circular e, outro, com circunferência pequena, devemos dar mais importância ao que responder com maior gravidade.

• Por exemplo: ao colocar o pêndulo sobre a região genital (chacra base) e observar que o movimento se encontra no sentido anti-horário e com grande amplitude (mais de 12 cm), é sinal que ocorre há algum tempo um destes distúrbios: inflamação na região dos órgãos excretores ou genitais, problemas sexuais, preguiça, apatia, desinteresse na vida ou falta de segurança pessoal. Se o ritmo se pronunciar na forma horária e com pequena circunferência (menos de 8 cm), sugere que os distúrbios reportados anteriormente estão começando. Por outro lado, se o sentido horário for com grande arco circular (mais de 12 cm), indica muita vitalidade orgânica, boa disposição sexual, mas com excesso de energia. O ideal é sempre estar na faixa média, entre 8 e 12 cm.

2. Forma ativa

Para curar um chacra, um órgão ou magnetizar alguém com boas vibrações, podemos induzir – conscientemente – a energia benéfica ao fazer o pêndulo girar no sentido horário, e com velocidade harmônica. Nesse caso, somos nós quem movimentamos o instrumento por algum tempo até sentirmos a mão cansada. Na técnica ativa existe a tendência do pêndulo se movimentar cada vez mais rápido, chegando a se descompassar; tal fato ocorre pelo conflito entre o movimento negativo ressonante e o aspecto positivo que está sendo imantado. Por causa disso, é importante manter o pêndulo sempre em um ritmo linear, ao aplicarmos a radiestesia ativa.

- Por exemplo: uma pessoa está doente e precisa de ajuda. Depois de diagnosticada, aplica-se a radiestesia ativa diretamente no local desejado ou em um testemunho (cura a distância). Se a pessoa estiver presente, faz-se um relaxamento, talvez até utilizando a técnica de limpeza com a luz azul (página 111); também seria possível passar algum óleo essencial ou colocar cristais diretamente no chacra escolhido. Após esses procedimentos, induziria o pêndulo a girar no sentido horário, em cima do local. Se estivesse utilizando um testemunho, poderia colocá-lo em uma bandeja ou em um gráfico radiônico. Talvez, acender uma luz azul, um incenso de lavanda; mas principalmente colocar um cristal ametista em cima da foto ou elemento identificador do paciente. Finalmente, induziria o pêndulo a girar no sentido horário.

Livros de referência para a Aula eletiva 5

QUEM LÊ, SABE MAIS: ao terminar o curso, estude um dos livros indicados para elevar, enobrecer e sedimentar o conhecimento sobre o assunto. As obras sugeridas também contêm fundamentação e propriedade para diagnóstico e todas as aulas práticas de cromoterapia e cristaloterapia, se necessário.

BACHLER, Käthe. *Radiestesia e saúde*. São Paulo: Pensamento, 2002.

CONWAY, D.J. *Pêndulos: magia e ritual*. Rio de Janeiro: Nova Era, 2004.

LAVALOU, Yvon. *Radiestesia, manual de utilização do pêndulo*. Rio de Janeiro: Nova Era, 1996.

MENDONÇA, Sávio. *A arte de curar pela radiestesia*. São Paulo: Pensamento, 1996.

POLANSKY, Joseph; Nielsen, Greg. *O poder dos pêndulos*. Rio de Janeiro: Nova Era, 2005.

ERVA MEDICINAL

O uso das ervas medicinais, atualmente denominada fitoterapia, se mescla com a história da medicina holística e da ortodoxa; no entanto, a partir da Era do Iluminismo (Século 18), por não estar de acordo com os parâmetros alopáticos, foi considerada crendice popular. Todavia, resistiu bravamente ao pensamento cientificista e continuou sendo utilizada pela população que se encontrava distante dos grandes centros urbanos. Podemos considerar a fitoterapia a única forma de autocura pertencente a todas as culturas e etnias, uma vez que cada povo ou grupo social empregava as ervas – folhas, flores, sementes, raízes, cascas – que obtinham ao seu redor para eliminar as enfermidades.

Muitos conceitos mudaram desde o Iluminismo, atualmente, as pesquisas científicas, além de confirmar as virtudes medicinais de milhares de plantas, também descobrem outras aplicações para uma mesma erva. Como a fitoterapia só emprega fontes naturais, julga-se que a indústria farmacêutica, ao utilizar os princípios ativos de forma sintética, estaria seguindo um caminho equivocado; por isso, acredita-se que o uso natural da planta – chá, tintura, unguento, compressa – ainda seja a melhor maneira de se atingir uma cura eficaz e segura. Por tal razão, após o vertiginoso aumento da farmacopeia ortodoxa, durante Século 20, e dos inúmeros efeitos colaterais observados, alguns médicos e terapeutas têm preferido o uso de remédios naturais ou o menos sintético possível. No extremo Oriente e em certas culturas ameríndias, o uso das ervas medicinais é considerado como a técnica mais confiável de cura entre a população, e a Organização Mundial da Saúde (OMS) admite que as plantas medicinais estejam sendo utilizadas três vezes mais do que os medicamentos da medicina convencional.

Nas últimas décadas, tem-se observado um número crescente de indústrias investindo na produção e comércio de plantas medicinais, pois elas são encontradas facilmente nas prateleiras dos supermercados e das lojas de produtos naturais. Algumas das ervas curativas conseguimos identificar de forma rápida, como a hortelã, a erva-doce e o alecrim; entretanto, o que dizer da artemísia, mentrasto, pata-de-vaca ou hipérico, você conseguiria? Por tal razão, o mais confiável ao se adquirir uma erva medicinal é valer-se sempre do nome botânico. A nomenclatura científica de uma planta (ou de um floral, por exemplo) é fundamental para dirimir qualquer dúvida em relação ao próprio nome popular ou a sua aplicação. Por exemplo, a erva medicinal *Hypericum perforatum* é comumente denominada de hipérico ou erva-de-são-joão e, dependendo da região brasileira, também é conhecida como "artemísia ou mentrasto". Mas a verdadeira artemísia possui o nome científico de *Artemisia vulgaris* (Figura 20) e o mentrasto de *Ageratum conyzoides*; portanto, são outras

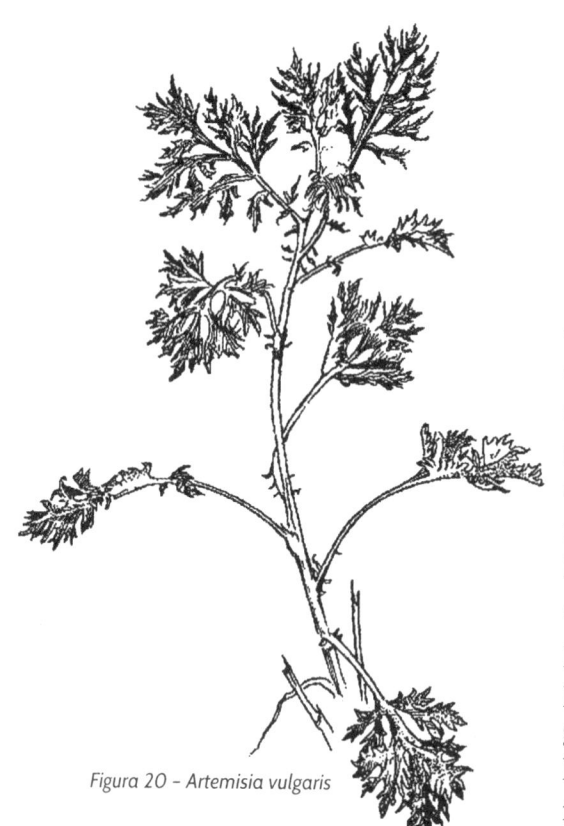

Figura 20 - Artemisia vulgaris

ervas medicinais. Além disso, uma mesma planta pode conter diversos nomes populares, como, por exemplo, a pata-de-vaca (*Bauhinia fortificata*) conhecida como mororó, bauínia, unha-de--vaca, pata-de-boi, unha-de-anta.

A partir da familiarização dos nomes populares e científicos e, também, das propriedades medicinais de uma planta, pode-se escolher entre cápsulas, tinturas, ervas secas, ou até as frescas, encontradas em feiras livres ou na horta de alguém. Se desejar colher você mesmo suas próprias ervas, faça-o durante a primavera ou verão. Amarre os galhos e pendure-os, com as folhas voltadas para baixo, em local fechado e arejado até secarem completamente. Após a secagem, armazene-as em sacos de papel por 30 dias; depois passe para sacos plásticos ou potes de vidro. Renove anualmente. As ervas podem ser usadas a qualquer momento, inclusive quando estiverem no processo de secagem.

Vale uma dica: não colha as plantas muito próximas da beira das estradas, pois seus princípios medicinais são alterados pelo monóxido de carbono expelido pelos veículos. Nem as que se encontram entre as grandes torres de redes elétricas, porque geralmente o local é pulverizado com desfolhantes. Igualmente, evite colher as ervas para estocagem durante o período de inverno, quando as propriedades medicinais estão em pouca atividade e concentradas nas raízes; prefira a primavera e o verão quando as plantas acumulam toda a força nas folhas, flores e sementes. Não há preferência de estação solar com relação às ervas frescas para consumo imediato.

A melhor maneira de utilizar as plantas como meio de se manter saudável é incluir as ervas medicinais em sua alimentação diária – chá, salada, tempero. Além de sua capacidade curativa, as ervas medicinais fornecem sais minerais e vitaminas que são importantes ao organismo; igualmente, existem inúmeros estudos sobre os chás e sua ação antioxidante. Por exemplo, tomar uma xícara de chá de alecrim ou de erva-doce todos os dias, após as refeições, além de ajudar no processo digestivo e na depuração do colesterol, possui a capacidade de mineralizar o organismo e rejuvenescer as células.

Repertório Básico de Ervas Medicinais

Agrião

NOME CIENTÍFICO: *Nasturtium officinalis*; sinônimo: agrião-do-rio.

PROPRIEDADES: antidiabético, anti-inflamatório, cicatrizante, digestivo, diurético, expectorante, vermífugo; muito eficaz no combate ao hipertiroidismo, verminose, bronquite, asma, gripe, tosse; ajuda a eliminar cálculo renal, vesical ou biliar.

USO: suco fresco (uma xícara ao dia) ou picado, em saladas; pode ser empregado em forma de cataplasma, em caso de abscessos ou feridas.

ALECRIM

Nome científico: *Rosmarinus officinalis*; sinônimo: alecrim-de-jardim.

Propriedades: adstringente, antiespasmódico, antirreumático, antisséptico, carminativo, cicatrizante, estomáquico, tônico; bom para distúrbios digestivos (cólica, bílis, flatulência) ou respiratórios (tosse, bronquite, asma), reumatismo, diabetes.

Uso: chá por decocção das folhas e caule; quando seco e em pó ajuda na cicatrização de feridas (aplicar no local); para repelir insetos, esfregue folhas frescas nos braços e pernas.

ARTEMÍSIA

Nome científico: *Artemisia vulgaris*; sinônimo: losna.

Propriedades: antipirética, carminativa, depurativa, emenagoga, estomáquica, hepática, vermífuga; muito eficaz na ação contra a cólica, diarreia, vômito, verminose; depura a intoxicação alimentar, ajuda a combater a afecção gástrica e hepática; febre e dores em geral.

Uso: chá por infusão das folhas; para repelir insetos, esfregue as folhas nas pernas e braços; atenção: não deve ser usada por mulheres grávidas ou durante a menstruação; ainda, quando houver um corte, lesão ou ferida grande.

ASSA-PEIXE

Nome científico: *Vernonia polyanthes*; sinônimo: cambará-guaçu.

Propriedades: béquico, expectorante, hemostático; excelente para combater gripe, bronquite, catarro, tosse, afecções de ordem respiratória.

Uso: chá por decocção das folhas.

BABOSA

Nome científico: *Aloes spp.*; sinônimo: caraguatá.

Propriedades: analgésica, anti-inflamatória, antisséptica, calmante, emoliente, resolutiva; muito eficaz para acalmar a queimadura, ajuda na cicatrização de corte, ferida; combate abscesso, eczema, erisipela, queda de cabelo, celulite.

Uso: retirar a casca, bater a polpa e aplicar ou massagear o local; também pode ser usado nas hemorroidas (cortar a polpa em forma de supositório).

BARDANA

Nome científico: *Arctium lappa*; sinônimo: orelha-de-gigante.

Propriedades: depurativa, diaforética, diurética, estomáquica; útil nas afecções da pele em geral, cálculo renal, cólica em geral, reumatismo, gota, má digestão, flatulência, eructação, debilidade cardíaca.

Uso: chá por decocção das folhas; em caso de contusão pode ser aplicada uma compressa ou um cataplasma (polpa da erva).

BOLDO

Nome científico: *Coleus barbatus*; sinônimo: malva-santa.

Propriedades: antirreumático, calmante, digestivo, hepático, tônico; excelente na afecção hepática, má digestão, flatulência, cálculo biliar, debilidade orgânica.

Uso: chá por decocção das folhas; muito eficaz contra a insônia através de um banho com o próprio chá (faça dois litros).

CAMOMILA

Nome científico: *Matricaria chamomila*; sinônimo: matracaria.

Propriedades: analgésica, antiespasmódica, calmante, emoliente, estomáquica, eupéptica, sudorífera; eficaz na dissolução da dispepsia, cólica abdominal, TPM, insônia, nervosismo, pesadelo, tristeza, choro, choque emocional ou trauma recente.

Uso: chá por infusão das folhas e ou flores; pode ser aplicado nas varizes em forma de compressa ou nas hemorroidas, em banho de assento.

CAPIM-LIMÃO

Nome científico: *Cymbopogon citratus*; sinônimo: capim-cidreira.

Propriedades: analgésica, antiespasmódica, calmante, estomáquica, sudorífera; útil no combate febril, dor em geral, afecção digestiva; insônia, pesadelo, ansiedade, nervosismo, dificuldade de relaxar.

Uso: chá por infusão das folhas (tomar bem quente).

CARQUEJA

Nome científico: *Baccharis trimera*; sinônimo: tiririca-de-babado.

Propriedades: antidiabética, antiespasmódica, antitérmica, depurativa, diurética, estomáquica, hepática, vermífuga; altamente recomendado para afecções digestivas (bílis, má digestão, gastrite), cálculo biliar, hepatite, verminose, diabetes, estado febril, reumatismo, gota; purificador do sangue, fígado, pâncreas.

Uso: chá por decocção da planta inteira.

CHAPÉU-DE-COURO

Nome científico: *Echinodorus grandiflorus*; sinônimo: chá-de-campanha.

Propriedades: adstringente, anti-inflamatório, depurativo, diurético, emoliente, laxante; eficaz no combate ao reumatismo, gota, artrite, nevralgia, ácido úrico, arteriosclerose, congestão hepática ou afecção urinária; útil em caso de convalescença de qualquer doença, debilidade orgânica ou exaustão.

Uso: chá por decocção das folhas.

CONFREI

Nome científico: *Symphytum officinale*; sinônimo: consólida.

Propriedades: antianêmico, anti-inflamatório, antirreumático, cicatrizante, depurativo, mineralizante; muito útil para eliminar anemia, diabetes, hepatite, gastrite, reumatismo, cefaleia, inflamação em geral; ajuda a combater a depressão, insônia, preguiça, apatia.

Uso: chá por infusão das folhas ou decocção das raízes; pode ser usado em saladas ou sucos.

DENTE-DE-LEÃO

Nome científico: *Taraxacum officinale*; sinônimo: alface-de-cão.

Propriedades: alcalinizante, antibacteriano, anti-inflamatório, colagogo, depurativo, diurético, hepático, laxativo; eficaz no combate a diabetes, problemas do fígado (bílis, hepatite), cálculo renal, anemia, hemorragia, osteoporose, fratura; auxilia a digestão.

Uso: chá por infusão das folhas e/ou flores, também em forma de salada ou suco; em caso de piorreia, fazer bochecho; na verruga, colocar o sumo.

ERVA-DE-SANTA-MARIA

Nome científico: *Chenopodium ambrosioides*; sinônimo: cravinho--do-campo.

Propriedades: anti-hemorroidária, béquica, carminativa, emenagoga, sedativa, sudorífera, vermífuga; eficaz no combate à verminose, palpitações, problemas circulatórios; ajuda a eliminar o nervosismo, a insônia.

Uso: chá por infusão das folhas (dosagem máxima de três xícaras por dia); pode ser usado em forma de cataplasma em contusão, equimose e machucados em geral.

ERVA-DOCE

Nome científico: *Foeniculum vulgare*; sinônimo: funcho.

Propriedades: analgésica, antiespasmódica, antirreumática, carminativa, diurética, digestiva, estimulante, estomáquica, galactagoga; recomendado para eliminar flatulência, má digestão, náusea, vômito, cólica abdominal; aumenta o fluxo de leite materno; atenua a dor muscular, fadiga, cansaço e insônia.

Uso: chá por decocção das sementes.

EUCALIPTO

NOME CIENTÍFICO: *Eucalyptus globulus*; sinônimo: gomeiro azul.

PROPRIEDADES: antiálgico, antigripal, antirreumático, antisséptico, balsâmico, estomáquico, expectorante, febrífugo, sedativo; altamente recomendado em afecções respiratórias – catarro, gripe, asma, sinusite, rinite; diarreia, diabetes, reumatismo, gota, nevralgia, febre.

Uso: chá por infusão das folhas; a inalação do vapor ajuda nas vias respiratórias e seus estados congestionantes e viróticos; também relaxa, elimina a ansiedade e ajuda a dormir.

GUACO

NOME CIENTÍFICO: *Mikania cordiflora*; sinônimo: cipó-catinga.

PROPRIEDADES: antirreumático, antitóxica, diurético, emoliente, expectorante, febrífugo; útil para o reumatismo, artrite, nevralgia; febre, gripe, tosse, bronquite, rouquidão; ótimo para hipertensão e para dissolver a retenção de líquidos.

Uso: chá por decocção das folhas (1 xícara de água + 1 folha).

HIPÉRICO

NOME CIENTÍFICO: *Hypericum perforatum*; sinônimo: erva-de-são-joão.

PROPRIEDADES: adstringente, calmante, cicatrizante, expectorante, sedativo; eficaz no combate a insônia, depressão leve, arritmia cardíaca; excelente para as doenças pulmonares, afecções na bexiga, icterícia e diarreia.

Uso: chá por infusão das folhas ou das flores (dosagem máxima de duas xícaras por dia).

HORTELÃ

NOME CIENTÍFICO: *Mentha piperita*; sinônimo: menta.

PROPRIEDADES: analgésica, antiespasmódica, antisséptica, calmante, carminativa, estomáquica, diurética, expectorante, vermífuga; excelente para problemas digestivos (flatulência, bílis, má digestão) e febre; também cólica, TPM, tosse, gripe, laringite, vômito, palpitação cardíaca.

Uso: chá por infusão das folhas e caule; em caso de verminose, tomar em jejum; também útil friccionar o chá (ou folhas frescas) nas partes do corpo em que ocorrem dor reumática ou muscular.

MANJERICÃO

NOME CIENTÍFICO: *Ocimum basilicum*; sinônimo: alfavaca.

PROPRIEDADES: béquico, calmante, carminativo, diurético, emenagogo, estomáquico, tônico; útil para eliminar gazes intestinais, má digestão, eructação; também tosse, gripe, resfriado, febre; melhora o apetite, dissolve a fadiga e a sensação de desânimo.

Uso: chá por infusão das folhas; para ajudar na cicatrização de ferida ou corte, aplicar em forma de cataplasma.

MENTRASTO

NOME CIENTÍFICO: *Ageratum conyzoides*; sinônimo: erva-de-são-joão.

PROPRIEDADES: aperiente, analgésico, antibacteriano, antiespasmódico, antipirético, antirreumático, cicatrizante, diurético, febrífuga; bom para combater diarreia, flatulência, cólica, TPM, afecção urinária, reumatismo agudo; ajuda a acalmar o sistema nervoso e a ansiedade.

Uso: chá por decocção das folhas.

MIL-FOLHAS

NOME CIENTÍFICO: *Achillea millefolium*; sinônimo: aquileia.

PROPRIEDADES: anti-hemorrágico, carminativo, diurético, emenagogo, eupéptico, hemostática, hepático, tônico, vulnerário; eficaz no combate à flatulência, eructação, afecção hepática e estomacal, hemorroidas.

Uso: chá por infusão das folhas ou flores; pode ser usado em forma de cataplasma nos machucados em geral, abscessos e eczemas.

PANACEIA

NOME CIENTÍFICO: *Penax quinquefolium*; sinônimo: barba-de-são-pedro.

PROPRIEDADES: carminativa, depurativa, diurética, hepática; eficaz nas afecções da pele (eczema, urticária, furúnculos), obesidade, problemas de ordem uterina, uretral, bexiga (dores, inflamações); útil na limpeza sanguínea do colesterol ou no tratamento da hipertensão, altamente depurativo e diurético.

Uso: chá por decocção das folhas.

PATA-DE-VACA

NOME CIENTÍFICO: *Bauhinia fortificata*; sinônimo: mororó.

PROPRIEDADES: antidiabética, depurativa, diurética, renal; excelente para diabetes, elefantíase, varizes; afecção renal e urinária; purificador do sangue, fígado e pâncreas; estimula a disposição.

Uso: chá por decocção das folhas; em caso de fadiga, tomar em jejum.

POEJO

NOME CIENTÍFICO: *Mentha pulegium*; sinônimo: erva-de-são-lourenço.

PROPRIEDADES: balsâmico, béquico, emenagogo, estomáquico, eupéptico, expectorante; útil em todos os problemas gastrointestinais (flatulência, eructação, má digestão) ou respiratórios (tosse, catarro, bronquite), debilidade em geral, fadiga, insônia, nervosismo; ajuda a regular a menstruação.

Uso: chá por decocção das folhas e caule; não deve ser tomado por mulheres grávidas ou menstruadas.

QUEBRA-PEDRA

NOME CIENTÍFICO: *Phyllantus niruri*; sinônimo: saxifraga.

PROPRIEDADES: aperiente, antidiabético, antilítico, diurético, estomáquico, sudorífero; excelente para dissolver cálculo renal, vesical e biliar; cólica em geral, cistite, ácido úrico; anorexia, falta de apetite, diabetes.

Uso: chá por decocção das folhas e caule; para a diabetes é preferível a utilização da semente.

SAIÃO

Nome científico: *Kalanchoe brasiliensis*; sinônimo: folha-da-costa.

Propriedades: resolutivo, tônico pulmonar, vulnerário; eficaz na cicatrização de ferida, queimadura, verruga, abscesso, calo; ajuda a combater gripe e problemas com o pulmão em geral.

Uso: o sumo das folhas frescas deve ser aplicado no local; útil contra as afecções pulmonares e cálculos renais; nestes casos, tomar 1 copo de suco fresco uma vez ao dia.

URUCUM

Nome científico: *Bixa orellana*; sinônimo: açafrão.

Propriedades: cardíaco, depurativo, estomáquico, expectorante, febrífugo, laxante; valioso no combate às afecções cardíacas (endocardite, pericardite, hipertensão, hipotensão); também, respiratórias (tosse, bronquite, catarro, gripe) ou digestivas (flatulência, constipação, má digestão); hemorragia.

Uso: chá por infusão das sementes.

1. Formas de preparo

a) **Chá por infusão:** Ferva a água, desligue o fogo na primeira fervura; coloque a água quente em cima da erva escolhida. Tampe o recipiente, aguarde uns 10 minutos, coe e beba o chá, quente ou frio.

b) **Chá por decocção:** Sempre dobramos a quantidade de água para esse processo; coloque a erva no recipiente com a água, cozinhe em fogo baixo por 5 minutos. Retire, coe e beba o chá, quente ou frio.

c) **Chá por maceração:** Geralmente empregamos essa técnica em banhos, cataplasma ou compressas. Com as mãos, pique somente folhas frescas em uma pequena tigela com água fria; depois, esfregue-as umas nas outras, até obter um sumo bem forte na água. O ideal é empregar imediatamente, mas pode ser guardado por até 12 horas, no máximo, preservado em geladeira.

Recomendação 1: Utilize a seguinte proporção para qualquer forma de preparo ou tipo de chá – 1 copo de água (200 ml) para cada colher (sopa) da erva seca (desidratada) ou duas colheres da planta fresca (in natura) picada.

Recomendação 2: Evite utilizar panelas de metal (alumínio, cobre ou ferro) para fazer o chá; prefira as de ágata ou cerâmica; o mesmo para as xícaras.

Recomendação 3: Se desejar, adoce com mel ou adoçante, evite o açúcar, pois geralmente ocorre fermentação.

Recomendação 4: Depois de pronto, não armazene os chás por mais de 24 horas, mesmo se forem mantidos sob refrigeração. Eles se oxidam e as propriedades curativas perdem o efeito.

Recomendação 5: Não há contraindicação na maioria das ervas medicinais, à exceção das ervas emenagogas, como observado. Entretanto, se houver qualquer sensação de ânsia, vômito, enjoo ou dor de cabeça, suspenda a utilização do chá.

2. Fórmulas especiais

As composições a seguir devem ser executadas na forma de decocção e são produzidas na seguinte proporção: ferver meio litro de água com uma colher de cada erva. A quantidade é suficiente para duas porções. Dosagem: um copo em jejum e outro na parte da tarde ou à noite.

Cálculos renais, biliares: Quebra-pedra + bardana + boldo + dente-de-leão + carqueja.

Choque emocional: Camomila + erva-doce + capim-cidreira + hortelã + poejo.

Cólicas em geral: Erva-doce + camomila + hortelã + alecrim + mentrasto.

Diabetes: Pata-de-vaca + quebra-pedra + carqueja + eucalipto + dente-de-leão.

Diurético, depurativo do sangue: Chapéu-de-couro + carqueja + mentrasto + panaceia + pata-de-vaca.

Dores, febres: Capim-cidreira + camomila + confrei + hortelã + erva-doce.

Inflamações: Dente-de-leão + confrei + camomila + capim-cidreira + mentrasto.

INSÔNIA, NERVOSISMO: Camomila + capim-cidreira + erva-de-santa-maria + erva-doce + hortelã.

LAXANTE: Urucum + chapéu-de-couro + bardana + panaceia + pata-de-vaca.

MÁ DIGESTÃO, FLATULÊNCIA, BÍLIS: Alecrim + manjericão + hortelã + erva-doce + boldo.

REUMATISMO, ARTRITE, GOTA, NEVRALGIA: Chapéu-de-couro + bardana + guaco + mentrasto + eucalipto.

TENSÃO PRÉ-MENSTRUAL (TPM): Camomila + mentrasto + capim-cidreira + confrei + erva-doce.

TOSSE, CATARRO, BRONQUITE, GRIPE: Assa-peixe + saião + guaco + eucalipto + hortelã + eucalipto + alecrim (alternar com suco de agrião).

VERMINOSES: Losna + erva-de-santa-maria + hortelã + carqueja + chapéu-de-couro (alternar com suco de agrião).

3. Cápsulas

Podem ser encontradas em farmácias e lojas especializadas. Tomar de acordo com a bula que acompanha a embalagem; ler atentamente as especificações antes de ingeri-las.

ACEROLA – rica em vitamina C, possui ação antioxidante, auxilia na renovação celular.

ALCAÇUZ – atua como anti-inflamatório das vias respiratórias.

ALCACHOFRA – reduz a taxa de gordura no sangue, combate o mau funcionamento do sistema hepatobiliar, facilita a digestão de gorduras.

BERINJELA – ajuda na diminuição do colesterol; combate a arteriosclerose, é diurético.

BOLDO – atua como antiespasmódico, regulariza distúrbios da função digestiva.

CÁSCARA SAGRADA – indicada em casos de prisão de ventre, laxativo.

CASTANHA-DA-ÍNDIA – bom para dissolver a insuficiência venosa, varizes, hemorroidas; vasoconstritor e tônico.

CENTELLA ASIÁTICA – atua no tratamento da celulite, da gordura localizada; ativador da microcirculação.

Espinheira-santa – excelente auxiliar no tratamento de úlcera gástrica e dispepsias; reduz a acidez estomacal.

Germe de trigo – contém vitamina E, age como antioxidante e antiestresse.

Ginkgo biloba – vasodilatador cerebral; contém substâncias ativas capazes de melhorar a memória e a concentração; ajuda nos casos de labirintite e vertigens.

Ginseng – melhora o metabolismo e a memória; possui ação antifadiga e antioxidante, ajudando na renovação celular.

Guaraná – estimulante do sistema nervoso; favorece a concentração.

Hipérico – auxilia no tratamento dos estados depressivos leves, estados mentais de negativismo.

Kava-kava – auxilia no alívio de estados de ansiedade, insônia, nervosismo e agitação; atenua os medos e fobia em geral.

Lecitina de soja – rico em proteínas, auxilia na redução do colesterol e do triglicerídeo na circulação sanguínea; previne a arteriosclerose.

Maracujá – reconhecido por suas propriedades terapêuticas calmantes; bom para os casos de insônia, irritação e impaciência; similar ao kava-kava.

Óleo de alho – preventivo na formação de placas de gordura nas artérias, reduz o colesterol e a hipertensão.

Óleo de copaíba – possui ação antisséptica e cicatrizante; acelera a cura de feridas e cortes; auxilia nos problemas pulmonares.

Óleo de germe de trigo – rico em sais minerais e vitamina E, combate a arteriosclerose, o colesterol e cardiopatias.

Óleo de linhaça – excelente fonte de ômega 3 e 6, ajuda na redução da gordura e do colesterol; melhora a circulação sanguínea e a digestão de gorduras.

Óleo de peixe – boa fonte de ômega 3, aumenta o bom colesterol (HDL), desobstrui os vasos sanguíneos, estimula as cartilagens das articulações e combate o reumatismo.

Óleo de prímula – excelente auxiliar no tratamento da menopausa e da TPM; ajuda a melhorar o ânimo e a eliminar a impaciência, a irritação ou a depressão; reduz o colesterol e as placas de gordura no sangue.

Sene – indicado para a constipação intestinal, prisão de ventre; tem ação laxativa e purgativa.

Unha-de-gato – reconhecida por suas propriedades anti-inflamatórias; é indicada no tratamento de enfermidades reumáticas (artrite, osteoartritre.)

4. Conselhos úteis

Formigas. Para eliminá-las dos canteiros ou vasos use a *borra do café* em volta do caule da planta; também é um ótimo fertilizante. Em apartamentos e casas coloque um pouquinho da borra em todos os orifícios em que elas aparecem, deixe por três dias; isso irá afastá-las do ambiente.

Pulgas, carrapatos. Para acabar com as pulgas nos animais faça um chá por decocção de poejo, alecrim, losna e arruda. Após o banho habitual, enxágue o animal com essa mistura. Se desejar, pode acrescentar 5 gotas de óleo essencial de gerânio.

Baratas, ratos. Para afugentar do ambiente, coloque bastante *pimenta vermelha* seca nas brasas de um incensário para fazer o fumacê por todo o cômodo, quintal ou casa; o odor não é tóxico para os seres humanos, mas será insuportável para os roedores e as baratas; igualmente, a inveja e o mau olhado serão afugentados! Se morar em zona rural faça uma pequena fogueira próxima ao local do foco, e jogue aos poucos a pimenta vermelha (seca).

Pragas. Para eliminar as pragas das plantas pulverize nas folhas o chá por decocção das seguintes ervas: *losna, arruda, alecrim, hortelã, alho*; depois coloque um pouco de borra de café no caule; também serve como repelente de insetos (mosquito, pernilongo, muriçoca). Plante hortelã, sálvia ou cebolinha perto de suas hortaliças, que também protegerá contra insetos e pragas.

Insônia, bons sonhos. Para ajudar a dormir, ter bons sonhos, suavizar a tensão emocional ou eliminar o estresse, faça um travesseiro com proporções iguais de *camomila, alfazema, erva-doce e capim-cidreira*. Use sempre tecido de algodão puro; os semissintéticos bloqueiam o aroma.

MAU-OLHADO, INVEJA, FEITIÇO (CASA). Para proteger sua casa, plante em um mesmo vaso ou local as sete ervas espirituais: *arruda, guiné, alecrim, pimenta vermelha, espada-de-são-jorge, comigo-ninguém-pode, manjericão.* Devem estar nos corredores de passagem: na entrada do jardim, na sala ou varanda.

MAU-OLHADO, INVEJA, FEITIÇO (PESSOAL). Para eliminá-los da aura e chacras, deve-se fazer um litro de chá por decocção de *arruda, guiné, alecrim, boldo e sal grosso*, e jogar no corpo, da cabeça aos pés, após o banho habitual. Repita por sete dias. Depois, por outros sete dias, deve-se tomar o banho da prosperidade feito com um chá por infusão de *alecrim, manjericão, camomila, erva-doce e eucalipto.*

Livros de referência para a Aula eletiva 6

QUEM LÊ, SABE MAIS: ao terminar o curso, estude um dos livros indicados para elevar, enobrecer e sedimentar o conhecimento sobre o assunto. As obras sugeridas também contêm fundamentação e propriedade para aplicação terapêutica continuada, se necessário.

BOTSARIS, Alexandros Spyros. *As fórmulas mágicas das plantas*. Rio de Janeiro: Nova Era, 2005.

CARIBÉ, Dr. José; Campos, Dr. José. *Plantas que ajudam o homem*. São Paulo: Pensamento, 1997.

DAWSON, Adelle G. *O poder das plantas*. Rio de Janeiro: Nova Era, 2007.

FRÓES, Vera; Rocha, Antonio. *Alquimia vegetal: como fazer sua farmácia caseira*. Rio de Janeiro: Nova Era, 1997.

GOMES, Marcos. *As plantas da saúde*. São Paulo: Paulinas, 1999.

BREVIÁRIO

ACUPUNTURA: Método terapêutico da medicina chinesa que aplica finíssimas agulhas nos diversos pontos dos meridianos (ver Lição 5); serve para qualquer tipo de tratamento ou distúrbio biopsicoemocional, reorganiza o sistema energético equilibrando a energia ch'i.

AROMATERAPIA: Ver lição 11.

AURICULOTERAPIA: Técnica auxiliar da acupuntura, baseada na reflexologia auricular, a qual se fundamenta que a orelha é o microcosmo do corpo humano. Em vez de agulhas, aplicam-se magnetos, sementes (mostarda, artemísia) ou pequenos cristais para estimular tais pontos energéticos.

CINESIOLOGIA: Diagnóstico e tratamento terapêutico; considerada a ciência da ativação muscular. Possui princípios de biomecânica, da terapia chinesa dos meridianos (ver Lição 5) e da osteopatia. Visa a harmonizar os desequilíbrios energéticos do corpo em todos os níveis.

CHI KUNG: Prática pessoal de respirações e movimentos baseados no fluxo de energia ch'i e nos meridianos (ver Lição 5) que permitem a manutenção da saúde e da vitalidade energética. Similar ao tai chi chuan, mas a diferença é que raramente os pés, no chi kung, se movem.

CRENOTERAPIA: Ver Hidroterapia (neste breviário).

CROMOTERAPIA: Ver Lição 9.

DO-IN: Técnica chinesa baseada em alguns pontos dos meridianos (ver Lição 5) nos quais se aplica a pressão dos próprios dedos para equilibrar a energia vital e promover a saúde. Indicado para amenizar problemas comuns: dores de cabeça, febre, viroses, inflamações e infecções. Todo o procedimento dessa arte é referenciado para uma autoaplicação.

ESPONDILOTERAPIA: Terapêutica similar à quiropraxia. Ver Quiropraxia (neste breviário).

FENG SHUI: Ver Aula eletiva 3.

FITOTERAPIA: Ver Aula eletiva 6.

FLORALTERAPIA: Ver Lição 15.

GEOTERAPIA: Terapia que se utiliza basicamente da argila natural, seu potencial mineral e telúrico; combate diversas doenças por meio de cataplasmas, compressas e banhos. Muito utilizada atualmente na cosmética facial e capilar para a recuperação/renovação celular.

HIDROTERAPIA: Tratamento elaborado com o recurso das propriedades minerais e telúricas da água da fonte ou encanada, podendo ser aplicada em forma de banho, ducha, piscina, sauna, ingestão. Quando o tratamento é exclusivo com água termal ou mineral in loco é chamado de crenoterapia. Ideal para tratamentos de beleza, artrite, reumatismo, problemas respiratórios e digestivos.

HOMEOPATIA: Medicina complementar que visa estabelecer o equilíbrio holístico no paciente. Após uma anamnese, o médico homeopata administra substâncias exclusivas, elaboradas a partir do reino mineral, vegetal e animal. Esses produtos medicamentosos não são de origem sintética, mas de filosofia energética de processos semelhantes aos procedimentos das essências florais e dos cristais. Ideal para doenças crônicas ou qualquer distúrbio, inclusive os de ordem espiritual.

IRIDOLOGIA: Diagnóstico físico, emocional ou mental elaborado a partir dos diversos sinais encontrados na íris e no globo ocular.

KIRLIANGRAFIA: Diagnóstico baseado na análise de uma fotografia obtida dos dedos por intermédio da máquina Kirlian que capta o corpo emocional (ver Lição 3). É possível detectar a formação de doenças antes de elas se manifestarem no corpo físico ou mental.

MOXABUSTÃO: Técnica auxiliar da medicina chinesa que utiliza calor nos pontos dos meridianos (ver Lição 5); pode ser empregada em combinação com a acupuntura, o do-in, o shiatsu ou simplesmente sozinha. Geralmente é aplicada uma moxa incandescente (espécie de charuto feito com sálvia ou artemísia) bem próximo ao tsubo ou agulha da acupuntura.

Medicina antroposófica: Terapêutica que avalia em qual corpo áurico (ver Lição 3) a doença se originou e quais as abordagens mais adequadas para uma efetiva e rápida cura. Emprega tratamentos ortodoxos combinados aos holísticos, possuindo, também, medicamentos específicos semelhantes aos da homeopatia e da fitoterapia.

Medicina ayurvédica: Terapêutica indiana voltada para a prevenção, cuja proposta é ensinar o paciente a levar uma vida equilibrada. Com base em grupo-tipo de personalidade, aplica a cura a partir da alimentação, comportamento pessoal, massagem, aromaterapia e fitoterapia. Emprega a teoria dos chacras e nadis (semelhante aos meridianos).

Medicina chinesa: Conjunto de várias técnicas que se interligam com base clínica nos meridianos e aplicação de ervas. Ver Acupuntura, Shiatsu, Moxabustão, Do- in, Fitoterapia.

Medicina holística: Ver Lição 1.

Medicina homeopática: Ver Homeopatia (neste breviário).

Medicina naturopática: Incorpora diversos métodos de cura visando restaurar a saúde em todos os planos da vida. Entre os mais conhecidos estão a meditação criativa, a quiropraxia e a hidroterapia; também administra a fitoterapia, os suplementos vitamínicos e uma dieta equilibrada, mas baseada em alimentos crus, orgânicos e com pouquíssima proteína de origem animal. Ideal para tratamento auxiliar dos distúrbios do sistema imunológico, tais como alergia, reumatismo, degeneração celular.

Meditação: Ver Lição 7.

Musicoterapia: Ver Aula eletiva 2.

Quiropraxia: Terapia de manipulação e ajustamento da coluna vertebral, visando restabelecer a saúde integral. É recomendado somente com terapeutas especializados.

Osteopatia: Tratamento participativo (terapeuta/paciente) que emprega várias técnicas combinadas: manipulação e mobilização das articulações, tudo agregado a conselhos sobre postura e estilo de vida. Similar a *reeducação postural global*, conhecida como RPG.

Radiestesia: Ver Aula eletiva 5.

RADIÔNICA: Ver Aula eletiva 5.

REFLEXOLOGIA: Terapia chinesa que se utiliza de pressão com os polegares na planta dos pés, mãos e orelhas para o equilíbrio da saúde ou cura de um determinado desequilíbrio. Baseia-se no princípio dos pés e orelhas conterem conexão com os órgãos internos. Pode ser autoaplicável.

REIKI: Terapia japonesa que se utiliza da transmissão da energia ki (universal e vital) com as palmas das mãos por intermédio da consciência. Similar ao processo terapêutico da cura prânica, pode ser aplicada para os mais diversos casos do corpo físico, psicoemocional ou espiritual.

ROLFING®: Técnica de cura que emprega pressão profunda em determinadas áreas do corpo por meio das mãos e cotovelos. Inspirado na ioga, esse tratamento equilibra a saúde integral a partir da estrutura musculoesquelética.

SEI-TAI: Quiropraxia japonesa; técnica desenvolvida pelos samurais.

SHIATSU: Massagem japonesa que se originou a partir de técnicas chinesas; aplica a pressão dos dedos (do-in) nos caminhos dos meridianos (ver Lição 5); estimula a saúde, equilibrando todo o complexo psicoemocional. Excelente sistema preventivo; ideal para eliminar dores musculares, enxaqueca, problemas respiratórios, ansiedade, nervosismo, angústia.

TAI CHI CHUAN: Originária da China, como uma arte marcial, tornou-se uma técnica de movimento corporal para equilibrar a energia vital (ch'i). Promove o alinhamento dos corpos áuricos e chácricos (ver Lição 3 e 4). Ideal para proteger-se de doenças degenerativas e psicossomáticas; alivia dores reumáticas, depressão e nervosismo. Veja também Chi kung.

TUI-NÁ: Massagem japonesa baseada no shiatsu.

Livros de referência para Aula eletiva 7

QUEM LÊ, SABE MAIS: ao terminar o curso, leia um dos livros indicados para enobrecer e sedimentar o conhecimento sobre o assunto. As obras sugeridas contêm fundamentação e propriedade para todas as lições e aulas eletivas apresentadas.

BALCH, James F.; Stengler, Mark. *Tratamentos naturais*. Rio de Janeiro: Campus, 2005.

BOTSARIS, Dr. Alex; Mecker, Telma. *Medicina complementar*. Rio de Janeiro, Nova Era, 2003.

DZIEMIDKO, Dra. Helen E. *O livro completo da medicina energética*. São Paulo: Manole, 1999.

JAMIL, Tanvir. *Medicina complementar*: um guia prático. São Paulo: Manole, 2001.

REFERÊNCIA E CONSULTA ÚTIL

Academia Virtual do Autoconhecimento – www.neinaiff.com

Assoc. Bras. de Ayurveda – www.ayurveda.org.br

Assoc. Bras. de Medicina Complementar – www.medicinacomplementar.com.br

Assoc. Intern. de Produtores de Florais – www.floweressenceproducers.org

Controle Mental Método José Silva – www.metodosilva.com.br

Instituto Bellarome de Aromaterapia – www.bellarome.com.br

Instituto Brasileiro de Plantas Medicinais – www.ibpm.org.br

Instituto de Acupuntura do Rio de Janeiro – www.iarj.com.br

Instituto de Cromoterapia – www.cromoterapia.org.br

Instituto Edward Bach – www.institutobach.com.br

Instituto Hahnemanniano do Brasil – www.ihb.org.br

Ministério da Saúde (Brasil) – Portaria no 971 de 3/5/2006 – www.saude.gov.br

Notícias de universidades e centros de pesquisas – www.prometeu.com.br

Portal Meditação Transcendental – www.mtbrasil.com

Sindicato Nacional dos Terapeutas Naturistas – www.sinaten.com.br

Sociedade Antroposófica do Brasil – www.sabn.org.br

Sociedade Médica Brasileira de Acupuntura – www.smba.org.br

Terapia Mineral (Portal 11:11) – www.portal11-11.com.br

União Brasileira de Musicoterapia – www.ubam.mus.br

Universidade de Yoga – www.uni-yoga.org.br

Vida Integral – www.vidaintegral.com.br

TABELA DE RESPOSTAS

AUTOAVALIAÇÃO 1

Página 45

1 – d
2 – a
3 – c
4 – c
5 – b
6 – a
7 – d
8 – d
9 – b
10 – a
11 – c
12 – b

AUTOAVALIAÇÃO 2

Página 62

13 – a
14 – d
15 – c
16 – a
17 – c
18 – d
19 – c
20 – a
21 – d
22 – b
23 – c
24 – d

AUTOAVALIAÇÃO 3

Página 80

25 – d
26 – b
27 – d

28 – b
29 – c
30 – c
31 – a
32 – b
33 – a
34 – b
35 – a-o-m; h-f-u; n-k-d; p-s-j; t-i-r; l-q-g; e-c-b

AUTOAVALIAÇÃO 4

Página 101

36 – a
37 – d
38 – b
39 – d
40 – c
41 – d
42 – a
43 – c
44 – b
45 – b
46 – d
47 – a

AUTOAVALIAÇÃO 5

Página 116

48 – a
49 – b
50 – b
51 – c
52 – d
53 – d
54 – a
55 – d
56 – a

57 – d
58 – b
59 – c

AUTOAVALIAÇÃO 6

Página 132

60 – b
61 – c
62 – b
63 – a
64 – c
65 – b
66 – a
67 – b
68 – a
69 – b
70 – c
71 – b

AUTOAVALIAÇÃO 7

Página 150

72 – b
73 – d
74 – a
75 – c
76 – a
77 – a
78 – b
79 – a
80 – c
81 – d
82 – d
83 – a
84 – d
85 – a

AUTOAVALIAÇÃO 8

Página 168

86 – b
87 – a
88 – c
89 – b
90 – a
91 – c
92 – b
93 – b
94 – d
95 – a
96 – c
97 – a

AUTOAVALIAÇÃO 9

Página 185

98 – b
99 – c
100 – a
101 – b
102 – b
103 – c
104 – a
105 – c
106 – d
107 – b
108 – b
109 – c
110 – b
111 – d
112 – a
113 – b

AUTOAVALIAÇÃO 10

Página 205

114 – b
115 – a
116 – a
117 – b
118 – d
119 – a
120 – c
121 – b
122 – d, e, a, b, g, c, f.
123 – d
124 – d
125 – b

AUTOAVALIAÇÃO 11

Página 226

126 – c
127 – d
128 – b
129 – c
130 – b
131 – b
132 – a
133 – a
134 – d
135 – d
136 – a
137 – c
138 – b
139 – a
140 – a

AUTOAVALIAÇÃO 12

Página 240

141 – c
142 – d
143 – b
144 – c
145 – a
146 – b
147 – c
148 – b
149– c
150 – b
151 – c
152 – b

AUTOAVALIAÇÃO 13

Página 256

153 – F-F-F-V-V
154 – F-V-F-V-F
155 – V-V-F-F-V
156 – V-V-V-V-V
157 – F-V-F-V-V
158 – F-F-V-F-F
159 – F-F-F-F-F
160 – F-V-V-V-V
161 – V-V-F-V-V
162 – V-F-V-V-F
163 – F-F-V-V-V
164 – F-F-V-F-V
165 – V-V-F-V-F
166 – F-F-V-V-F
167 – V-V-V-V-V
168 – F-V-F-V-V
169 – V-F-V-F-V
170 – V-V-V-F-V

ÍNDICE REMISSIVO

D

E

G

H

I

ÍNDICE DE FIGURAS E TABELAS

Figuras

Tabelas

SOBRE O AUTOR

Claudinei dos Santos, residente no Rio de Janeiro, nasceu em 4 de novembro de 1958, em Jundiaí, SP. Seu nome espiritual é Nei Naiff, que significa "o que vence por meio da verdade e da pureza", e destaca-se entre os melhores instrutores da área holística. Licenciado em Letras pela Universidade Veiga de Almeida (UVA), conferencista internacional, tarólogo (membro da ITS – International Tarot Society), astrólogo (participante do Sinarj – Sindicato dos Astrólogos), terapeuta (coligado à ABMC – Associação Brasileira de Medicina Complementar e à Abreflor – Associação Brasileira de Florais) e escritor (associado do SEERJ – Sindicato dos Escritores). Sua vasta experiência profissional no atendimento a mais 10 mil clientes (tarô, astrologia e terapia) e 15 mil alunos (cursos regulares, intensivos e internet) possibilita uma visão ampla da vida e do universo espiritual que serve de base para os seus livros. Mais informações sobre o autor podem ser encontradas na internet (www.neinaiff.com/nei).

Obras do autor

Curso completo de tarô. São Paulo: Alfabeto, 2017.

Mapa da Vida. Rio de Janeiro: BestSeller, 2016.

Tarô, Arte & Terapia. São Paulo: Alfabeto, 2015.

Tarô, oráculo & métodos. São Paulo: Alfabeto, 2019.

Tarô, vida & destino. São Paulo: Alfabeto, 2019.

Tarô, ocultismo & modernidade. São Paulo: Alfabeto, 2019.

Consulte a Bíblia. Rio de Janeiro. Nova Era, 2008.

Orações: um guia para viver bem. São Paulo: Elevação, 2008.

Florais do mundo. Rio de Janeiro: Nova Era, 2006.

Consulte o tarô. Rio de Janeiro: Nova Era, 2005.

Consulte as runas. Rio de Janeiro: Nova Era, 2005.

Consulte o I Ching. Rio de Janeiro: Nova Era, 2005.

Tarô, numerologia e carma. Rio de Janeiro: Nova Era, 2004.

Onde está minha felicidade? Rio de Janeiro: Nova Era, 2004.

Contato:

Internet: www.neinaiff.com
www.tarotista.com.br

E-mail: livro@neinaiff.com

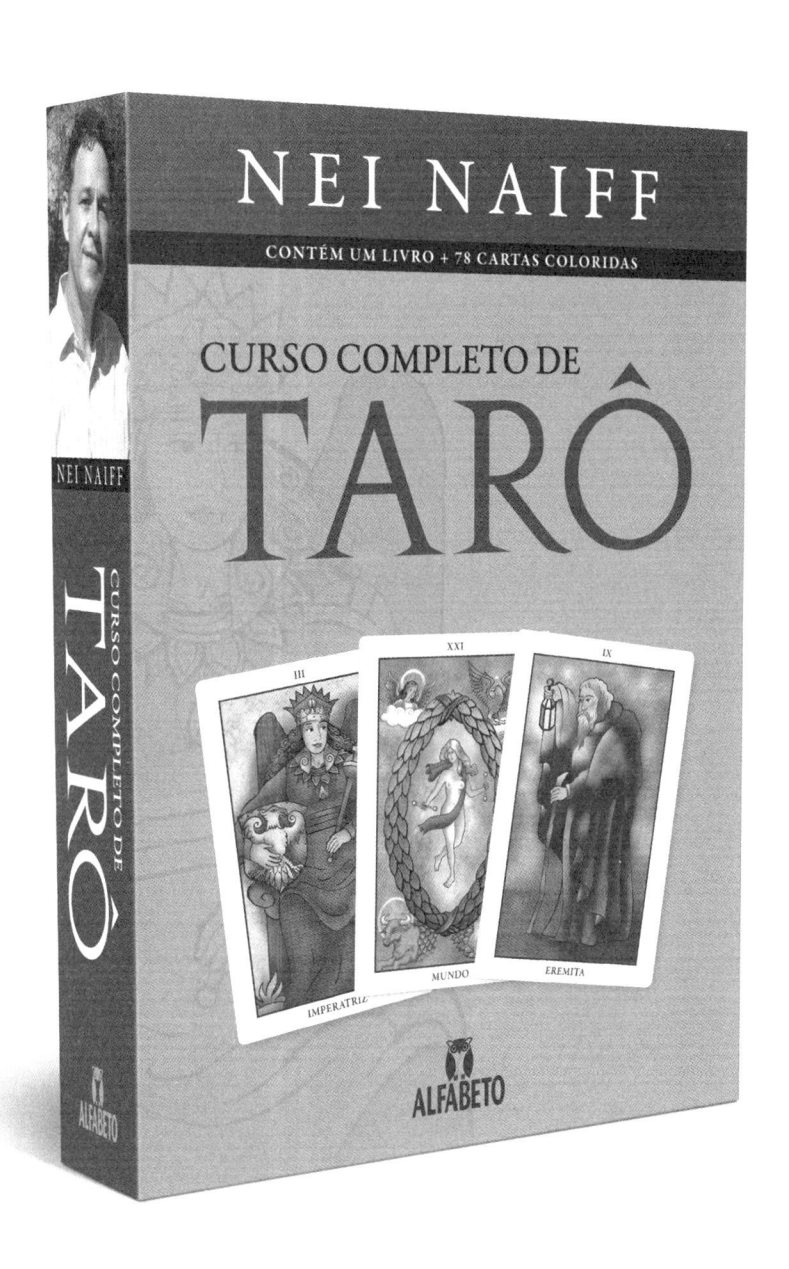

NEI NAIFF

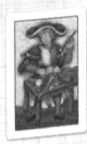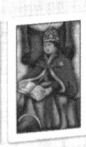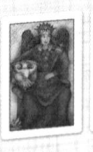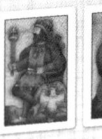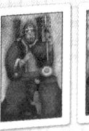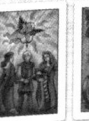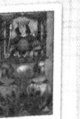

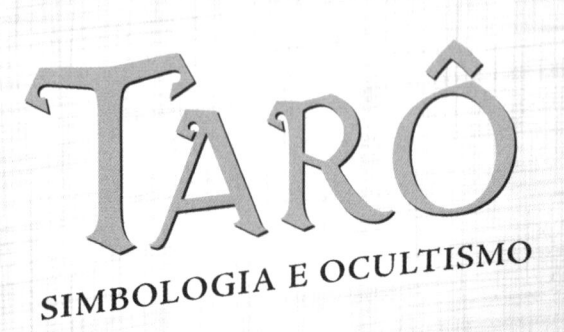

SIMBOLOGIA E OCULTISMO

ESTUDOS COMPLETOS DO TARÔ
VOLUME 1

ALFABETO

NEI NAIFF

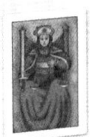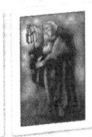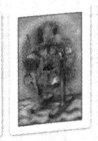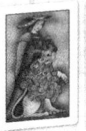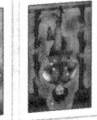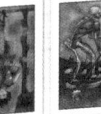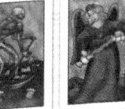

Tarô
VIDA E DESTINO

ESTUDOS COMPLETOS DO TARÔ
VOLUME 2

ALFABETO

NEI NAIFF

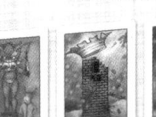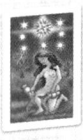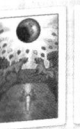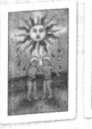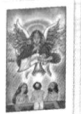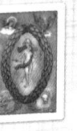

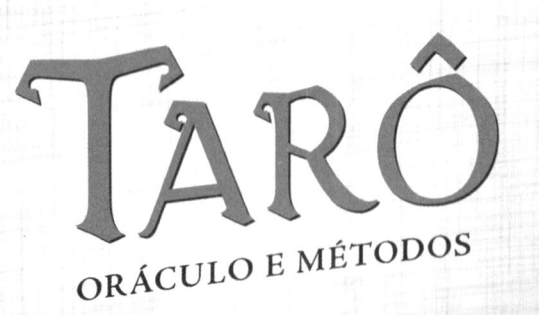

Tarô

ORÁCULO E MÉTODOS

ESTUDOS COMPLETOS DO TARÔ
VOLUME 3

 ALFABETO

ANTÓNIO RODRIGUES

OS NOVOS GRÁFICOS EM
RADIESTESIA

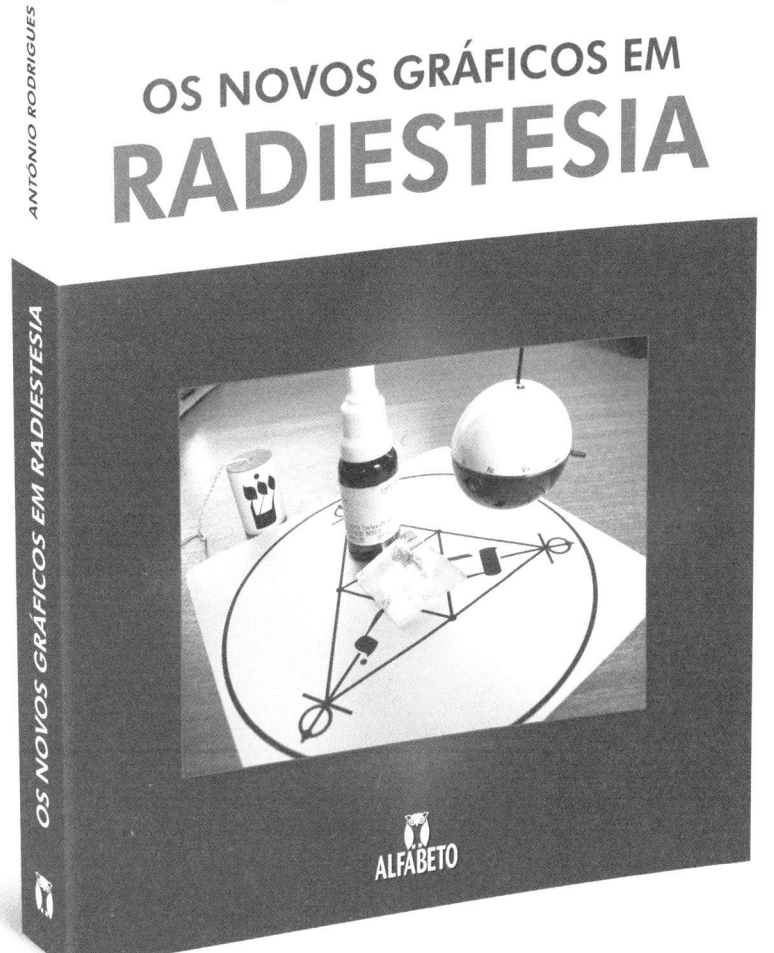

ALFABETO

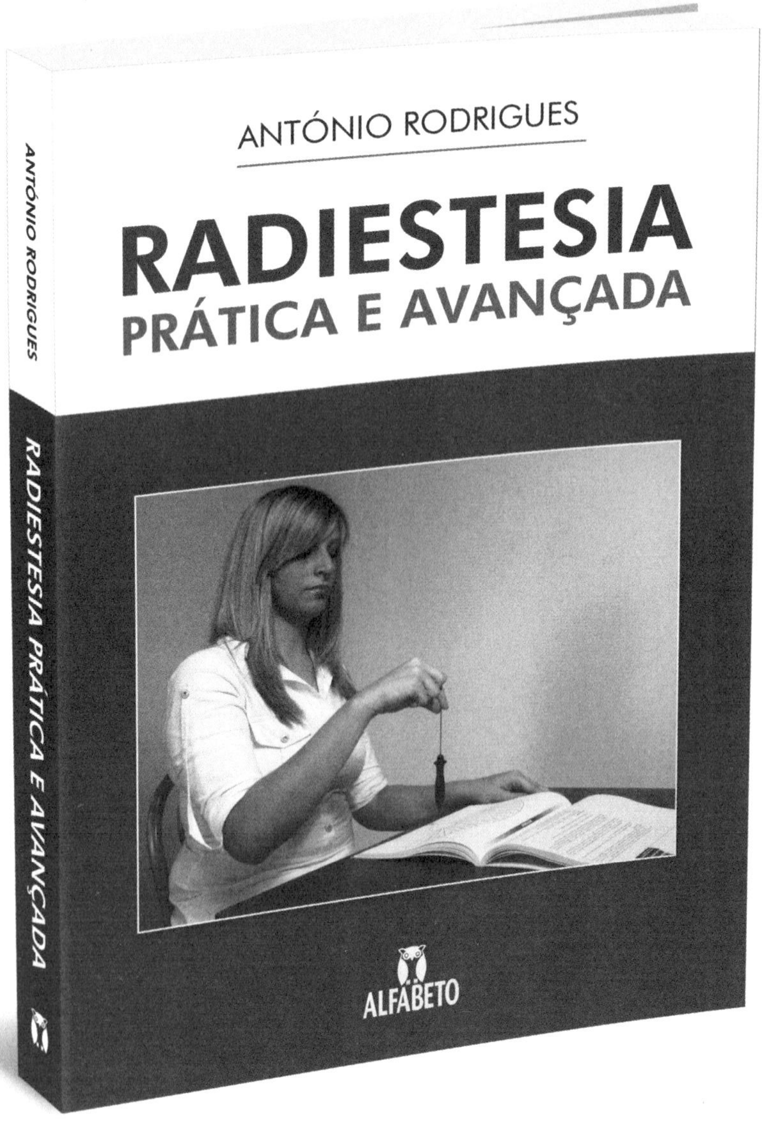
ANTÓNIO RODRIGUES
RADIESTESIA
PRÁTICA E AVANÇADA
ALFABETO
ANTÓNIO RODRIGUES
RADIESTESIA PRÁTICA E AVANÇADA

ANTÓNIO RODRIGUES

A RADIESTESIA
EM ANÁLISE

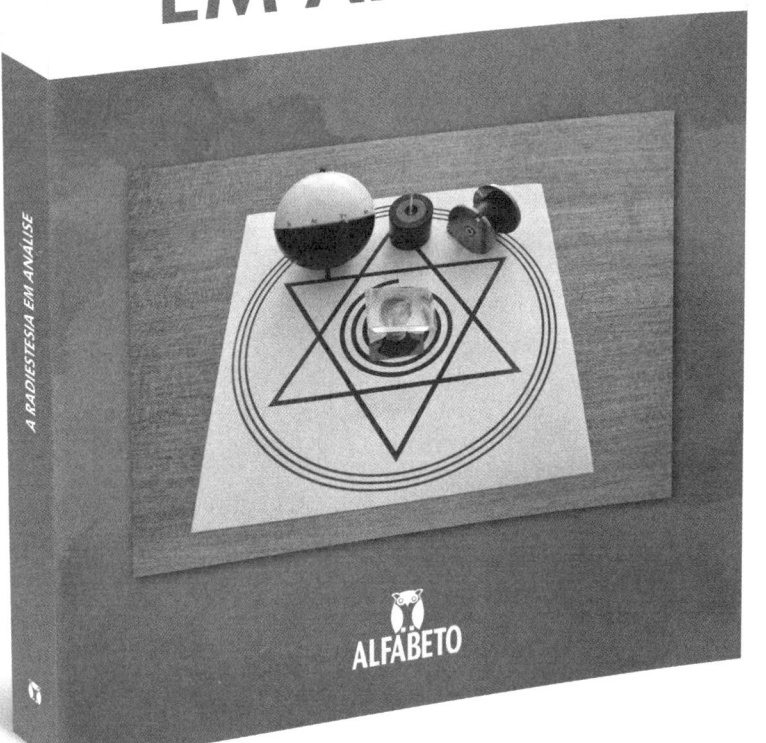

ALFÁBETO

ANTÓNIO RODRIGUES

Radiestesia Espiritual

Um caminho para o autoconhecimento e ajuda

ALFABETO